生活方式与健康

吴　亮　黄思敏　刘延莹　著

U0321654

中国纺织出版社有限公司

图书在版编目（CIP）数据

生活方式与健康 / 吴亮，黄思敏，刘延莹著. -- 北
京：中国纺织出版社有限公司，2024.3
ISBN 978-7-5229-1532-6

Ⅰ.①生… Ⅱ.①吴… ②黄… ③刘… Ⅲ.①生活方
式—关系—健康 Ⅳ.①R163

中国国家版本馆CIP数据核字（2024）第060983号

责任编辑：赵晓红　　　　　　责任校对：高　涵
责任设计：晏子茹　　　　　　责任印制：储志伟

中国纺织出版社有限公司出版发行
地址：北京市朝阳区百子湾东里A407号楼　邮政编码：100124
销售电话：010—67004422　传真：010—87155801
http://www.c-textilep.com
中国纺织出版社天猫旗舰店
官方微博 http://weibo.com/2119887771
天津千鹤文化传播有限公司印刷　各地新华书店经销
2024年3月第1版第1次印刷
开本：710×1000　1/16　印张：17
字数：260千字　定价：99.90元

凡购本书，如有缺页、倒页、脱页，由本社图书营销中心调换

　　健康是人类社会的共同追求，"健康中国"国家战略的提出与实施是我国社会主义现代化建设新时代的重要特征，体现了党和政府"以人为本"的发展理念、广大人民群众对更加美好生活的追求与向往。健康的影响因素又是多维的，在影响健康的诸多因素中，医疗条件只占到8%，而生活方式却占到60%以上。新时代的人民生活相对富足，健康意识逐渐增强，但是，健康知识的掌握却相对不足。实事求是地说，笔者作为体育与健康学院的专任教师，原有的健康知识也是有限的。前几年经历了中年期肥胖危机、体检结果出现"三高"症状，在积极恢复体育锻炼、调整生活方式的基础上减肥成功，告别了亚健康。以此为起点，笔者开始了健康生活的理论关注和实践检验，深感健康的影响因素是全方位的，以"生活方式"这个内涵丰富的词来概括这些因素既合适也是不得已。在此过程中，与志同道合的同事共同开设公选课，近8年的教学实践与不断涉猎新的相关研究成果为本书的出版奠定了坚实的基础，在编写过程中，我们力求体现四大特色。

　　1.理论体系的完整性

　　除涵盖世界卫生组织在《维多利亚宣言》中提到的合理膳食、适量运动、戒烟限酒、心理平衡外，根据生活方式的深刻内涵、信息化时代的鲜明特点，引入了网络行为与健康、睡眠与健康、居住环境与健康等内容。

　　2.时代与传统结合

　　每一章节的结构与内容，结合现当代社会的主要特点和现实状况，引用最新的研究成果加以阐释的同时，坚持文化自信，采用知识扩展等现实对传统养生的相关内容进行拓展介绍，力争做到有机结合。

　　3.坚持实践导向

　　各章在坚持理论和知识阐述的同时，力争能够对读者的实践生活方式完善提供切实的、可供参考的、具有操作性的建议，从而为实现个体的健康提供途径。

4.课程学习的探索性

注重探究学习和体验学习，在各章都设置了2~3个尝试与体验作业题，要求在理解和掌握相应章节理论知识的基础上，引导读者对本章内容学以致用，在课后进行实践性探索，同时推荐了拓展阅读书目。

参加本书编写的人员有：吴亮（肇庆学院体育与健康学院，副教授）撰写第一、第二、第四、第七、第九章，黄思敏（肇庆学院体育与健康学院，国家健康管理师）撰写第三、第六章，刘延莹（肇庆学院体育与健康学院，副教授）撰写第五章，廖理连（肇庆学院体育与健康学院，讲师）撰写第八章。全书最后由吴亮负责统稿。

本书可用作体育专业健康教育学及相关健康教育课程的参考用书，也可作为普通健康追求者的选读书籍。限于编写团队的水平，本书很可能还存在一些需要进一步改正和提升的地方，欢迎同人们不吝赐教。

吴亮

2023年10月于肇庆学院

目　录

第一章 当代生活方式与健康隐患

　　健康是从古至今、不同时代、不同民族与国家人们的共同追求，是幸福生活的基础。在中国社会主义步入新时代的历史背景下，"健康中国"建设上升到国家战略，体现了党和国家对人民健康的高度负责，生活水平的提高也使得健康追求由以前的一种人生理想变为社会行动。健康包括身体、心理、社会适应和道德等维度，其影响因素也是多方面的。相比传统社会，信息化时代生产方式的变革也引起了生活方式的巨大变化。这种变化在给人们带来大量便利和身心愉悦的同时也产生了一些新的健康问题，生活方式病是这种问题的集中体现。"健康中国"建设明确提出并倡导健康生活方式，加强对健康、生活方式、现代文明病的理解，准确把握三者之间的密切关系，是当代健康追求的有益途径。

第一节　健康与"健康中国"

一、健康及其相关概念

（一）健康

　　健康作为幸福的基础，是人类的共同追求。中国古代《尚书·洪范》用"五福六极"来概括人生幸福与否，"五福：一曰寿，二曰富，三曰康宁，四曰攸好德，五曰考终命；六极：一曰凶短折，二曰疾，三曰忧，四曰贫，五曰恶，六曰弱。"其中的"康宁"与"疾"作为正反两个方面，都指向健康。亚里士多德认为幸福是万物中最好、最高贵和最令人愉悦的，包含并同时拥有正义、健康和快乐，三者是不可分离的。

健康无论作为一种个人追求抑或社会追求，人们对其认识也是在不断深刻发展的。从直观朴素的"身体没有病痛"到"身心健康"再到三维、四维健康观，既是观念的改变更是社会的进步。世界卫生组织（WHO）在1947年首次对健康提出多维度定义、于1989年提出了21世纪健康新概念：健康不仅是没有疾病，而是包括躯体健康、心理健康、社会适应良好和道德健康。躯体或身体健康主要表现为身体器官系统没有产生器质性疾病，这是最朴素也是人们最广为了解的健康维度。心理健康则体现为对自我、他人乃至环境的一种较为客观的认知，充满自信和温情、能够与人为善，同时，嫉妒、抑郁、焦虑等不良心理状态处于一种合理可控的范围。社会适应良好和道德健康虽然是一种社会层面的健康、初看与身心健康没有必然的联系，但是，作为社会人，社会适应良好本身就是身心健康的必然结果。因为，人作为一种具有社会属性的群体性生物，如果不能很好地适应所处的时代、融入社会，焦虑和孤独必定影响其身体和心理的健康。至于作为一种内部控制的道德，道德健康能够使人们在良知层面产生自我肯定、达到"不做亏心事不怕鬼敲门"的状态。由此可知，四维健康观虽然侧重不同，但又紧密联系、整体上决定健康状态。此四维健康观虽然是WHO定义的世界视域，但又很符合中国的辩证统一思维，自提出以来就得到了广泛认同并已深入人心。

在四维健康观的基础上，1992年，WHO发表的《维多利亚宣言》又提出，合理膳食、适量运动、戒烟限酒、心理平衡是健康的四大基石，在科学论据和民众之间架起了一座健康金桥，使得健康科学更广为人知。健康概念的演变表明健康观念的深入发展、健康知识的丰富和扩展，同时表明健康作为一种目标，其实现的影响因素是多方面的、需要人们在理论和实践上不断继承和发展。

知识拓展：健康概念

四维健康观中的每一个维度都有一些具体指标和评价标准。例如，心理健康就包括富有同情心和爱心，情绪安定，积极向上，性格开朗、热爱生活，能表现出与自己年龄相应的情绪，有爱群众和受群众喜欢的能力，有责任心，有自信心，与他人和睦相处，知足常乐……这些具体指标有的可能关联性比较强、有的相对较弱，这充分体现了健康概念指向的明确性、内涵的丰富，同时体现了健康影响因素的个体差异性和复杂性。

（二）疾病

俗话说健康是1，财富、名利、地位等都是其后面的0，如果没有健康这个1，其他都没有意义。但是，在社会发展明显提速、生活节奏显著加快、社会压力陡然增大的当代，人们常处于一种身心高速运转状态，在健康时往往难以意识到这个问题的重要性。当出现疾病甚至因病住院时才能感觉到健康这个1的不可替代性。疾病作为一种身体状态，是与健康相对的，可以理解为在一定病因作用下自稳调节紊乱而发生的异常生命活动过程，并引发一系列代谢、功能、结构的变化，表现为症状、体征和行为的异常。

作为机体在一定的条件下，受病因损害作用后，因自稳调节紊乱而发生的异常生命活动过程。疾病轻则扰乱人体正常的生理和生活，让人感觉不舒服，重则可以让人卧床不起乃至失去生命。随着社会的进步和医学的发展，很多原来致命性的疾病（如天花、佝偻病、麻风等）慢慢被攻克，为人们健康和幸福提供了更充分的保障。同时，随着生产和生活方式的变化、自然和社会环境的改变等，很多原来不多见的糖尿病、高血压、心脑血管及癌症等疾病对人类健康造成新的甚至是更大的威胁。

知识拓展：疾病谱

疾病谱是指疾病在不同人群、不同时期的发病率与死亡率，现在主要死亡原因与三十年前大有不同。从世界范围来看，伴随着生存环境、饮食结构、生活方式以及医疗技术的巨变，人类的疾病谱早已今非昔比。《柳叶刀》曾发表文章指出，在1990年，全世界人口主要死亡原因Top10是新生儿疾病、呼吸道感染、肠道感染等6种急性感染病和4种传染病；而到了2019年，心脑血管病、中风、慢阻肺等慢性病造成的死亡原因已经大幅上升，在中国，人口致死和生命损失疾病谱前五名也全部为慢性病。《中国居民营养与慢性病状况报告（2020）》显示，我国居民体格发育与营养不足问题持续改善，城乡差异逐步缩小，居民健康意识逐步增强，重大慢性病过早死亡率逐年下降，但慢病防控工作仍面临巨大的挑战。人口老龄化、城镇化、工业化进程加快和行为危险因素等对慢病发病的影响，导致我国慢性病患者基数仍将不断扩大。

（三）亚健康

随着现代医学更加注重可持续发展和科学预防、疾病谱的变化使得某些重大疾病从确诊伊始就难以干预和救治，亚健康状态引起了社会各界和人们的广泛关注。区别于健康和疾病，亚健康是介乎健康与疾病之间的一类状态或一个过程，其本质大多是可逆的心身失调。具体说来，处于亚健康状态的人，身体无器质性病变却有功能性改变或失调，它与脑疲劳有密切的关系，也有人称此为"疲劳综合征"。通俗点说，就是人们常说的"到医院检查却没有病，可是自己感觉难受"的那种状态，亚健康的人已存在程度不同的各种疾病的危险因素，具有发生某种疾病的高危倾向。

从亚健康的定义可以看出，其实质就是将人体身体状况由"健康与疾病"的对立状态转换为"健康、亚健康、疾病"的连续过渡状态，成为一种更细化也更符合人体生理状态变化规律的分类方式。现代医学对健康与疾病之间这种连续过渡状态的阐述和关注，其实在我国传统医学中早有体现，我国医学典籍《黄帝内经》的《灵枢·终始》指出，所谓平人者不病……在"平人"之外还有两个状态，即"未病"和"已病"。其中"平人""未病""已病"正对应现代西医话语体系中的健康、亚健康和疾病。

亚健康概念的提出并为人们所广泛接受的状况既表明了人们对于健康认识的不断深入，同时反映亚健康对于人们的身体状况而言已经是一种较为普遍的常态。强化对亚健康的主动干预，避免其转向疾病已成为不同国家、政府乃至全社会共同关注的人类健康重大问题。

二、封建中国健康追求

相比于西方较为注重人与自然的关系，中国更为注重人与人的关系，并较早出现"以民为本""以人为本"的思想。在此文化传统和背景下，追求健康是中国人民一直努力探索的实践和理论问题，加之"天人合一"的哲学观念、"人与自然和谐共生"的价值追求，使得中国人的健康追求历史悠久却历久弥新。在国人观念中，健康作为个人与家庭幸福的基础，同时是社会稳定、国家发展的保障和重要的追求目标。在个人层面，我们的先祖在生活与实践中不断试错、总结提炼并逐步形成自己的健康观念、医疗保健体系，在这种社会医疗体系的影响下构成了一些鲜明的健康追求理念和方式。例如，提炼为"五谷为养、五果为助、五畜为益、五菜为充"的饮食养生人们耳熟能详。此外，现在作为中医重要内容的经络养生、调气养生、顺时养生等都在思想观念、意识行动等方面对人们的健康观念、健康追求方式产生了重要影响。同时，中国传统的健康追求同样是不限于身体健康的，如明代文学家吕坤就提出："德可延年，养德尤养生之第一要义。"

在国家层面，中国的公共医疗慈善机构大约在汉代就有记载。到了南北朝，出现了由朝廷主办的慈善机构"孤独园"和"六疾馆"，收养穷人和孤儿。唐代，京城及各州郡设有"病坊"，类似于平民医院。《唐会要·卷四十九·病坊》记载了"养病坊"是由政府设立的专门收容穷苦病患，收养治病的地方。到了宋代，公共医疗机构得到进一步发展，出现了专门出售成品药剂的药管局，让病人按病求药，使得医药知识在民间广泛普及。《宋史·徽宗纪》载："辛未，置安济坊养民之贫病者，仍令诸郡县并置。崇宁元年（1102

年）置安济坊于各路，收容贫病无靠者给予医药。"宋代的"安济坊"，收容穷困无靠的病人，给予医药照顾。同时病坊也备有病房，根据疾病轻重程度分开，对医生也有严格的管理，初具"医院"雏形。此外，由太医院等政府机构编撰出版各类用于推广疾病治疗与健康的各类书籍，如唐朝的《广利方》、宋朝的《太平惠民和剂局方》等，都是政府机构干预健康的重要举措。

三、"健康中国"建设

（一）"健康中国"国家战略

中国共产党自成立起就以为广大人民谋幸福、为伟大祖国谋复兴为己任，注重发展和保障人民健康一直是党和国家的重要工作内容。由此提出讲究卫生、减少疾病、保护健康及抗击敌人的思想。新中国成立后，人们的物质生活水平和医疗健康水平都逐步提高，对于健康的认识与追求也与日俱进。党和国家层面也根据发展现实从不同层面提出了侧重点不同的人民健康保障方针和政策。爱国卫生、送医下乡、合作医疗、计划生育等与人们健康生活密切相关的方针政策都对人们的健康维护产生了重大影响，也见证了我国伟大医疗与健康事业的发展。

改革开放以后，随着中国社会转型加速，经济社会发展步入快车道，人们健康水平快速提高。人们的饮食、生活节奏、环境等也都发生了重大变化，原来所谓的"富贵病"开始由小众走向大众、疾病谱和健康管理与干预面临的情况也悄悄发生了变化，在这个发展和转变过程中，中国的医疗与健康干预体系在发展中不断健全与完善。特别是进入21世纪以来，随着全面小康社会的逐步建成，党和国家对人民健康更加重视。医疗投入的稳步增长、医疗保障制度的不断完善，健康管理制度、理念也逐步发展。在2007年9月8日中国科协年会上，公布了"健康护小康，小康看健康"的三步走战略：到2010年，初步建立覆盖城乡居民的基本卫生保健制度框架，使我国进入实施全民基本卫生保健的国家行列；到2015年，使我国医疗卫生服务和保健水平进入发展中国家的前列；到2020年，保持我国在发展中国家前列的地位，东部地区的城乡和中西部的部分城乡接近或达到中等发达国家的水平。2008年，为积极应对我国主要健康问题和挑战，推动卫生事业全面协调可持续发展，在科学总结新中国成立60年来我国卫生改革发展历史经验的基础上，卫生部启动了"健康中国2020"战略研究。2015年3月，在十二届全国人大三次会议上作的政府工作报告首次提出"健康中国"概念，指出："健康是群众的基本需求，我们要不断提高医疗卫生水平，打造健康中国。"随后，2015年10月，党的十八届五中全会明确提出了推进健康中国建设任务。2016年8月19日至20日在北京召开的全国卫生与健康大会上，习近平总书记强调："没有全民健康，就没有全面小康。要把人民健康放在优先发展的战略地位，以普及健康生活、优化健康服务、完善健康保障、建设健康环境、发展健康产业为重点，加快推进健康中国建设，努力全方位、全周期保障人民健康。"2016年10月25日，中共中央、国务院印发了《"健康中国2030"规划纲要》，规划从普及健康生活、优化健康服务等五大任务出发对未来15年的健康工作进行了部署。这是国内首个且是最高规格的健康产业规划，也意味着"健康中国"战略的正式落地和实施。

2017年10月18日，习近平总书记在党的十九大报告中指出，"人民健康是民族昌盛和国家富强的重要标志"，提出实施"健康中国战略"，要坚持预防为主，倡导健康文明生活方式，预防控制重大疾病，"健康中国"正式上升为国家战略。2019年7月15日，国务院印发《国务院关于实施健康中国行动的意见》强调，国家层面成立健康中国行动推进委员会，制定印发《健康中国行动（2019—2030年）》。同日，国务院办公厅印发《健康中国行动组织实施和考核方案》（以下简称《方案》）。《方案》提出，建立健全组织架构，依托全国爱国卫生运动委员会，成立健康中国行动推进委员会。至此，"健康中国"国家战略既有了"路线图"又有了"施工图"。"健康中国"国家战略实施以来，在面临2020年持续的不利背景下，我国医疗卫生和人民健康事业依旧取得了令世人瞩目的成就。据2021年我国卫生健康事业发展统计公报数据显示，居民人均预期寿命由2020年的77.93岁提高到2021年的78.2岁，孕产妇死亡率从16.9/10万下降到16.1/10万，婴儿死亡率从5.4‰下降到5.0‰。

在党的二十大报告中，习近平总书记强调："深入开展健康中国行动和爱国卫生运动，倡导文明健康生活方式。"可以看出，"健康中国"国家战略在今后相当长一段时间都是我国卫生事业和人民健康的指导性、纲领性文件。

（二）《"健康中国2030"规划纲要》

2016年推出的《"健康中国2030"规划纲要》（以下简称《规划》）是新中国成立以来首次在国家层面提出的健康领域中长期战略规划，也是我国积极参与全球健康治理、履行对联合国"2030可持续发展议程"承诺的重要举措，对全面建设小康社会、加快推进社会主义现代化具有重大意义。《规划》采用8篇共计29章分别从总体战略、普及健康生活、优化健康服务、完善健康保障、建设健康环境、保障食品药品安全、发展健康产业、健全支撑与保障、强化组织实施等方面对近期、中期、长期健康目标规划与实施作出了系统而详尽的阐释与安排，是大健康观念的生动体现，既强调医疗卫生保障，同时提倡健康关口前移的国家层面对人民健康保障与追求的整体考量。

从中期目标来看，《规划》明确提出："到2030年，促进全民健康的制度体系更加完善，健康领域发展更加协调，健康生活方式得到普及，健康服务质量和健康保障水平不断提高，健康产业繁荣发展，基本实现健康公平，主要健康指标进入高收入国家行列。"其中提到的健康生活方式普及是实现"健康关口前移"的重要举措和保障。同时，《规划》在第二篇"普及健康生活"部分，用3个章节从提高全民健康素养、加大学校健康教育力度、引导合理膳食、开展控烟限酒、促进心理健康、减少不安全性行为和毒品危害、完善全民健身公共服务体系、广泛开展全民健身运动、加强体医融合和非医疗健康干预、促进重点人群体育活动十个方面进行了详细阐述。

由上可知，《规划》不仅仅提出了健康中国的发展目标和实现路径，其中对于健康的全面深刻阐释、对于影响健康的因素分析等都深刻体现了防治"亚健康"和"未病"的重要性和可行性措施。在《规划》的指导和指引下，很多实施性的、地域性的、阶段性的、针对不同群体的"健康行动计划"和"健康规划"陆续出台，整体保障和推进"健康中国"的全面建成。

知识拓展：《"十四五"国民健康规划》三大重点

2022年7月5日上午，国家卫健委举办新闻发布会。会上，"健康中国"行动推进委员会办公室副主任、国家卫生健康委规划司司长毛群安就《"十四五"国民健康规划》主要内容作出提示。毛群安表示，国务院办公厅近日印发的《"十四五"国民健康规划》，是"十四五"期间健康领域改革发展的国家级专项规划，也是卫生健康领域的总体规划，是"十四五"期间推进健康中国建设的系统谋划和总体布局。《规划》围绕着"共建共享、全民健康"的战略主题，对"十四五"期间落实"健康中国"建设作出了相关的部署。可以归纳为三大重点：①普及健康知识。着力加强健康促进与教育，深入开展健康知识宣传普及，深化学校健康教育改革，提升居民的健康素养水平。②参与健康行动。全面实施全民健康生活方式行动，推进"三减三健"等专项行动等。③提供健康服务。突出健康优先发展制度体系建设，关注优质医疗资源扩容和区域均衡布局，构建强大的公共卫生体系等。

第二节　生活方式与文明病

人们在追求高质量生活、健康和长寿的实践中也不断对其总结并上升到理论层面，力争找到影响健康的关键性因素。WHO研究指出：在各种影响健康的因素中，生物性因素（遗传）占15%，社会性因素占10%，环境性因素占7%，而人的行为和生活方式占60%，被很多人寄予厚望的医疗服务仅占8%。更有最新研究指出，人们健康状况和寿命长短90%以上与生活方式有关。可以看出，生活方式对健康和生命质量起着至关重要的作用，对生活方式加以理解和考察、坚持健康生活方式是高质量生活的必然选择。

一、生活方式

（一）生活方式释义

生活方式这个概念最早是马克思在《德意志意识形态》中提出来的，与生产方式一起作为两大核心概念并阐述了二者之间的关系。随后在不同语境下被广泛采用并体现了鲜明的时代特点。在中国语境下，对此概念也产生了不同的解释。《中国大百科全书·社会学卷》提出："生活方式是不同的个人、群体或社会全体成员在一定的生活条件限制和价值观指导下，所形成的满足自身生活需要的全部活动形式与行为特征的体系。"简言之，"生活方式"中的"生活"主要是指人们在客观限制下为了生存和发展而产生的各种需求，而"方式"主要是指方法与形式。即生活方式可定义为：人们在一定的生产条件下为满足自身需求所采取的方法与形式。人的需求千差万别，可以表现为满足个体生命作为生物体形式存活与发展的生理需求（吃、喝、撒、拉、睡）；个体生命作为社会人形式在与其他人互动过程中得到满足的社会需求（尊重、成功、归属感等）；个体生命作为精神体形式在超越层面得到满足的道德需求，主要表现为一种超然的、不带功利性质的精神需求（艺术欣赏、无私助人等）。满足个体的某一类需求，形式可能是不一样的，粤菜讲究清淡与原汁原味、川菜则追求麻辣鲜香，这体现了不同地域人群在满足吃这一生理需求上整体性的方法和形式的不同。具体到每个人身上，即使同处于一个家庭也会在生活方式上有所差异。但是，生活方式概念之所以被大家重视并且具有相应的学理价值，主要还是由于其基于人体健康的基本规律和知识、从群体层面来分析不同生活方式对人体健康产生的、具有普遍性和共通性的影响，从而对每个具体个人产生有价值和意义的指导。同时，能够根据这种指导意义结合自己的具体生活环境和习惯，对生活方式进行科学的调整以利于自身健康。

（二）生活方式演变

马克思强调人的生命的独特形式不是"存活"而是"生活"，生活方式具有一元的本源、本体的属性。广义的生活方式同时是包括生产方式的，它是涵盖人们的物质生活、政治生活、精神生活和社会生活等领域的一切生活活动方式。从狭义的角度看，特定时代的生产方式一定程度决定人们获得物质资料、改造自然的能力水平，并进一步决定人们在满足自身各种需要的方法和形式。简言之，生活方式体现了生产的变革和社会的发展，这种变革与发展必然对人自身产生包括健康在内的全方位影响。在这个快速发展与变革的时代，无须从整个人类历史发展的宏观视角分析，仅仅从改革开放前后对比的中国就可以感受到这种百年未有之大变局。

"民以食为天"，作为满足人们基本生存需求的饮食是最能反映不同时代和不同地区人们生活方式的重要方面。在改革开放前，能够每天按时吃饱肚子就是不错的生活水平，目前普及化的肯德基、麦当劳等快餐食品在20世纪90年代才随着改革开放进入中国市场并在当时成为高档消费的代名词。"高油高脂"由改革开放前的高标准生活代名词变为了现在不健康饮食的典范，"粗茶淡饭"由原来的不得已变成了当代的健康饮食推荐，"下馆子"的心态由原来的期待兴奋变成当代不少人的一种肠胃乃至心理负担……所有类似饮食方式的改变充分说明大家在感受全面步入小康社会喜悦的同时也有了新的烦恼，由饮食结构改变导致的肥胖、高血脂、高血糖等原来的富贵病也逐渐普及化并严重危害人们的健康，对社会医疗卫生事业提出了全新的挑战。此外，随着食物的丰富，"粒粒皆辛苦"的观念慢慢被遗忘，中国科学院地理科学与资源研究所成升魁团队曾历时6年开展食物浪费研究发现，2013—2015年，我国餐饮食物浪费量约为每年1 700万至1 800万吨，相当于3 000万到5 000万人一年的口粮。这种浪费同时会对环境产生不可避免的污染和破坏。

"家"既作为社会细胞的概念，也是国人居住环境的统称。在满足人类生产与发展过程中具有安全和起居需求的居住方面，改革开放短短的几十年同样发生了翻天覆地的变化。国家统计局发布的《中国人口普查年鉴——2020》调查数据显示：到2020年，中国家庭户人均居住面积达41.76平方米，平均每户住房间数为3.2间，平均每户居住面积达到111.18平方米。这一数据涵盖城乡，其中城市家庭人均居住面积为36.52平方米。1990年中国城镇居民人均居住面积为

7.1平方米，而2020年已达到41.76平方米。全国家庭户人均居住面积30年间增长近6倍。一栋栋的高楼大厦、洋楼别墅取代了筒子楼和矮破旧屋，电梯让人们瞬间就可以上升到上百米的高楼、电灯让人们可以无视黑夜的存在继续从事各种工作及娱乐活动。居住条件大大改善了、选择丰富了，在满足日常生活的同时也产生了"摩天大楼综合征""不接地气"等身体健康方面的新的问题。

知识拓展：近代长春居住环境及其演变

近代以前，吉林民居多为平房，在构造上，民宅构造多坐北面南，呈四方形，单房如此宅第亦如此，平房则于北境长春农安一带多风之区，间而有之。房顶除都市及乡下大地主外多用瓦或洋瓦苫盖外，余皆用草（俗称苫房草、沿水低地多生之）苫盖。每苫一次可用二三十年久，且暖而不漏。房屋则为瓦房，多用砗石，草房则皆用工坯（以乱草混泥为之，形同砖）筑成。都市中房屋前后均有窗户，乡间则无后窗，为了防止贼匪且能起到抵御严寒的作用。院门皆向内开，房门有内外两层。外层（俗称风门子）向外开，内层（俗称板门）向内开。屋门则皆向内开。不论是平房或者瓦房，民用房屋皆有火炕。即关内所谓的土床或暖炕。普通一间有一火炕（以土坯为之，宽五尺余，长尽一间屋。一端燃柴，一端出烟于房上。上铺有草席，席底铺杂草）居一夫妻及未婚子女。若赤贫之家，僦房而居，亦有翁姑子媳共居一间一炕者。炕用土坯修成，与烟筒之间有烟道通灶，炕因之暖和。炕，原为满族先民女真人所发明，普遍为汉族沿用。炕高一尺五寸，温火其下，家人寝室起居其上。人口多者设南北炕。室开南窗向阳，因以南面为尊，住长者；北为卑，住晚辈。晓起叠被置箱柜，亦有室内生火炉者。清末民国以来，长春建筑风格发生了明显变化，出现了楼房等近代城市新式建筑。为砖瓦钢筋水泥结构，有水暖及电气设备。

——摘选自《近代长春城市变迁下的民众日常生活研究（1904—1931）》

出行方面给予大家生活的便利更是日新月异，交通网络的扩展使得村村通

公路，高铁、动车和飞机可以让人们在国内任何两个城市之间实现"朝发夕至"。私人汽车更是人们在满足出行方式过程中朝着舒适化、快速化方向发展，20世纪90年代以前，我国汽车市场处于公务车阶段，不仅需求量小，而且70%来自政府、事业单位的公务用车，剩下的多是企业的商务用车，几乎没有什么私人用车。第七次全国人口普查资料数据显示，2020年全国41.67%的家庭拥有家用汽车，其中46.94%的城市家庭拥有家用汽车，43.01%的乡镇家庭拥有家用汽车，34.92%的乡村家庭拥有家用汽车。这种出行方式的改变反映到人体健康方面同样产生了不可忽视的影响。汽车的普及、体力劳动大量减少导致人们的身体活动严重不足。根据WHO的定义，身体活动指由骨骼肌肉产生的需要消耗能量的任何身体动作，包括工作、出行、家务相关以及休闲时间的活动（锻炼是其中的一种）。中国成人的休闲身体活动参与率很低，年龄标准化参与率从2000年的7.13%升高至2011年的11.79%，而2015年又下跌至7.33%。这种状况与不健康饮食一起导致更为严重的肥胖、肌肉力量不足、营养过剩等一系列问题。

除了吃住行，交流互动、购物、运动等其他方面都发生了深刻的变化，这些变化体现了改革开放、物质财富和精神财富丰富以后人们生活方式的多样化乃至个性化。同时，生活方式的改变对人们的身体健康也产生了不可忽视的影响，既包含了众人皆知的延年益寿，也含有大量不可忽视的对于健康的负面影响和崭新问题。

（三）绿色生活方式

人类在满足自身各种需要的过程中必然与自然发生联系与互动。马克思曾指出："没有自然界，没有感性的外部世界，工人什么也不能创造。自然界是工人的劳动得以实现、工人的劳动在其中活动、工人的劳动从中生产出和借以生产出自己的产品的材料。"合理处理好人与自然界的关系问题一直都是人类社会发展面临的重大问题。工业革命以来，生产力高速发展、人们的物质生活、精神生活极大丰富，但也对环境造成了前所未有的破坏。例如，近一个世纪以来，化石燃料的使用量几乎增加了30倍。全世界每年向大气中排放的CO_2约

210亿吨，使大气中CO_2的浓度成倍增长，造成"温室效应"，全球气候明显变暖。同时，河流干涸、水体污染、动物种类锐减等现象时刻都在世界各地上演着，昭示着自然界对人类不断提出警醒，如果不对这种警醒有清晰的认识和警觉，必将对人类生存的环境造成无法挽回的破坏。

我国在改革开放以后，随着工业化进程不断推进，人们生产和生活方式随之改变，环境问题也日益凸显，引起了党和国家的高度重视。1979年9月第五届全国人民代表大会常务委员会通过了《中华人民共和国环境保护法（试行）》，1989年12月《中华人民共和国环境保护法》正式实施（并于2014修订），相关配套制度逐步完善。从党的"十四大"提出"保护和合理利用土地、矿藏、森林、水等自然资源，努力改善生态环境"到"资源节约型、环境友好型"两型社会的实践，再到"绿水青山就是金山银山"形成广泛共识，我国对于人与自然关系、环境保护问题的认识越来越深刻、对破坏环境的违法行为惩治也越来越严厉。这种改变体现在人们的生产、生活方式领域集中表现为"绿色生活方式"成为国家、社会、人民的共同追求。

绿色生活方式属于狭义的生活方式范畴，作为一个以人民为中心的执政党，满足人们对美好幸福生活的追求是中国共产党的不懈追求。党的十八大以来，习近平总书记在关于生态文明建设的讲话、报告、谈话、指示、批示、贺信等100多篇重要文献中数十次提到生活方式问题，显示了国家对于环境问题和生态文明建设问题的高度重视、对人民美好幸福生活的高度负责。近年来很多区域又陆续发现了数十年罕见的珍稀动植物，也充分体现了我国生态文明建设取得的积极成效。

绿色生活方式概念的提出、作为党和国家的最高领导人多次在不同场合强调，说明当前我们的生活方式不够绿色、不够健康、不够环保。这种不够低碳、奢侈浪费和不合理消费在人们满足自身各种需求的过程中都有不同程度的体现。既造成了资源的浪费，也对自身的身心造成了不良影响导致不少健康问题。党的二十大报告中明确提出："着力建设资源节约型、环境友好型社会，实行最严格的生态环境保护制度，形成节约资源和保护环境的空间格局、产业结构、生产方式、生活方式，为人民创造良好生产生活环境，实现中华民族永续发展。"追求绿色生活方式、通过改善生活方式既符合人与自然的相处之道，也符合人体自身的身心健康之道。对国家的可持续发展有重要的战略意义，对个人健康生活有重要的指导意义。

知识拓展：绿色低碳生活指数

湖州是绿水青山就是金山银山理念发源地，生态文明建设走在全国前列，理应在探索生活方式绿色转型上先试先行，因此，积极探索编制了绿色低碳生活指数。在借鉴了可持续发展指标、中国绿色低碳发展指数、中国城市绿色低碳发展评价指标体系等已有研究成果基础上，共同制定了主客观相结合的绿色低碳生活指数，并以湖州为样本进行了系统测评。客观指标涵盖绿色居住、绿色出行、绿色消费、绿色服务、绿色素养5类一级指标，以及12项二级指标、37个三级指标，用来测评职能部门在推动生活方式绿色转型方面的履职情况和工作绩效。主观指标围绕5个一级指标，从老百姓主观参与度角度进行测评。最终综合得出绿色低碳指数的分数值。作为全国唯一绿色产品认证试点城市，湖州完成了106家企业的认证工作，发放证书139张，为绿色消费提供源头认证的同时，还有效地倒逼了生产方式的绿色转型。去年发出4.3亿件快递的湖州已经实现了电子面单全覆盖，电商快件不再二次包装率达85.28%，可循环中转袋使用率为92%，让湖州百姓的绿色低碳生活理念随着快递走向了全国千家万户。

——摘自人民资讯2021年8月14日报道《86.8！湖州首发绿色低碳生活指数》

（四）当代生活方式的显著特点

从国家层面强调和推行绿色生活方式，是因为随着生产力的不断发展、生产关系的不断变化，当代经济社会发展面临百年未有之大变局。这种大变局不仅体现在社会层面的生产力和生产关系，体现在个体和群体层面的生活方式也产生了一些以前未曾有过的显著特点。

1.物质产品丰富导致的营养过剩

在人类历史漫长的发展过程中，生产力不足导致的饥饿问题一直困扰着人类社会。据光明网报道，联合国调查报告数据显示：2020年全球7.68亿人营养不良，2021年版《世界粮食安全与营养状况》估计，2030年"消除饥饿"的联合国可持续发展目标将无法实现，受饥饿影响的人数将接近6.6亿。虽然饥饿依旧困扰着人们，但营养过剩在很多国家成为一个新的社会问题，与饥饿形成鲜明对比。其中，肥胖作为一种由于食物摄入过多或营养失衡导致的机体代谢改变、体内脂肪积聚过多造成体重过度增长并引起人体处于疾病或亚健康的状态，成为营养过剩的显著标志。2020年全球肥胖症患病人数达到12.22亿，较2019年增加了0.85亿人，同比增长5.04%。这种情况在国内更值得关注，根据《中国居民营养与慢性病状况报告（2020）》调查数据显示，目前我国成年居民超重率为34.3%、肥胖率为16.4%，即2个成年人中就有1人超重或肥胖，同时，19%的6~17岁青少年、10.4%的6岁以下儿童存在超重或肥胖，公共健康正面临空前风险。

粮食不足导致的饥饿与营养过剩导致的肥胖反映了地区经济社会发展差异，但都危害人类健康。营养过剩导致的肥胖是生产、生活方式改变引起的典型健康问题。生产和生活方式的改变，使得体脑劳动结构比例加速转换，机械化生产的普及、服务业产值和从业人员占比的持续增长，使得白领阶层数目不断扩增。原来在农业生产中实现的身体活动大幅度减少，在工作之余广泛参与体育运动的健康生活方式还没有普及，使得我国居民身体活动严重不足并导致了类似肥胖的一系列健康问题。这种问题的产生，是由于人类在几百万年的饥饿历史中形成的对于食物的天然渴求，饮食作为一种生物本能，人们在进化过程中缺乏一种自主抑制进食的生物机制，生产发展导致的产品丰富，使人类在满足吃喝需求的形式和方法层面还没有形成一种生理和心理上的主动抑制，过量的食物摄取使得"良药变毒药"，导致营养过剩并产生相应的健康问题。

2.生活节奏加快导致的精神压力

在当今这个以经济发展为中心、为财富收入体现社会价值的高速发展社会，人们在满足各种生活需求的方法和形式方面也体现出各种快速的现象。"快餐""速食""便当""快点吃""快点走""要迟到了""抓紧时间休息一下"……这种日常生活中的常用词汇不再限定于描写中小学生，也是中青年乃至忙于各种家务劳动、休闲活动的老年人的真实写照。各种交通工具越来越快，时间却越来越赶，怕堵车赶红绿灯，怕工作迟到脚底下飞奔，怕赶不上地铁公交车的一路小跑，到处都是忙碌的人，每天都有"deadline"。在这种快节奏生活中，人们应对各种事物、在从事一件事情的同时想着下一件事情应该怎么处理，而忘了细嚼慢咽才是吃饭的正确之道，从容不迫才是行走的标准姿势，有条不紊才是工作的有力保障。事后回想，其实人们很多高强度、快节奏对于工作效率乃至效益的提升并没有大家想象中的那么大影响。而某些公司为了体现所谓的勤奋，采用"摸鱼"形式实施"996"更是让人匪夷所思却又是一种工作常态。事实上，需要人们采取这种心态应对的事情往往都是有限的，当今却成为了很多人的一种生活常态，使得身体和心理状态一直保持在高强度的紧张状态。快速的生活节奏、紧凑的日程安排导致了各种各样的精神压力，典型表现为对未发生事情产生强烈担忧的焦虑、对事情结果过分在意产生的抑郁。据WHO统计报道，全世界有超过3.5亿人受抑郁症困扰，已成为世界第四大疾病，而且在快速增长中。2020年全球范围内重度抑郁症增加了28%，而我国抑郁症患者人数已超过9 500万，终生患病率达到了6.8%。目前，抑郁症已成为人类第二大杀手，也是我国疾病负担的第二大疾病。WHO预测，2030年抑郁症将成为全球疾病负担第一位的疾病。在快速发展的当代社会，人们在实现各种物质需求、交往需求和精神追求的过程中，愿生命从容、身心健康成为一个新的课题。

3.自由时间增加导致的空闲无聊

马克思在《资本论》中早就指出，随着生产力的发展，社会必要劳动时间—剩余劳动时间之间的比例不断下降，用于生产生存资料（必需品）的必要劳动时间不断减少，剩余劳动时间不断增加，用于生产享受资料的时间、闲暇（娱乐、消遣）时间和实现人全面发展的真正自由的劳动时间就会增加。叔本华等哲学家也早就指出，人类总避免不了在生活资料缺乏的痛苦和满足各种生活需要以后的无聊之间徘徊。当今社会生产力的持续高速发展，不少地区的生产和消费过剩都是不争的事实。在这个社会背景下，人们的工作时间更加灵活并且缩短，虽然离共产主义社会的"各尽所能、按需分配"还有一定的距离，但是人们在生活中有了更多的选择，可以"以欣然之态从事心爱之事"，并且同时为社会经济发展做贡献的条件和机会都已经足够。人们应该是工作快乐、生活充实。但是，实际上很多人并不知道怎么去使用或者支配自己的自由时间，在工作之余的闲暇生活中越来越走向生产者营造的一种程式化的娱乐消遣，诸如成年人吃饭喝酒唱K、青少年儿童则是各种玩具和游乐设施的主要消费群体、老年人则乐于从事各种棋牌类娱乐，在某种突发情况导致的暂时性社会关系被大量切断的时候，人们才发现不依托于外物、不依托于他人，能够自我娱乐、自己满足自己各种需求的能力已经相当薄弱，剩下的只有空闲无聊和无所事事。

这在一定程度上也警醒人们，在满足各种需要的生活方式中人的依靠性和依赖性越来越强，洗衣机、洗碗机、智能扫地机器人及应有尽有的各种社会服务，让人们在日常生活中需要身体力行、亲自动手的事情越来越少，舒适的同时也使得生活越来越单调化，让人们更容易趋向于各种声势浩大却并无生命内涵感触的娱乐消遣，在不断重复的过程中强化无聊和生命意义的缺失。

4.自我意识淡化导致躺平和拼命

从全球范围来看，生产力的高速发展和全球化市场的形成使得世界连为一体；改革开放以来的中国，市场经济地位的确立、生产力快速发展导致生产关系的多样化。国内外的良好经济社会发展环境使得财富快速增长，很多人趁着这股东风摇身一变成为20世纪80年代的"万元户"，成为20世纪90年代的"百万富翁"，成为新世纪的"财务自由阶层"。良好的经济发展氛围、鼓励个人财富追求的社会环境、周围不断产生的"一朝暴富实现阶层转换"的榜样，使得人们都向财富看齐、对标"部分先富起来的人"的生活方式。导致了一种典型的社会现象：不同年龄阶段和地域都存在着月收入几千块甚至无固定收入的人群，在消费上却以各一线娱乐明星为标准、打着"过精致生活"的口号进行各种超过自身收入水平的高消费、形成负资产乃至提前消费产生各种网贷等情况。偶尔为之没有问题，但成为一种错位的常态化的以消费代替生活，则不可避免产生一种负效应反过来影响生活态度，导致对自我意识和生命价值的认识错误。在这种消费体现社会和个人的不良价值观影响下，不少人自我意识淡化。在工作和日常生活中都缺乏"主体性"，高水平的财富追求成了唯一目标，有可能为了实现这个目标拼命乃至将自己累倒在工作岗位。当个人或环境因素导致这种愿望难以实现时又转向另外一个极端——躺平，对于生活无感与应付。

这种情况的出现，主要是由于人们忽视了个人所处的具体环境、条件和个人性格特征的差异。同时，网络大数据时代人们关注的往往是财富阶层或者各种网红明星，将这种少数人的、刻意营造出来的高水平生活当作了普通人的生活标杆，从而在这种环境中自我迷失。当个人都能够强化自我意识，对自己的能力和条件、所处的环境有较清晰的认识，在这个价值观多元、生活丰富多彩的时代理应都可以找到自身的生活奋斗目标，以追求和努力来取代躺平和拼命。

5.网络生活无限却现实生活局限

互联网自产生以来，既推动了整个生产革命的发展，也对人们的生活方式产生了革命性的影响。人民网研究院2022年6月29日发布的《中国移动互联网发展报告（2022）》显示，2021年年底，全球上网人口达到49亿，大约占全球人口的63%。中国互联网络信息中心（CNNIC）在发布的第50次《中国互联网络发展状况统计报告》数据中显示，截至2022年6月，我国网民规模为10.51亿，互联网普及率达74.4%。互联网的迅速崛起及不断更新，使得电报、电话、手机等通信手段和设备在短短的几十年间，在我国居民生活中由出现、普及走向衰退。在普通家庭中，电话座机已经被基于网络的移动手机取代，社会生活方面，20世纪90年代作为城市典型标准的公用电话机已经成为少见的古董。在网络世界，各种软件程序层出不穷，微信取代QQ的同时，又进一步取代移动电话成为某些群体沟通的主选方式。在改变人与人连接方式的同时，网络购物、网络游戏、网络课程以及抖音、美团、滴滴等应接不暇的各种程序，人们衣、食、住、行、游、娱、购全方位的需求几乎都可以通过手机这一媒介借由网络得到满足，真正做到足不出户、应有尽有。

人们在手机中满足各种生活需要的同时，手机也反过来制约乃至控制人们的生活。原来作为实现健康重要手段的户外运动逐渐减少，手机视频可以满足大多数人的娱乐需求；原来欢声笑语的友人聚餐逐步减少，手机成为自己最重要的伙伴；原来家庭成员的聊天沟通也被越来越多的"各自手机时间"占据……网络在给生活提供无限便利的同时也产生了现实生活空间越来越局限于手机、生活内容越来越单调的社会问题，手机脖、近视、颈椎腰椎病等健康问题也越来越多见。

6.工作与生活分离乃至形成对立

传统社会工作与生活是密切联系的，在中国改革开放前的单位制度中这种情况体现得最为明显。单位就是一个大家庭，工作与生活紧密结合在一起，跟同事形成一种家人式的关系、集体归属感特别强。改革开放以后，随着社会主义市场经济体制的逐步确立，社会生产力显著提高的同时，社会分工越来越细，职工与单位的业缘关系也演变为用人机构与劳动者的法律关系。企业管理者专注于生产效率、员工工作业绩，劳动者首先将工作作为维持自我生活与发展的手段与方式。原来由单位承担的相关服务性工作全部剥离出去，劳动者在企业的归属感越发单薄，随着劳动合同终身制的逐步打破，跳槽的越来越频繁，选择的越来越多。

虽然收入水平提高了，满足自身和家人的各种需求，愿望的形式和方法多样了，但是很多人开始找不到工作的乐趣，工作成为满足自身生活方式需求的纯粹手段与工具，工作满意度显著下降，而由于工作产生的紧张、焦虑、抑郁乃至神经衰弱等健康问题却普遍增多。工作满意是员工对其工作所持的愉悦或积极的情感状态，是由工作带来的员工生理和心理两方面的满足感。高校教师群体，无论是在人们的主观印象中还是在各种客观指标确定职业幸福感和满足感的排行榜中都名列前茅，无论收入、声望、时间自由度等都使之成为人们羡慕的职业。但是，很多基于国外和国内高校教师工作满意度的调查结果显示，高校教师工作的满意度总体不高。在一个基于1 266份样本含量的调查研究中发现，高校教师的整体满意度得分在3分左右（满分5），远远低于大众的预期。这种社会现象表明，工作与生活的分离乃至一定程度的对立不仅影响工作效益，也对生活方式及其满意度产生不可忽视的影响。

人们在满足自己各种需求过程中所采用的方法与形式上出现的特点并导致相关的健康问题，看起来是独立的，实际上又存在千丝万缕的联系，因为生活方式本身就是一个内涵丰富、包容性强的概念。如果不跟随时代特点对生活方式加以调整和科学干预，既不能应对当前生产和社会发展的新需求，更会对身体健康造成影响甚至是不可挽回的损失，因为文明病已经成为一种生活方式异常导致健康问题的集中体现。

二、现当代文明病

各个国家、各国国民之所以强调健康生活方式的建构与维护，跟当代社会文明病盛行并由此对个人健康和国家医疗保障系统提出严重挑战有密切关系。

（一）文明病的概念

现代文明病又称为生活方式病、富贵病或慢性病等，并非由细菌或病毒所引起的，而是一种由于生活上的压力与紧张，以及营养的失调，再加以缺乏运动，长期积累而成的一类疾病。带有浓厚文学色彩病名的"文明病"，是 1973 年由英国外科医生布基特命名的。当年指的只是肥胖症、高脂血症、动脉硬化、高血压、冠心病、糖尿病等心血管疾患，以及慢性便秘、痔疮、结肠憩室炎、阑尾炎、癌症、车祸造成的伤残等病。布基特经过多年的临床实践和观察研究发现，20 世纪50年代以来，上述疾病在欧美各国日益泛滥，死亡率也名列前茅。究其原因，原来是欧美等西方国家工业、交通、经济发达，文明（自动化）生产和文明（家电化）生活造成欧美人少劳多逸，心血管功能自然衰退；追求美酒佳肴、精细少渣的文明饮食，导致胃肠功能败坏等因素所致。于是，他将此类非传染性流行病起了个美名统称为"文明病"。目前，由于亚非拉等发展中国家也加快了"文明生产""文明生活""文明饮食"的步伐，各种文明病也迅猛蔓延，死亡率剧增，且心脑血管病、癌症已跃居为威胁和夺去人类生命的主要"杀手"。

大约从20世纪 80 年代开始，文明病的家族越来越庞大，许多前所未见的新型文明病面世，给现代文明生活各个角落抹上一层有害健康的阴影。这种名目繁多的"生活方式病"虽然总结得不是特别科学严谨，但充分证实了WHO提出的在决定人们健康和长寿的因素中，60%决定于生活方式。有学者把现代文明病分为结构病、能量过剩病、神经及精神疾病。其中，结构型文明病有肩周炎、颈椎病、骨质疏松；能量过剩型文明病包括肥胖症、心脑血管疾病、糖尿病、脂肪肝，神经及精神疾病如失眠、抑郁症等。这充分证明"生活方式病"不是简单的一种日常不良习惯，而是在医学领域需要高度重视的、具有潜在严重危害的、通过调整生活方式可以避免和改善的身体疾病。

（二）文明病的发病因素

文明病既然又被称为生活方式病，说明不良生活方式是导致该类疾病的罪魁祸首。首先，以饮食方式为例，高热量、高油脂食物长期大量摄入易引起代谢异常导致的肥胖及心血管疾病。调查显示，上海市居民吃高热量、高脂肪、高蛋白质的"洋快餐"，喝含糖洋饮料日趋普遍。脂肪提供的热量从1959年的9%上升到27%，超过全国城市平均水平（25%），并已高于日本（24%）。与此同时，恶性肿瘤、脑血管病、心脏病已成为该市前三位死亡原因。其次，生活方式病跟年龄及个体体质差异有很大的关系。很多人在年轻的时候养成熬夜、沉迷网络的不良生活习惯，也没有造成肥胖、肩周炎和颈椎病。但随着年龄的上升导致身体肌肉力量的衰减，同样的生活习惯却产生了新的身体疾病。最后，生活和工作环境也是文明病的重要推手。从生活环境看，城市化虽然给人们生活提供了极大便利，但产生的噪声污染易使人烦躁、焦虑不安、神经衰弱。从工作环境看，现在人们都处在封闭式的办公楼里上班，办公楼则多以玻璃和混凝土为材料制成，内装空调、人工照明等，这也是造成免疫力减弱、对各种疾病的抵抗力降低的原因。特别是人们从进办公室开始就对着电脑，每天几乎要坐8小时，很少做运动。相应的电脑综合征尤其是"鼠标手"都成了常见病。

（三）文明病的预防

作为一种生活方式病，虽然从医学角度分析是一种慢性非传染性疾病。但是，由此造成的医疗资源紧张、个人生活幸福感缺失都是应该高度重视的。同时，作为一种特殊的疾病，它的防治主要是健康生活方式的建立，是通过学习、调整与干预可以实现的。文明病的防治也在国内外引起了广泛的关注与研究，如运动、饮食、心理辅导等都被认为是非常好的干预手段。在中国知网里输入"文明病""运动"统计出有 90 条相关的文献。运动不仅可以保持身体健康，还能缓解压力、调节心理失调，还被不少学者认为是现代文明病的治本良药。现代运动心理学的研究也表明：焦虑和紧张的心理状态会随着身体运动的加强而逐渐降低其强度；激烈的情绪状态往往在体能的消耗中逐渐减弱，最后会平静下来。而关于通过饮食干预各种文明病的研究则更加丰富。

　　虽然不同的生活方式病需要通过针对性地加以调整，在实际运用过程中具有一定的差异性。但是良好生活方式对健康的重要性、通过建立科学健康的生活方式来防治文明病已经成为一种共识。在肯定和重视个体生活方式的巨大差异性的同时，从一般意义上探讨生活方式与健康的关系，健康生活方式实践性都已经取得非常重大的进展，在人们追求健康中发挥着越来越重要的作用。

尝试与体验：

● 观察、反思自己的生活方式，采用书面形式将自己的生活方式从"衣、食、住、行、游、娱、购"等方面描述出来，看看对自己健康影响如何。

● 观察、总结自己熟悉的一个群体，看看与其他人群相比，该群体的生活方式有哪些特征。

● 走访周围年纪比较大的健康老人，了解他们在日常生活中有哪些良好的习惯值得推广与学习。

推荐阅读书目：

● 《生活方式医学》，浙江大学出版社，2021年出版。

● 《健康生活方式与健康传播》，科学出版社，2019年出版。

● 《生活方式与健康》，北京大学医学出版社，2017年出版。

第二章

网络行为与健康

当代人们生产生活方式的一个显著特点就是各种活动依托于互联网展开，随着互联网技术的不断深入和拓展，信息化时代不断向纵深发展。当今时代信息的庞杂性和多样性、共享性和同步性、便捷性和实时性、互动性和社交性等既为人们的工作与生活提供了众多便利，也通过影响人们观念、塑造大众时尚、改变行为方式等改变了人们的生活方式，进而也对健康提出了新的挑战。网络成瘾是目前网络危害身心健康的集中体现，造成了一系列的危害并引起了广泛的关注。基于"网络是人们便利生产生活的一种手段和工具、并非生活的全部"的认识，必须避免网络成瘾，这既需要借助医疗、心理等多种手段措施，也需要政府、社会、个人的共同努力。只有深刻意识到网络成瘾的危害，在个人生活方式层面积极加以调整和干预，避免网络成瘾是可以做到的。

第一节　全民网络时代

一、信息时代的到来

（一）信息时代的诞生

1946年2月14日，世界上第一台计算机在美国宾夕法尼亚大学诞生时，人们绝对无法想象到这样一个庞然大物会在不到100年的时间跨度里全面改变人们的生产和生活。1969年10月29日，斯坦福大学和加州大学洛杉矶分校的计算机首次连接了起来，这通常被认为是当今信息时代的起点。1971年电子邮件email首次被开发出来，1989年万维网的推出，1991年第一个网页的诞生……到现在人工智能、网络购物、ChatGPT等，网络应用领域从高科技到日常生活实现了全覆盖，虽然世界各国在信息领域发展有先后，但人们基于计算机和网络由原子时代全面步入信息时代是不言而喻的。

信息时代，简言之就是信息对整个社会的影响逐步提高到一种绝对重要的地位。随着计算机的出现和逐步普及，信息量、信息传播速度、信息处理速度及应用信息的程度都以几何级数的方式在增长。随着这种变化，信息技术对人们学习知识、掌握知识、运用知识提出了新的挑战。在基于网络的信息时代，日常生活中人们不再是以往社会由于缺乏信息或资讯产生无知，而是随时随处随意可以获得的各种海量信息让人们在选择、辨识真假过程中产生新的困惑。信息时代，辨识信息比获取信息成为一种更重要的能力。

1987年9月14日中国发出首封电子邮件，2009年中国互联网协会确定该日为"网民节"。2023年3月，中国互联网络信息中心最新发布的第51次中国互联网络发展状况统计报告显示，截至2022年12月，我国网民规模为10.67亿，同比增长3.4%，互联网普及率达75.6%，较2021年12月提升2.6个百分点。截至2022年12月，我国域名总数为3 440个，IPv6地址数量为67 369块/32，较2021年12月增长6.8%。

各种网络软件层出不穷，覆盖生活的各个方面，信息时代对生产，生活方式的改变是全面的，也是深刻深远的。

（二）信息时代的特点

1.信息的庞杂性和多样性

在信息时代，人们可以从各种渠道获取信息。就内容而言，互联网上的信息量已经成倍增长，人们可以通过搜索引擎、社交媒体、博客等方式获取各种各样的信息。这些信息几乎无所不包，新闻、娱乐、科技、文化、学术、历史……信息的多样性使得人们能够更加全面地了解世界、借助网络解决各种生活问题的同时，也对人们的选择和判断能力提出了更高的要求。针对同一事件或问题，不同的信息源可能提供完全不同乃至相反的描述或观点，面对海量信息，人们如果缺乏判断能力，可能导致对事物或环境产生错误的判断。

2.信息的共享性和同步性

信息时代最显著的特点就是信息的快速传播。就速度而言，信息技术的高速发展使得信息传递速度实现了即时共享。随着互联网的普及，最新的科学研究成果之大型体育比赛可以利用网络第一时间向普通公众公布或进行现场直播。人们也乐于通过电子邮件、社交媒体、即时通信等方式快速地传递有关自我的、周边的信息，使自己融入这个大数据时代。这种传播方式比传统媒体（纸质信件或电报）更加快速、便捷和广泛，也充分体现了其信息的共享性和同步性。例如，在国庆黄金周，人们可以通过网络了解高速即时通行状况、景区人流量等。

3.信息的便捷性和实时性

在信息时代，网络全覆盖和手机、平板、计算机等各式通信设备的普及使用，使人们可以随时随地便捷地获取信息。这种便捷性和实时性使得人们能够更加方便地了解世界和获得各种具体问题的答案，既提高了工作效率也方便了生活。例如，人们可以通过电子邮件和其他即时通信软件与同事、客户等进行快速交流，提高工作效率。在生活乃至学习中遇到的任何问题都可以通过网络第一时间寻求帮助、及时获得答案。"问题—解决"如同"需要—满足"一样，成为一种最直观的思维方式。

4.信息的互动性和社交性

在信息时代，人们可以通过社交媒体、博客等方式与他人进行互动和交流。这种互动性和社交性使得人们能够更加广泛地认识他人，也扩大了自己的社交圈子。例如，人们可以通过社交媒体与朋友、同事等进行交流，分享生活、工作等方面的经验和感受。也可以通过公众号、直播平台等直接面对面地与学术大咖、明星网红进行互动。

二、网络改变生活

（一）信息冲击人们的观念

基于网络，信息量爆炸式增加的同时快速传播，这些信息最终都要通过人们来辨识和加以利用。相比于传统社会的按部就班、因循守旧，信息社会给人们的直观感受就是"变、变、变"，是"你方唱罢我登场"的快速更替，更是"公说公有理婆说婆有理"的难以分辨。这种信息甚至无孔不入、让人无法逃避，它既让人们有更多的选择，也因为更多的选择导致人们观念上的迷惑。

在各种信息冲击下，人们易于产生各种焦虑与无所适从。同时，以往长期生活实践过程中所形成的经验也由于气候、饮食条件和环境的剧烈变化显得无所适从。

（二）网络塑造人们的时尚

网络信息传播的快速和广泛不单单冲击人们的观念，同时也凭借其通俗易懂、图文并茂、形式多样、方便获取的特点受到大众青睐，成为各方争夺的竞技场。厂商、明星、政府、学校乃至普通个人都利用网络传播自己的主张，建立自己的社群，推销自己的产品。其中，厂商利用名人效应推销其产品或者服务，在消费主义盛行的当代尤其明显。种种时尚的快速产生、不断消亡完全不同于传统社会，人们在有自我选择的同时也明显感受到一种基于人们普遍关注、融入社会潮流的一种强迫感。换言之，当今的时尚追求往往具有一定程度上的被动成分，甚至产生了不少人群超出自我的收入和生活水平去追求所谓的时尚。在网络社会下，人们的互动交流频繁，寻求他人肯定和赞赏成为产生自我认同的重要方式，自我认同与社会认同产生了不协调乃至一定程度的对立，焦虑乃至抑郁等不良心理状况也与此有关。

（三）电商改变人们的行为

基于网络对人们生活方式产生影响最广泛最深刻的众多事物中，不断成熟的电商必定是其中之一。衣、食、住、行、游、娱、购各个领域都基于网络产生的电商发生了翻天覆地的变化。外卖既有"所谓的优惠"更是能够做到"准点送达、分秒不差"，周到服务让"不带厨房的房子具有广阔的市场前景"；基于大数据的各种电子监控设备、电子化货币的广泛使用让居住环境安全程度大为改善；出行可以叫滴滴，远行可以用导航，精准程度到达1米范围之内；各种健身软件、旅游软件、学习软件、游戏软件更是全方位让普通消费者享受专业服务或放松消遣……这其中又以网络购物对人们行为的影响最明显。在厂商和网络的共同推动下，人们对于网络购物经历了怀疑尝试、优惠比较、习惯依赖的情感变化阶段。网络购物目前已经成为很多消费者的一种习惯乃至本能，小到价值几块钱的香皂或洗衣粉、大到价值好几万的家电都习惯于在各大专业或综合性购物网站直接购买，享受所谓的优惠、送货上门和售后服务。在这种购物模式下，人们默认为网络购物时尚、便宜、实惠、便捷，甚至产生了个别实体店难以为继的整体宏观经济效应。

三、健康新挑战

网络在便利人们的生活、带来极大的科技效益普惠人类的同时，也伴随人们生活方式的改变导致了身体健康方面面临的某些新挑战。例如，电脑手机的娱乐功能已经喧宾夺主，使用者极易沉迷其中不能自拔，长时间地面对电子屏幕使得近视眼为代表的眼病成为健康面临的主要问题之一。2019年WHO发布的《世界视力报告》显示：全球有超过22亿人视力受损或失明，其中亚太地区高收入国家的近视总体发病率为全球最高，达53.4%，其次为东亚的51.6%。据估计，中国城市青少年近视发病率达67%。2018年，我国儿童青少年总体近视率为53.6%，其中6岁儿童近视率为14.6%、小学生36.0%、初中生71.6%、高中生81.0%；与2019年年底公布的调查数据相比，2020年中小学总体近视率增加了11.7%，其中小学生增加了15.2%、初中生8.2%、高中生3.8%。虽然学习压力大、户外运动缺乏是重要原因，但其中网络在家庭、社会、生活、学习中的广泛普及产生的影响更是不可忽视的。此外，上网时间过长导致的失眠与睡眠障碍、手机脖、身体活动不足等身体层面的健康问题以及心理健康、社会适应健康方面的问题都以不同的形式展现到人们的面前。类似种种网络文明病都是这个全民处于信息时代的健康教育工作者乃至每个普通人必须积极面对、加以干预和解决的问题，应该引起更广泛的关注。

第二节　网络成瘾与危害

"世界上最遥远的距离，莫过于我们坐在一起，彼此却在自己的世界里玩手机"，这句网络流传的调侃语言，已经成为对"现代生活中不少朋友或家庭聚会场景"的真实写照。

网络丰富了人们的世界、改变了我们的生活，但它终究只是人们工作、学习、娱乐的一个有力工具，如果不能合理加以运用和控制、让这个工具反过来控制自身，那就会产生全社会都关注的网络成瘾问题，影响人们的正常工作与生活。

一、网络成瘾的概念

（一）网络成瘾的内涵

美国纽约临床心理学家阿诺德·戈德伯格（Goldberg）最早提出"网络成瘾症"（internet addiction disorders，IAD），也有称为网络依赖、病理性网络使用，日常用语统称为"网瘾"。从网络依赖对身心健康造成负面影响的角度看，网络成瘾（internet addiction，IA）可理解为由过度使用网络导致神经内分泌紊乱引起的，以精神症状、躯体不适、心理障碍及人格改变为主要临床表现，导致社会适应能力或身体功能受损的一组症候群。网络成瘾作为一种对网络的过度依赖，基本症状是上网时间失控，欲罢不能。患者即使意识到问题的严重性，也仍无法自控，并同时在身体上伴随情绪低落、头昏眼花、双手颤抖、疲乏无力、食欲不振等症状。

网络成瘾作为一种主观行为选择，不同于基于网络完成的各类规定的社会工作，而主要是从个体的兴趣出发，主要表现为消磨时间和获得某种主观身心满足。以上网的主要目的及内容为依据，可主要分为以下几类。

1.网络游戏成瘾

主要以玩网络游戏为形式，沉迷其中没有节制，完全背离了参与游戏最初的身心调节和娱乐初衷。

2.网络交友成瘾

主要以借助直播平台、微信等媒介与网络朋友聊天交友为主，并长时间产生依赖对工作和生活产生负面影响、不能自拔。

3.网络信息收集成瘾

主要以收集网上散布的某一个主题（养生或厨艺）的各类信息为主，带有自我强迫性地关注所有相关信息，但是收集以后基本很少翻阅，造成时间和精力的浪费。

4.网络交易成瘾

主要以网购为主，表现为无论商品价格或者自身是否实际需要都必须把东西买到以达到心理满足，甚至会给网络带货直播打赏乃至购买明显的低性价比商品，以达到群体归属的目的。

（二）网络成瘾的特点

不同类型的网络成瘾虽然在内容和形式上有所区别，但它们也基于网络依赖这一共通性表现出一般性特点。

1.不可控性

与烟瘾、酒瘾类似，网络成瘾者的思维、情感和行为都被"上网"控制，上网成为其主要活动乃至思想活动的中心，在无法上网时体会到强烈的渴望，思维活动不能须臾离开网络相关活动。这种不可控性难以自我调整解决，必须采取心理干预乃至药物治疗等特定的手段才能予以调整和纠正。这种不可控性还体现为经过一段时间的控制乃至戒除后还可能反复发作并表现出更加强烈的倾向。当今手机网络上瘾就是典型表现，很多人会在无意识中拿起手机，自己完全没有意识到生活的具体场景和是否存在手机需要，却漫无目的地刷着手机网页消耗几小时。

2.情绪调节依赖网络

上网成为网瘾者应对环境和追求某种主观体验的主要乃至唯一策略，通过网络活动可以产生激动、兴奋、紧张、愉悦、满足等各种情绪体验，也可以获得安宁、逃避甚至是麻木的效果。但是，离开网络，即使是丰盛的美食、美妙的音乐也难以对网瘾者产生情绪影响。最后，网络与生活产生冲突。与专业的以网络作为自己职业的人群不同，网瘾者沉迷于网络导致日常生活的各种矛盾、自身与周围环境的冲突。例如，家庭关系、朋友关系和工作关系的消退和恶化，与网瘾者其他活动（学习、社会活动和其他爱好等）的冲突矛盾。同时包括成瘾者内心对自身网络成瘾行为的矛盾心态，意识到过度上网的危害又不愿舍弃网络带来的各种精神满足。

（三）网络成瘾的标准讨论

网络成瘾虽然是一种引起广泛关注的社会现象和亚健康问题，但是对于网瘾是否属于精神疾病或心理问题，网瘾的确定标准如何，存在较大的争议。1995年以来，美国精神病学界做了大量关于"网瘾"的学术研究，2007年6月24日，在美国医学会一场激烈的辩论之后，美国医学会拒绝向美国精神病学会推荐把"网瘾"列为正式的精神疾病。随着网瘾的越来越普及、对健康产生的影响越发重要，虽然依旧有很大的争议，但WHO在2018年将游戏成瘾列入精神疾病行列。

对于网络成瘾的诊断与鉴别，并没有公认的标准，美国精神疾病学家有金伯利·杨（Kimberly Young）制订过网络过度使用诊断问卷，该问卷有8个题项，在每天上网超过4小时的前提下，如果下面8个问题的回答是肯定回答，可以诊断为网络成瘾：①你是否着迷于互联网？②为了达到满意你是否感觉需要延长上网时间？③你是否经常不能控制自己上网或停止使用互联网？④停止使用互联网的时候你是否感觉烦躁不安？⑤每次在网上的时间是否比自己打算的要长？⑥你的人际关系、工作、教育或者职业机会是否因为上网而受到影响？⑦你是否对家庭成员、医生或其他人隐瞒了你对互联网着迷的程度？⑧你是否把互联网当成了一种逃避问题或释放焦虑、不安情绪的方式？

2008年11月，由北京军区总医院陶然主持制订的《网络成瘾临床诊断标准》通过专家论证，首次将网络成瘾纳入精神病范畴，确定了网络成瘾的"6小时"判断标准。虽然该标准于2013年5月被美国精神病协会纳入当周正式出版的《精神疾病诊断与统计手册（第五版）》，成为中国第一个获得国际医学界认可的疾病诊断标准，但对于该标准目前依旧存在广泛的讨论。国家卫生健康委员会2018年9月发布的《中国青少年健康教育核心信息及释义（2018版）》，对网络成瘾诊断标准进行了明确界定，认为持续时间是诊断网络成瘾障碍的重要标准，一般情况下，相关行为需至少持续12个月才能确诊。

不管网络成瘾是否被认定为一种精神疾病，但是这种依赖性行为对身体健康、个人生活乃至社会发展产生了不可忽视的影响是不争的事实，正确认识其危害、科学合理地利用网络才是更应该关注的目标。

二、网络成瘾的健康危害

根据2022年2月2日《法治日报》报道，中国青少年网瘾协会发布的《2022年青少年网瘾调查报告》数据显示，目前我国城市网瘾青少年约占青少年网民的14.1%，人数约为2 404.2万，其中年龄在18~23岁的青少年网瘾比例最高，其次是24~29岁。近一半网瘾青少年把"玩网络游戏"作为其上网的主要目的并且花费的时间最长，其次则是网络关系成瘾。调查数据同时显示，社会经济进展水平低的城市，网瘾青少年比例高于进展水平高的城市；网瘾青少年中有60.4%的人使用过手机上网，非网瘾青少年使用过手机上网的比例仅为49.4%。随着对网吧、网络安全管理的日趋规范，手机作为私人领域如果家庭教育方面不加以严加管控的话，手机上网有可能会成为青少年网瘾的一个新动向。

（一）网络成瘾的社会危害

网络成瘾之所以会成为社会热点问题，除了其本身对网瘾者身心造成伤害，影响个体的生活质量，从社会层面来说，也具有不可忽视的危害。

1.网络成瘾会影响人们的道德认知

网络游戏一般以"攻击、战斗、竞争"为主要成分，这虽然一定程度培养人们的竞争意识和竞争技巧。但游戏内容鱼龙混杂，对参与者特别是其中的青少年而言往往容易产生误导。青少年长期玩枪战、飞车、砍杀、爆破等游戏，其中尔虞我诈、弱肉强食、勾心斗角的心理场景，容易使他们模糊道德认识，分不清虚拟游戏与现实生活的差异和界限，误认为这种通过伤害他人而达到目的的方式是合理的。现实中，因为玩电子游戏而引发的道德失范甚至违法犯罪的问题也逐渐增多。

2.网络成瘾容易使人们产生自我迷失

在网络世界，人们可以在各种情景模拟中根据自己的兴趣扮演成为另外一个角色，或国王或富商，并依此建立完全不同于现实生活的所谓社会关系，在其中自得其乐。即使角色之间产生剧烈的冲突乃至角色扮演失败，也可以一走了之、重新设定角色。网络的匿名性也容易让人们特别是青少年在游戏中形成一个虚幻的、不切实际的幻想，形成一个以自我为中心的网络世界，并沉溺其中不能自拔。当重新回归到真实生活中的角色时，往往形成一种失落，普通的困难和烦恼也会对比放大成为一种痛苦乃至不可逾越的灾难。这又势必导致他们逃避现实生活，全身心投入各类虚拟网游的角色模拟之中，对个人、家庭和社会造成一种负担乃至困境。

3.网络成瘾会增加违法犯罪的概率

网络与交易、金钱密不可分，但这种交易又不同于线下交易，往往带有一定的煽动性或不确定性，同时法律难以规范管制。各路明星直播带货、收费网络小说以及各种网络游戏中的练级与装备购买等，这些都需要消耗大量的时间精力和金钱。当网瘾者特别是其中没有固定收入来源的青少年学生无法承受负担时，他们便会通过各种办法来满足这种强烈的愿望，随着越陷越深可能导致的暴力抢劫、偷窃等违法犯罪行为也不可避免。此外，由于监管不力和网络信息良莠不齐，其中不乏一些不健康的视频、图片、暴力信息，涉世未深的青少年容易受到不良诱导、误入歧途。

（二）网络成瘾危害健康

网络成瘾除了产生各种社会危害需要从政府、学校或社会层面加以引导和防治，对个体身心健康而言，网络成瘾的各种危害更是显而易见的。但是，由于危害的延迟性、人们的忽视或者自我认知不足，在对于各种健康问题归因时往往容易产生错误，使得一些亚健康问题得不到及时、良好的干预而进一步恶化成需要医治的疾病。除前文分析过的眼病问题，网络成瘾或者说信息化时代人们的健康还面临着包括但不限于以下方面的新问题。

1.身体活动不足

有研究认为，在机械化水平低的情况下，体力劳动与脑力劳动之比是9：1，在中等机械化水平下是6：4，在全盘自动化的情况下是1：9。信息化时代体脑活动比例随着生产力的提高发生了根本性变化，脑力劳动者在社会生产过程中的结构占比越来越高。人脑正常的脑细胞140亿~150亿个，但是只有不足10%被开发利用，其余大部分的脑细胞处于休眠状态，更有研究统计认为约有98.5%的细胞处于休眠状态。换言之，脑力活动还有非常大的开发潜力，当信息化时代脑力劳动占比提高的同时，体力劳动随着机械化生产大幅度减少。传统社会在生产中必然产生的身体大肌肉群的运动逐渐消失，从而必须以专门的身体活动来弥补，各种形式的体育项目、舞蹈被认为是一种最有效的身体补偿活动。

但是，随着信息化和网络化的深入推进，以手机、电脑为主要媒介的各种娱乐休闲吸引了更多的年轻人。人除了必要的生理时间、工作时间，可供自由支配的自由时间总是有限的，自由时间消耗在电脑和手机屏幕前，导致身体活动不足成为各种身心疾病产生的直接原因。身体活动不足是全球性的公共健康问题，有研究表明身体活动不足与6%~10%慢性非传染性疾病有关，对全球公共健康卫生系统造成巨大经济负担。针对这种情况，2020年11月25日，世界卫生组织发布了最新的《关于身体活动和久坐行为指南》（*WHO guidelines on physical activity and sedentary behaviour*），新指南针对儿童、青少年、成年人和老年人等不同年龄群体，包括孕妇和产后妇女以及患有慢性疾病或残疾的人提供了有关身体活动和久坐行为最新的具体建议。

2018年美国卫生及公共服务部也发布了第二版《美国人体力活动指南》，建议成年人每周需要进行150~300分钟的中等强度的有氧运动，或每周至少进行75分钟的高强度有氧活动，或者中、高强度有氧运动的等效组合；另外，成年人每周至少2天还应进行中等或大强度的肌肉强化活动。同时，关于身体活动不足对健康的影响也是国内外研究的热点内容。美国有研究者采用前瞻性队列研究方法探讨了1997—2014年美国国民全因死亡率和病因特异性死亡率与

2018年指南推荐身体活动量之间的关系，该研究共计纳入18岁及以上研究对象479 856名，研究对象平均随访时间为8.75年，研究结论认为，闲暇时间内进行有氧运动和肌肉强化活动，并达到2018年美国人身体活动指南的建议水平的成年人，全因死亡率和病因特异性死亡率明显降低。综上所述，身体活动不足已经成为信息化时代体脑劳动比例改变的必然结果，从健康角度出发，人们必须积极面对，在自由时间内以体育、舞蹈等健康的方式避免身体活动不足。

2.低头族与颈椎病

低头族，是指如今无论何时何地都作"低头看屏幕"状，想通过盯住屏幕的方式把零碎的时间填满的人。低头族有的看手机，有的掏出平板电脑或笔记本电脑上网、玩游戏、看视频，他们低着头是一种共同的特征，他们的视线和智能手机相互交感直至难分难解。低头族英文单词Phubbing是phone（电话）和snubbing（冷落）两个词的合成词，形容那些只顾低头看手机而冷落面前的亲友的"低头族"。2022年1月，移动数据和分析公司App Annie发布的《2022年移动状态报告》数据显示，2021年全球移动设备使用量创历史新高，达到3.8万亿小时。排名前10位的移动市场（包括美国、加拿大、墨西哥和日本）平均每天在手机上花费了4.8小时，比2019年、2020年上涨了30%。排名前三的分别是巴西、印度尼西亚、韩国，这三个国家日均使用时间超5小时以上。而中国用户使用手机时长全球排名第17，平均每天使用3.3小时（人口基数大，网络成瘾主要集中在青少年人群）。

2018年欧洲脊柱协会发表声明称，"短信脖"（Textneck，又称"手机脖"）是新一代人面临的全球性疾病。一个人的头部重约5kg，当前倾看手机等电子设备时，由于物理杠杆作用以及重力作用，随着前倾角度越大颈部肌肉所承受的重量越大，当角度到达45°时承重约为22kg，而低头看手机通常达到60°，此时颈部肌肉承重将达到25kg以上。如果长时间保持这一姿势，就会出现颈部不舒服、疼痛、僵硬以及头疼等症状乃至骨骼肌肉损伤，出现所谓的"手机脖"。从解剖学角度看，颈椎是连接头颅和躯体的枢纽，但由于解剖结构纤细，天然的活动范围很大，颈椎的稳定性在整个脊柱中是最低的。长期低头会导致颈椎椎间盘压力增高，以及颈后部肌肉和韧带的松弛、失去弹性，致使颈椎正常的生理前凸消失甚至造成反屈，进一步加速颈椎退变。如果长时间处于低头姿势，人体就会累及肩部、背部其他肌肉收缩协助颈部肌肉，再继续维持的话，肩背部甚至腰背部都会出现牵掣、板滞、酸痛的感觉。网络成瘾者无疑更容易产生"手机脖"及相关肩颈部位疼痛导致的疾病。

3.电磁辐射

电场和磁场的交互变化产生电磁波，电磁波向空中发射或汇聚的现象就叫电磁辐射。随着时代的发展，各种家电设备和电子产品的广泛使用，电磁辐射覆盖面越来越广。应该肯定，大部分的电磁辐射都是无害的，电磁辐射作用于人体，在达到一定剂量后，即产生生物效应，损害人体健康，其中重要的一条就是会引发癌症。继大气污染、水污染和噪声污染之后，电磁辐射已成为"第四污染源"。来自计算机、电视、手机、B超、微波炉、电磁灶、电热毯、电冰箱、空调机等的电磁辐射，由于波长短、频率高、能量大、生物学作用强，因而影响人体神经、视力、内分泌、心血管、血液、生殖、免疫力。手机也是每个人都必备的通信工具，往往随身携带，接触距离和使用频率都远远高于其他家电，网络成瘾者更是如此。

手机电磁辐射对人体的主要影响是引起中枢神经系统的功能障碍和以交感神经疲乏、紧张为主的自主神经紧张失调，甚至会诱发想不到的病变。从健康层面分析，电磁辐射存在一定的生物效应，主要包括：①热效应，即人体内的水分子受到高频电磁波辐射，吸收辐射能量后局部组织温度升高，从而影响体内器官的正常工作；②非热效应，人体的器官和组织存在稳定而有序的微弱电磁场，若受到外界电磁场干扰，处于平衡状态的微弱电磁场会被破坏，很有可能影响人体健康。

因此，在使用手机、电脑等电子产品时，如果人们不加以节制、过度使用的话容易对身体产生由电磁辐射造成的各种损害或疾病。除了身体层面的健康问题，社会适应健康与心理健康也受到网络的冲击与影响。

4.人际关系疏远

信息时代的显著特点之一就是，人与人之间的互动关系随着网络的建立在短短的几十年发生了深刻的、持续的变化，这在中国的改革开放变迁中体现得最明显。20世纪七八十年代电报和书信还是最主要的远距离信息沟通形式；到了90年代，固定电话逐步在普通家庭普及，公共电话亭成为各条街道两边亮丽的风景线，手持电话依旧是少数人的专利；21世纪的第一个十年，小灵通短暂出现却被随后的智能手机快速取代，公共电话亭逐步消失，QQ由最初的小众变为大众；近十年的发展更为迅速，对人们生活方式的改变更为彻底，公共电话亭基本成了古董，手机在成为成年人标配的同时通话功能的主体地位已经被各种娱乐功能取代，QQ已经逐步被微信等软件取代，固定电话和报纸等传统媒体都因基于网络的智能手机而处于边缘状态……

信息技术的快速发展让随时互动变为现实，理应让人际关系更加密切，但实际上，它在改变了人们沟通的可能性的同时，也一定程度让人际关系产生了异变。手机能够使处于异地的亲人可以随时沟通，但也产生了"世界上最遥远的距离，莫过于我们坐在一起，你却在玩手机"的怪象。原本亲朋好友齐聚餐桌、夫妻共坐床头，觥筹交错、柔声细语本是最亲密关系的典型体现，如今却由于手机的存在往往"默默无言"；手机没有让同城的朋友产生更多聚会和沟通，反而因为人们沉迷于手机的各种娱乐游戏取消了原有的各种定期互动与交流，偶尔的互动往往都是工作和基于特定的目的，没有原来的面对面闲聊反而让朋友之间变得越发疏远。更令人担忧的是，信息过量和碎片化的"当下冲击"正在吞噬着人们的生活，让人们焦虑万分，微博、微信、电子邮件及各种公众号和手机软件把人们的时间压缩到了网络中，人们正在逐渐丧失传统叙事的人际交往的能力。基于网络的信息沟通不同于面对面的交流，没有眼神的交流和温暖的寒暄，对方看到你的信息后缺乏情绪反应，很难达到沟通的最佳效果，导致的结果是参与社会活动的机会越来越少，能够接触到的人群会越来越窄，孤独感也会增加。

5.各种心理问题

美国马里兰大学的研究者曾对世界上10个国家的1 000名学生进行了24小时的"无媒体"实验，让他们在一天之内不使用包括手机在内的任何多媒体设备。结果，所有参与实验的学生都出现了"孤独、烦躁、困惑、焦躁、易怒、不安、紧张"等负面情绪，更有很多学生因"坐卧难安"而中途退出了实验。网络成瘾患者，身处现实世界而心思却完全着迷于网络世界，这种自我角色的冲突与对立容易使其产生人格分裂、性格孤僻、焦虑乃至抑郁等问题。因为他们所有的重心都在网络世界，很少和别人谈心，心里积压了很多问题，没有人开导甚至拒绝别人的开导。现代美国社会心理学家也有大量研究证明：沉迷网络伴随着长时间低头盯视电子屏幕，不单单会导致视力问题，还会影响人们的心理状态，产生抑郁和焦虑等负面情绪问题。

对成长中的儿童青少年而言，网络成瘾对其身心健康的影响则更加巨大。法国克莱蒙·费朗大学一项测试表明，儿童使用手机时，大脑对手机电磁波的吸收量要比成人多60%。

英国《每日邮报》更撰文指出，儿童用手机会造成记忆力衰退、睡眠紊乱等健康问题。英国华威大学的杰勒德·凯都博士警告说，手机辐射会破坏孩子神经系统的正常功能，从而引起记忆力衰退、头痛、睡眠不好等一系列问题。在网络信息时代，让儿童青少年与网络隔绝是不可能、不现实也没有必要的，但是，现实中很多父母或其他长辈由于缺乏相关认识，致使很多儿童青少年放纵其中，也是令人担忧并且急需加以宣传教育和引导的。电视网络广告中各种基于网络的电子学习机、网络学习视频等，虽然出发点是孩子的学习，但也不能缺乏相应的"避免过度网络使用"等警示语。

第三节　网络成瘾预防与干预

虽然关于网络成瘾是否属于精神疾病、网络成瘾的判断标准都存在较大的争议，但是长时间沉迷网络给人们生活、身心健康所产生的负面影响却是共识，人们都意识到网络在带来社会变革与生活便利的同时必须加以约束和管控，对于成长中的儿童青少年群体更是应该从制度层面加以引导和规范。

一、网络成瘾的政府干预

政府出于安全角度对网络进行监管是各国通行做法。例如，澳大利亚国防部专门成立"网络安全运行中心"，政府在对网络进行强制过滤的问题上态度坚决，有80%的民众也支持通过过滤手段屏蔽极端、暴力和色情内容。为防止民众特别是儿童青少年沉迷网络，很多国家也通过宣传和立法加以引导。意大利是欧洲第一个禁止学生上课时使用手机的国家，早在2007年就颁布了一道全国禁令，一旦发现学生在校违规使用手机，在劝说无效的情况下，校方可视情节轻重，对学生处以没收手机或取消期末考试资格等惩罚。英国政府建议，16岁以下的孩子不宜配备手机，2岁前的儿童必须与电子产品完全"绝缘"，学龄前儿童玩电脑的时间应该控制在半小时以内；法国明确规定，6岁以下的孩子必须无条件远离手机，而社会不得向12岁以下孩子售卖甚至宣传手机，竭力为儿童构筑第一道安全防线；日本强调家庭在网络控制方面要发挥作用，要求家长保证孩子一周玩游戏的时间不超过半小时……

我国政府高度重视人民群众的身心健康和儿童青少年的健康成长，对于网络影响健康的现象和问题也高度重视。根据共青团中央维护青少年权益部、中国互联网络信息中心发布的《2020年全国未成年人互联网使用情况研究报告》显示，使用互联网的未成年人中，有62.5%会经常在网络上玩游戏，其中玩手机游戏的比例为56.4%。儿童青少年缺乏自制力，家长在管理教育孩子过程中缺乏正确的观念和方法，个别商家唯利是图，都需要政府以公权力对网络使用加以规范。为此，国家新闻出版署2021年10月颁发了《关于进一步严格管理切实防止未成年人沉迷网络游戏的通知》，明确提出向未成年人提供网络游戏服务的时间限制：所有网络游戏企业仅可在周五、周六、周日和法定节假日每日20时至21时向未成年人提供1小时网络游戏服务，其他时间均不得以任何形式向未成年人提供网络游戏服务；严格落实网络游戏用户账号实名注册和登录要求，不得以任何形式向未实名注册和登录的用户提供游戏服务。这充分显示了我国政府对于儿童青少年网络使用管控的态度。

应该看到，除网络游戏外，人们采用网络开展工作和学习占据了更多的时间。如今，儿童青少年视力健康问题突出引起了社会各界的广泛关注，人们依托于网络学习或者工作是否已经变成一种依赖？这是一个值得思考的问题，作为一名教育工作者，看到周围的中小学校硬件设备日新月异，笔者由衷地高兴，但看到很多小学生每天坐在教室多媒体设备下、缺乏户外运动又感到一种隐隐的担忧。学校日常教学是不是都需要各式先进的手段和方法？这些依托电子媒介的手段与方法是否符合教学目的和内容并且不可替代？这些电子媒介对儿童青少年的身心健康影响是否被大家意识到了？目前有多少教师不使用电子媒介还能够在教学过程中得心应手？教育部颁布的《学前、小学、中学等不同学段近视防控指引》明确提出：在幼儿眼睛发育的关键期，过多接触电子屏幕会造成不可逆眼部损伤；建议0~3岁幼儿禁用手机、计算机等电子产品，3~6岁幼儿也应尽量避免接触和使用；托幼机构尽量避免使用电子屏教学。2018年8月教育部等部门颁布的《综合防控儿童青少年近视实施方案》更明确提出：严禁学生将电子产品带入课堂，带入学校的要进行统一保管；教学和布置作业不依赖电子产品，使用电子产品开展教学时长原则上不超过教学总时长的30%；原则上采用纸质作业。

政府干预是网络行为规范与调整、网络成瘾预防的制度保障，但也仅仅是预防网络沉迷的一种形式，要达到预期的目标还需要多层面齐抓共管。

二、网络成瘾的医疗干预

基于网络成瘾是一种心理疾病的认知，从生理学、病理学的角度对网络成瘾进行心理和药物干预也有相应的研究。研究认为，人体存在奖赏系统，此系统的物质基础主要是多巴胺、乙酰胆碱、内啡肽类等多种神经传递介质，调控人的情绪和生理功能，可使人在短时间内高度兴奋或满足。海洛因式毒品是通过外源性的物质进入体内以提高体内多巴胺等神经递质的含量，使人体产生愉悦感；而网络、赌博等行为成瘾者则是通过内源性物质导致机体某些神经递质的含量变化。研究显示，长时间上网使大脑中的化学物质水平变化，行为和经历引起神经适应，神经回路发生变化，均可导致网瘾的发生，如网瘾患者通过上网行为导致机体内多巴胺等神经递质含量增加。所以，在追求身心愉悦的时候，人们强调内啡肽、避免多巴胺。基于以上网瘾产生的生理学机制，网瘾是一种行为依赖，长期上网通过奖赏或适应等机制使机体（包含脑）产生复杂的生理变化，导致植物神经功能紊乱、内分泌激素水平失衡、免疫功能降低。根据研究阐释的以上生理机制，结合现有多项临床试验证实采用莨菪类药物治疗海洛因成瘾患者有显著性疗效，并对该类药物的安全性有深入了解，认为应用莨菪类药物治疗网络成瘾是安全可靠并有一定疗效的。

我国传统医学认为，网络成瘾跟其他类型的烟瘾、酒瘾类似，都是一种情志类疾病，并采用中草药的组方根据严重程度加以调整和干预。应该看到，药物治疗网络成瘾目前还存在一定的争议，是在极为严重的情况下才予以考虑的选择，同时应该配合心理疏导等方式才能达到预期的效果。因此，通过建立良好的生活方式来避免沉迷网络不能自拔是首要任务，对于轻度的网络成瘾应该积极调整生活方式、进行自我干预，提早预防与自我干预既能够避免药物干预可能存在的不确定性因素，也符合"健康第一、预防为主"的健康理念。

三、网络成瘾的自我干预

避免网络成瘾，除了在认知上充分认识到网瘾的危害和难以摆脱，更需要在生活方式上从小事做起。在信息化时代，生活和工作的很多方面都必须依靠基于网络的手机和电脑，虽然青少年网络特别是手机成瘾引起的关注较大，实际上手机上瘾也不仅仅是青少年的问题。信息化是时代不可逆转的潮流，同样处于信息化时代的"00后""10后"网络依赖甚于20世纪出生的"60后""70后"，仔细观察对比就可以发现，从生活中的小事做起，避免和解除手机网络依赖、维持和促进健康有很多可为之处。

（一）科学合理管理手机

1.规定每日上网时间上限

信息化时代，手机是信息沟通的主要手段，计算机是人们完成各项工作任务的主要依托。工作时间是难以自主选择和决定的，但手机除了基本的工作、情感沟通，作为娱乐手段占用了人们的大量时间，是网络成瘾的主要表现。因此，控制手机的使用时间是避免或纠治网络成瘾的关键环节。如果每天依托计算机和网络工作、学习7~8小时以后，剩余的自由时间还依托手机进行娱乐消遣的话，每天的网络使用时间可想而知会增加。对于网络依赖的负面影响其实多数人都是明白和了解的，由于人们在娱乐和兴奋状态时会感觉时间流逝很快，让很多人还没有意识到问题的严重性。很多大学生在对自我每天使用手机时间进行估算时都认为是三四小时，但当他们根据要求对自身每周手机使用时间进行计算时，惊奇地发现一周下来平均每天的手机使用时间达到6~7小时！

针对这种无意识和不自觉，最好的方式就是限定每天的上网时间上限。现在很多智能手机都具备健康管理功能，只要设定以后，在达到规定时限前会提醒告知今日手机使用时间，让手机使用者会有一个触动。笔者在尝试中体会到，4小时的手机使用上限，在各种工作信息、微信聊天、网页浏览中时间飞快流逝，稍不注意，往往中午就达到了使用上限。这一定程度反应了目前人们很多工作或学习任务对于手机的依赖性很强，同时也表明智能手机由于其娱乐性、便利性、互动性、多功能性的确让人难以抵制其诱惑。不同年龄阶段人群、不同性质的工作学习岗位，对于手机的需求程度当然各异。从健康的角度看，儿童青少年处于身心发育阶段，应该严格按照有关规定控制手机和电子产品的使用时限。成年人在借助手机进行相关信息沟通、保证工作完成的同时，建议每天总计手机使用时间应该控制在4小时以内比较合适。当然，习惯的养成和改变有一个过程。意识到手机依赖的问题，知道自己每天手机使用的时间，逐步减少手机使用时间，养成科学合理控制手机使用时长的习惯，这是一个循序渐进乃至不同阶段会有所反复的过程。

知识拓展：有关学校、学生网络使用的相关规定

2018年8月，教育部等部门共同颁布的《综合防控儿童青少年近视实施方案》明确提出，要有意识地控制孩子特别是学龄前儿童使用电子产品，非学习目的的电子产品使用单次不宜超过15分钟，每天累计不宜超过1小时，使用电子产品学习30~40分钟后，应休息远眺放松10分钟，年龄越小，连续使用电子产品的时间应越短。

2021年5月，教育部颁布的《学前、小学、中学等不同学段近视防控指引》针对不同学段学生的近视防控问题对相关电子产品使用提出了明确要求：建议0~3岁禁用、3~6岁避免接触使用电子产品；小学阶段视屏时间不要长，课外不要增负担；中学阶段则提出了"电子产品控时长，视屏距离要保持"的要求。对于这些要求特别是非常明确具体的时间规定与限制，老师、家长、学生应该知晓并认真执行，建立自身良好的生活方式，保障和促进身心健康。

2.每日每周定时不带手机

信息时代的手机在工作和人际交往中具有不可替代的作用，但也使人们的工作和生活界限完全模糊了。以日常使用的微信为例，基于工作需求或者情感交流需要，人们建立了各种各样的、规模大小不一的群聊，有的好几百人，有的三四个人。虽然交流方便了，但也将自己随时处于一种开放状态，微信消息此起彼伏，根据"二八定律"，其实大部分信息都与当下的生活没有必然联系，没有哪一条信息是必须即刻响应的，但手机就悄无声息地成了人们"手上的多余器官"。这种即时沟通影响和改变了人们的生活方式，以前没有哪个人为了一件小事专门打电话问个一二，当下很多人看到自己发送的信息没有即刻回复则会魂牵梦绕、思绪万千。多余的信息占据人们的头脑，影响人们的专注力和思考力，让人们无法在工作中专心致志、在生活中回归自我。

针对这种情况，首先应该从意识上认识到，在一个多元化的、个人本位凸显的时代，自己未必是他人生活的中心，在自我看来很重要的事情在其他人生活中可能并不重要，适当离开网络世界、回归生活本真是必要的。可以根据自己的工作、生活与人际交往情况，在每天或者每周挑选几个固定的时段将手机放下，认真体验"此时此刻"。例如，如果没有特殊任务或特殊情况，晚上睡觉前将手机处于关机状态，好好享受睡眠。又如，网络依赖程度较高的大学生群体，完全可以鼓励他们（或自我）去教室上课之前将手机放在宿舍，慢慢地养成一种习惯，让手机回归工具的本质，让自己真正成为手机的主人。应该相信，在这个信息化时代，真正有急事需要找到你时基本不费吹灰之力。通过一段时间的调整和适应，你会慢慢将这从挑战视为一种享受，建立一种关于自己与手机的、全新而健康的生活方式。

3.将其放在不习惯的位置

一闲下来就往口袋里面掏手机是网络成瘾、网络依赖的最直观表现。当代较为快速的生活节奏和追求效益的生活环境使得"时间就是生命""时间就是金钱"的观念广为接受甚至被误解。古人"因过竹院逢僧话，偷得浮生半日闲"的洒脱难以得见，不少人在走路、聚餐、乘车等各种生活场景中，但凡有机会都要将手机拿出来，或为完成待办的工作，或为娱乐消遣慰藉空乏的心灵。碎片化时间中的复杂工作也难以见到成效，娱乐也不过是无端刺激多巴胺而忽视了当下生活的美好，给头脑增加了更多碎片化信息。

要改变这种不良生活方式，需要明白掏手机已经成为一种"下意识动作"，甚至到你拿出来手机的时候可能都还没有想到要用它做什么，这已经是一种手机成瘾的表征。要改变这种"下意识动作"，一个最简便的方式就是将自己的手机放在一个不太习惯的位置。例如，如果你日常生活中习惯用左手使用手机，为了改变自己下意识掏手机的坏习惯，就故意将手机放在右边口袋里面。每到左手准备掏手机时，都需要改变运动路线绕一下位置，在这个时间内，有控制手机使用时间意识的自我就会提醒一下：现在掏手机是为什么？需要用它解决什么问题？这个问题是不是需要马上解决？3个问题过后往往会明白自己就是一种下意识的习惯，如此即可通过转移注意力或者其他活动加以替代。

4.纸质读物代替电子阅读

信息时代的人们每天需要面对海量信息，并且在信息处理或者信息传递的过程中往往时限非常短。在提倡无纸化办公的组织甚至要求全部基于网络对信息进行加工处理，这就必然导致工作对于网络的依赖性更强。这也容易使人们误解为网络是信息的唯一传播媒介，在日常生活中也以便利为由更加依赖电子媒介和手机。在造就这种需求和习惯的过程中，网络小说的格式设计、越来越高分辨率的电子屏幕就是典型代表，它们着眼于让人更加舒适，但却忽视了健康和信息传播媒介的多样性。

要改变这种思维定式，简便的方式就是在可能的条件下回归传统。例如，如果办公场所就在同一栋楼，人们能否多花5分钟时间下楼与同事就某一问题进行面对面沟通而不采用微信？如果一个文件长达几十页，人们能否将其打印出来进行纸质版阅读或修改？又如，在学校教育教学过程或者其他场景的汇报交流中，对于简单的问题是否可以摆脱PPT而采取传统板书的形式？人们可以发现，有诸如此类的方法可以减少看电子产品的时间而并不会影响人们的正常工作或生活。对纸质版书籍情有独钟反而能够更好地促进人们精神生活，让精神世界更丰富。

（二）建立良好人际关系

从网络成瘾产生的原因和造成的危害可以看出，网络成瘾与人际关系失调存在密切相关。如果一个人在家里面与家庭成员关系处理良好、在单位与同事关系处理良好、在社会活动方面与朋友关系处理良好，丰富的情感生活需要持续地面对面互动维系，则不会花费太多的时间沉迷于网络。有观察发现，近80%的孩子网络成瘾，都是由于家庭造成的，其中缺少关爱、沟通不畅、不良示范是最主要的因素。随着生产、生活方式的改变，儿童青少年特别是城市的儿童青少年的活动范围缩小，他们也没有过多的人际互动，家中的父母长辈、学校的老师同学是其主要的人际交往对象。原有的伙伴关系、活动空间大量减少，父母和老师由于工作任务重，在工作之余跟孩子的互动也逐渐减少，即使有互动交流内容也往往是限于学习和作业，长此以往加上长辈的溺爱和教育手段的缺乏，只能转向于网络寻求释放。成年人则多半困于较大的工作压力，各自忙碌缺乏共同的时间，依托手机自我消遣最简单。

建立良好的人际关系既是人类的一种本能的合群需求，也是合理利用闲暇时间的有益方式。人际关系是需要借助媒介、花费时间维护和推进的。找到自己的伙伴，以共同爱好和兴趣开展持续的互动，例如，每周约在一起打一场球、享受一次美茶、逛一次街，诸如此类，既能够沟通情感、丰富自己的内心世界，也能够将自己的闲暇时间利用起来，避免网络依赖。

（三）培养自身良好的兴趣爱好

网络成瘾的产生原因可以简化为既有自由可控的时间又无更重要或更感兴趣的事情可做。如果一个人非常忙、忙碌到饮食起居都占用了很多时间，他是不太可能有时间沉迷网络的。又或者一个人有各种各样的其他兴趣爱好，他也不会有太多的时间去理睬网络。随着生产力的发展，各种高科技、人工智能应用于生产领域，人们的工作时间缩短、自由时间延长是必然的，这是社会发展和文明进步的标志，也是实现人的全面自由发展的基本条件。早在20世纪90年代，经济学家于光远就提出要"研究玩的学术、掌握玩的技术、发展玩的艺术"，现代休闲学的发展也是着眼于此，培养大家追求高雅情趣的能力，让人们能够更加科学合理地在社会需求和自我发展之间达到一种平衡。

网络游戏是不是一种兴趣爱好？当然是的，但从本质上说，它与麻将、吸烟、喝酒等都是类似的，它促使人们产生愉悦、兴奋的机制是多巴胺，偶尔为之娱乐娱乐蛮好，但简单易行且容易产生依赖性。沉迷于此类事物也是产生家庭矛盾、耽误工作和学习的重要导火索之一。如果将兴趣转向于运动、茶艺、养花等较复杂且对参与者有较高要求的休闲方式，则既能够锻炼身体也能够陶冶性情，于自己的身心、人际关系都是有益的，当陶醉其中时也不会再对网络依依不舍，更能够看到手机作为人们工作、学习、娱乐的一种手段的本质，不被这种手段控制。

以上提到的关于网络成瘾的个人生活方式干预措施，只是众多措施中的一二，虽然形式方法各异，但本质上都是想以富有情趣的、积极有益的兴趣爱好丰富人们的生活，只有努力争取做一个有趣的人，才能避免将自由时间无端地耗费在网络上损害身心。

尝试与体验：

- 网络给人们的学习、工作、生活带来了哪些便利与帮助？
- 观察公共场所（餐馆、学校、商场等）人们使用手机的情形，并对比自身网络使用情况，会有什么体会？

● 你一周下来使用网络的总时间是多少？能否挑战1天或2天不携带手机？据此
谈谈你对合理利用网络的看法和感想。

推荐阅读书目：

● 《后物欲时代的来临》，中信出版集团，2016年出版。

● 《工作、消费主义和新穷人》，上海社会科学院出版社，2021年出版。

● 《有闲阶级论》，中央编译出版社，2021年出版。

第三章

饮食与健康

科学研究表明，饮食与人类健康密切相关。随着社会的发展和人们生活水平的提高，人们对饮食与健康的关注度也越来越高。现代社会快节奏的生活和高强度的压力给健康饮食带来了挑战。健康的饮食习惯有利于保持身体健康、预防疾病、延缓衰老，而不良的饮食习惯则会带来一系列的健康问题。因此，树立正确的健康饮食理念、了解营养学的基本知识、掌握全生命周期不同人群饮食要求和特点，对提升健康水平、提高生活质量至关重要。

第一节　从吃饱、吃好到吃健康

饮食是维持生命和健康的基本保障。在人类漫长的历史长河中，饥饿一直是威胁生存的直接原因，营养不良更普遍存在。科技的进步给人们的生活带来了翻天覆地的变化，但饥荒在局部地区仍然存在，与此同时，某些发达国家的死亡率却开始与"多食"联姻，影响着人们的健康。据估计，美国每年约200万人死亡中因饮食不当导致的慢性疾病占40万人左右，和吸烟导致慢性疾病最终致死的人数持平，各占死亡总数的五分之一。在我国，自改革开放以来，中国居民的饮食观念和饮食结构逐渐由过去的"吃饱吃好"向现在的"吃健康"转变，中国居民的饮食理念正发生着根本性的转变。

一、健康饮食理念的转变

（一）饮食观念的转变

中国人的饮食观念同社会历史发展进程一样，经历了从"粗放型"到"精细型"的转变，从满足基本生存需求到追求健康生活的演变。改革开放以前，由于物资匮乏，尤其是在农村地区，人们的饮食主要为了解决饥饿问题，吃得饱就是吃得好。改革开放以后，随着人民生活水平的提高及健康意识的增强，人们在吃饱的基础上越来越注重饮食健康，如注重食物的营养成分和饮食结构搭配等。另外，人们饮食观念的转变也表现在对食物来源的关注方面。由此可知，中国人的饮食观念发生了深刻的变化。这种变化不仅体现了社会进步，也反映出人们对生活质量和健康的更高追求。

（二）营养观念的转变

随着人们生活水平的提高和健康意识的增强，越来越多的人开始关注饮食的营养价值和对健康的影响。过去，人们囿于贫乏的营养学知识，在饮食上往往追求食物味道和口感，忽略了食品的营养成分和对健康的影响。如有的人或偏好肉类为主的饮食习惯，或偏好高糖、高盐和高脂肪食物，或对甜食情有独钟，只因这些食物能带来更好的口感和满足感。然而，在这样的营养观念下导致的饮食习惯会增加心脏病、高血压、糖尿病、肥胖等疾病的风险。值得庆幸的是，现在的人们更加注重食品的品质和安全，偏向于选择更加健康、营养丰富的食品，主要体现在以下几点。

1.注重营养均衡

人们更加注重各类食物的均衡摄入，以获取更足够、全面的营养。例如，人们不再只是吃肉，而是会同时摄入蔬菜、水果、蛋类等食物，以保证身体的营养需要。

2.关注食物质量

传统饮食观念往往过于追求食物的量，而忽视了食物的质。现在，人们更加注重选择新鲜、无污染、营养丰富的食物，避免摄入过多的化学添加剂和有害物质。

3.重视饮食搭配

好的饮食搭配有利于达到更好的营养吸收及保持身体健康。

（三）食品安全意识提高

随着人们饮食观念的改变，人们对食材质量的要求越来越高。以往人们对食材的选取大多基于其便捷性和经济性。现在的人们更注重食材的品质，如食材产地、种植或饲养环境、养殖方式等。总的来说，人们更愿意选择有机食品、绿色食品，倡导吃新鲜、天然、富含活性物质的食物。选择优质的食物，避免过度加工和过度摄入某些营养成分，已经成了现代饮食的新观念。

（四）饮食习惯逐渐改变

饮食习惯是指人们在长期的饮食实践中形成的稳定的饮食行为。饮食习惯的改变是人们在健康意识提高、生活方式变化、营养知识普及等多方面因素的影响下逐渐发生的。随着社会的发展和生活节奏的加快，人们的餐饮方式和用餐习惯也发生了很大的变化。在餐饮方式方面，人们逐渐由家庭烹饪向外出就餐和快餐形式转变，这种便利的饮食方式尽管给人们的生活带来了方便，但与此同时也导致摄入过多高热量、高脂肪、高糖食物，带来一系列健康问题，如肥胖、高血糖、高血压等慢性疾病的发生率逐年上升。而在用餐习惯方面，年轻人由于作息不规律或早出晚归的工作模式，更倾向于早餐午餐应付、晚餐（夜宵）成为一天食物摄入的主战场，在健康层面增加肥胖和罹患慢性疾病的风险提高。但也欣喜地看到，食品的极大丰富、健康饮食观念的逐步普及，"早餐吃好、中餐吃饱、晚餐吃少"的传统饮食方式和"轻断食"的新型饮食模式也赢得了一定的市场。

二、我国居民膳食模式变迁

"五谷为养，五果为助，五畜为益，五菜为充"的多样化饮食原则是我国传统饮食文化的基础。我国以植物性食物为主，尤以谷类为主的传统膳食模式，呈现高碳水化合物、高膳食纤维、低动物脂肪的营养特点。

随着我国社会经济的发展，居民膳食结构发生了较大的变化。中国统计年鉴和历次全国营养调查或监测的数据表明，我国居民膳食结构最显著的改变是随着收入水平的提高，人们更趋向于消费动物性食物，而且特别趋向于消费畜肉类食品。在动物性食物消费量增加的同时，植物性食物特别是谷类食物的消费量下降。谷类食物提供的能量占膳食总能量的比例从1982年的71.2%下降到2015~2017年的51.5%，不过谷类食物仍然是我国居民的主要食物。

由于经济水平和食物资源的不同，中国城乡居民的膳食结构还存在着较大差异，城市居民的谷类食物供能比低于农村居民，而动物性食物供能比高于农村居民，但二者的变迁趋势相似。过去40年间，我国居民每日能量摄入量呈下降趋势，但相对于身体活动状况，我国居民能量摄入量却是充足的。蛋白质摄入量总体变化不大，碳水化合物摄入量呈下降趋势，脂肪摄入量却呈上升趋势。膳食脂肪供能比在2010~2012年达到32.9%，2015~2017年更是达到34.6%，已经超过了脂肪合理供能比的上限值。

我国物产丰富，不同地区的膳食模式逐渐形成。研究表明，在传统膳食模式的演变过程中，不同地区的居民膳食结构逐渐分化，也逐渐形成了优良膳食模式；同时在慢性病的发病风险、死亡率和预期寿命方面表现出明显差别。近年来，我国以浙江、上海、江苏等为代表的江南地区膳食，被认为是健康中国膳食模式的代表，也是东方健康膳食模式的代表。其特点是食物多样、清淡少盐、蔬菜水果、鱼虾水产摄入量高、奶类豆类多等，并有较高的活动时间和运动水平。我国福建、广东等地也有类似的膳食模式。长期以此合理膳食，必定有利于避免营养缺乏病和膳食相关慢性病的发生，延长预期寿命。

三、饮食结构的转变

饮食结构是指人们在日常饮食中摄入的各种食物的种类、比例和数量。饮食结构的改变是人类社会发展的必然结果，也是影响人类健康的重要因素。社会经济的发展水平、人口结构变化及食品工业的发展深刻地影响着人们的饮食结构。

（一）肉类消费的增加

随着人们收入水平的提高，人们对肉类的消费需求增加。肉类富含蛋白质、铁等营养素，但也含有较多的脂肪。过多的肉类摄入会增加患心血管疾病、癌症等疾病的风险。

（二）蔬菜水果摄入量的不足

中国人的传统饮食结构大多以主食为主，主食通常包括米饭、面条等，它们主要提供的是碳水化合物，为人体提供能量。而蔬菜、水果和肉类则作为辅助食物，供给一定的蛋白质、脂肪、维生素和矿物质。随着生产、生活方式的改变，物质产品的极大丰富，精米白面占据更大的市场，口感好了营养供给却往往失衡了。肉制品、奶制品和各种零食的普及使蔬菜水果的占比被压缩。研究表明，中国居民蔬菜水果摄入量普遍不足，尤其是深色蔬菜和水果，这容易导致维生素和矿物质的摄入偏低。

（三）加工食品摄入量的增加

越来越快的生活节奏以及人们基于便捷的需求，加工食品，如罐头、速冻食品等越发受到青睐。这些食品由于其方便、快捷、口感好等特点深受广大消费者欢迎。然而，这些加工食品往往营养价值低、热量高，含有大量的添加剂，长期食用会对健康产生负面影响，增加患慢性病的风险。如加工食品中的盐分、糖分和脂肪通常偏高，过量摄入可能引发高血压、心血管疾病等。另外，加工食品中常常含有各种食品添加剂，如防腐剂、香精、色素等，这些物质在一定程度上可能对人体健康产生影响。虽然食品添加剂在国家标准内的使用是安全的，但是长期大量摄入，依旧可能对人体产生一定的负面影响。

四、健康饮食面临的问题

21世纪以来，人们由原来的"吃不饱"到面临饮食过度的新挑战。这种挑战在人类千百万年挨饿的历史上是头一次。人体从生理机制上还需要一个适应的过程，在健康饮食方面必然面临一些即使明白弊端也难以抗拒的新问题，这些问题会影响健康，甚至导致疾病。

（一）能量摄入过剩

过量摄入能量是导致肥胖、高血压、糖尿病等慢性病的重要因素。然而，在现实生活中，很多人因为不良的饮食习惯导致能量摄入过量。能量摄入过量的常见原因有三点。首先，饮食结构不合理。人们对食物选择不当，如经常食用高热量、高脂肪、高糖的食物，导致能量摄入过剩。其次，生活习惯不健康。缺乏运动、过度饮酒、熬夜等会导致能量消耗减少，从而导致能量摄入过剩。最后，情绪波动或压力过大而过度进食。因此，要控制能量摄入过剩，需要改变不良的饮食和生活习惯，适当增加运动量，保持心情愉悦，避免过度进食。

（二）偏食和挑食

偏食和挑食是指不愿意吃或只吃某些特定食物。偏食和挑食会导致某些营养素的摄入不足，影响健康。偏食和挑食的常见原因包括三点。首先，家长对孩子的膳食选择过于干涉，导致逆反心态，对饮食产生抗拒性偏食或挑食。其次，缺乏营养知识，认为只要身体没有产生病痛，只吃某种、某几种食物即可。最后，个人的味觉偏好。例如，长期喜欢香甜或口味浓郁的高热量、低营养食物，而对于清淡富有营养的食物却无动于衷，偏食和挑食会导致营养不良，如贫血、发育迟缓等；也易造成免疫力下降、易患疾病。

（三）食品加工和烹饪方式不当

食品加工和烹饪方式不当会影响食物的营养价值。例如，油炸、煎炸等烹饪方式会增加食物中的脂肪和热量，同时，高温烹饪还会破坏食物中的维生素和矿物质。食品加工和烹饪方式不当的常见问题包括油炸、煎炸等烹饪方式过多，高温烹饪时间过长，食物加工中添加过多调味料。食品加工和烹饪方式不当会导致增加患肥胖、慢性病的风险，营养素摄入不足，食物安全隐患等。

（四）食品安全问题

食品安全问题是影响饮食健康的重要因素。不安全的食品可能会含有病原菌、寄生虫、农药残留等有害物质，可能导致食物中毒、肠道疾病等。食品安全问题的常见原因包括食品生产、加工、运输、贮存等环节的卫生条件不达标，食品添加剂、防腐剂等使用不当，食品标签信息不准确。食品安全问题会导致食物中毒、肠道疾病等疾病的发生，甚至危及生命。

吃饱、吃好是人们的基本需求。然而，在追求吃饱、吃好的同时，也要注意避免误区，正确的饮食习惯有助于维持健康，预防疾病。

五、健康饮食

（一）健康饮食的原则

健康的饮食可以促进身体健康，预防疾病。健康饮食的原则包括以下几点。

1.食物多样，均衡膳食

食物多样可以满足人体对各种营养素的需求，均衡膳食可以避免营养素摄入过多或不足。

2.少盐少油，控糖限酒

盐、油、糖、酒等是容易导致肥胖、慢性病等疾病的物质，应注意减少摄入。

3.吃动平衡，健康体重

保持健康体重可以降低患慢性病的风险。

4.规律进餐，足量饮水

规律进餐可以保持血糖水平稳定，足量饮水可以促进新陈代谢。

（二）健康饮食的益处

健康饮食可以带来众多健康益处：

1.促进生长发育

健康饮食可以为身体提供所需的营养素，促进生长发育。

2.增强免疫力

健康饮食可以帮助身体抵御疾病。

3.预防慢性病

健康饮食可以帮助预防肥胖、糖尿病、心血管疾病、癌症等慢性病。

4.提高生活质量

健康饮食可以帮助人们保持良好的精神状态和体力，提高生活质量。

总的来说，现代的饮食已不仅仅是为了满足口腹之欲，更是提供身体所需营养和保持身体健康的重要手段。

第二节　饮食的营养学基础

饮食作为生活方式的重要内容，是实现人与自然物质和能量交换的重要形式，关系到人们的整体健康水平。随着人们健康意识的增强，对健康饮食信息的获取需求逐渐增大，然而信息大爆炸的时代对科学信息的筛选需要具备基本的营养学知识，如营养素的生理功能、人体的营养素需求、食物的选择和搭配原则等，这样才能从学理层面掌握科学的饮食方式，维持健康，预防疾病。

一、维持人体生命活动的营养素

营养素是人体所需的物质，是人体维持生命、健康和生长发育所必需的。营养素可分为宏量营养素、微量营养素、膳食纤维和水。

（一）宏量营养素

宏量营养素是人体需求量较多的营养素，包括碳水化合物、脂肪和蛋白质。

1.碳水化合物

碳水化合物是人体的主要能量来源，也是人体组织的重要组成部分。从维持人体健康角度来看，碳水化合物的功能包括：①提供能量，碳水化合物是人体的主要能量来源，占人体总能量的50%~60%；②维持组织结构，碳水化合物是人体组织的重要组成部分，包括肌肉、骨骼、神经系统等；③调节生理功能，碳水化合物参与多种生理功能，包括血糖调节、免疫功能等。

　　日常生活中，碳水化合物应占人们每日能量摄入的45%~65%。具体的摄入量可以根据个人每日所需的总能量来计算。在健康饮食中，选择合适类型的碳水化合物很重要。应优先选择那些富含纤维的粗粮和蔬菜中的复杂碳水化合物，因为它们能够提供更稳定的能量并有助于血糖控制。而含有大量简单碳水化合物的甜食和饮料则应尽量少吃，因为它们可能会导致血糖波动和能量摄入过多。

　　2.脂肪

　　脂肪是人体不可缺少的营养素，分为饱和脂肪、不饱和脂肪和反式脂肪三类。饱和脂肪和反式脂肪摄入过多会增加患心血管疾病的风险。不饱和脂肪摄入充足可以帮助降低血脂、预防心血管疾病。

　　脂肪的功能包括：①提供能量，脂肪是人体的主要能量来源，占人体总能量的20%~30%；②维持细胞膜结构，脂肪是细胞膜的重要组成部分，维持细胞膜的结构和功能；③合成激素，脂肪是多种激素合成的原料；④保护内脏器官，脂肪可以保护内脏器官免受外界伤害；⑤调节体温，脂肪可以帮助调节体温。

　　健康脂肪的建议摄入量依人体需要和活动强度而异。一般来说，成年人每天的脂肪摄入量应占总热量的20%左右，其中，饱和脂肪酸的摄入量应占总热量的10%以下，而单不饱和脂肪酸和多不饱和脂肪酸的摄入量则应不低于总热量的10%。选择健康脂肪，应尽量减少饱和脂肪酸和反式脂肪的摄入，增加单不饱和脂肪酸和多不饱和脂肪酸的摄入。例如，可以选择橄榄油、花生油或鱼油来代替猪油或黄油。此外，还应该多吃一些富含 ω–3和 ω–6脂肪酸的食物，如鱼、亚麻籽和核桃等。

　　3.蛋白质

　　蛋白质是人体组织的重要组成部分，参与人体的所有生命活动。蛋白质分为动物蛋白和植物蛋白两类。动物蛋白的生物利用率高，植物蛋白的生物利用率相对较低。

　　蛋白质的功能包括：①构成组织器官，蛋白质是人体组织的重要组成部分，包括肌肉、骨骼、皮肤、血液等；②维持生理功能，蛋白质参与多种生理功能，包括酶促反应、免疫反应、细胞分裂等；③调节代谢，蛋白质参与多种代谢过程，包括糖代谢、脂肪代谢、蛋白质代谢等。

人体对蛋白质的需求量因年龄、性别以及生理状况（孕妇、哺乳期妇女、运动员等）的不同而不同。一般成年男性每日需摄入蛋白质60~70克，成年女性每日需摄入蛋白质50~60克。优质蛋白质的食物来源主要包括肉类、鱼类、奶类、蛋类以及大豆等植物性食品。肉类、鱼类、奶类和蛋类的蛋白质含有人体所需的全部必需氨基酸，且比例也较适宜，因此也被称为完全蛋白质。植物性食品中的蛋白质通常缺一种或几种必需氨基酸，但是通过合理配餐，也可以满足人体对蛋白质的需求。

（二）微量营养素

微量营养素也是人体所必需的营养素，但其含量较少，通常在人体总体重中所占比例小于0.1%，参与人体多种生理功能，如新陈代谢、免疫功能、生殖功能等。微量营养素主要包括维生素和矿物质。微量营养素的缺乏会导致各种健康问题，如贫血、骨质疏松、免疫力下降等。

1.维生素

维生素是人体必需的营养素，参与人体多种生理功能。维生素可以根据其在体内的溶解性质分为脂溶性维生素和水溶性维生素两类。

脂溶性维生素主要包括维生素A、维生素D、维生素E和维生素K。脂溶性维生素可以储存在人体脂肪组织中，因此缺乏的风险相对较低。维生素A是视力、生长发育和免疫功能的重要维生素。维生素D有助于钙和磷的吸收，维护骨骼健康。维生素E是一种抗氧化剂，可以保护细胞免受损伤。维生素K参与血液凝固。

水溶性维生素主要包括维生素B_1、维生素B_2、维生素B_3、维生素B_5、维生素B_6、维生素B_7、维生素B_9、维生素B_{12}、维生素C。水溶性维生素不能储存在人体中，因此需要每天补充。维生素B_1是能量代谢的重要维生素。维生素B_2是能量代谢和维护视力的重要维生素。维生素B_3是能量代谢和细胞修复的重要维生素。维生素B_5是能量代谢和保持皮肤健康的重要维生素。维生素B_6是蛋白质代谢和神经系统功能的重要维生素。维生素B_7是能量代谢和保持皮肤健康的重要维生素。维生素B_9是细胞分裂和保持生殖健康的重要维生素。维生素B_{12}是细胞分裂和神经系统功能的重要维生素。维生素C是一种抗氧化剂，可以保护细胞免受损伤。

维生素缺乏症在现代社会中并不罕见，如维生素A缺乏可能导致夜盲症、干眼症；维生素D缺乏可能导致佝偻症或骨质疏松；维生素C缺乏可能导致坏血病；维生素B_1缺乏可能引发脚气病等。预防和治疗维生素缺乏症最直接有效的方法就是合理膳食，摄入充足的维生素。当然，有特殊需要的情况下，也可以通过服用维生素补充剂来改善。

关于维生素的推荐摄入量，每个人的需求可能会因年龄、性别、身体状况等因素而有所不同。总的来说，应该通过多吃蔬菜、水果、肉类、奶类等食物来确保摄入足够的维生素。例如，胡萝卜、甘蓝、菠菜等富含维生素A，鱼类、牛奶、鸡蛋等富含维生素D，新鲜水果和蔬菜富含维生素C，全谷类、瘦肉、蛋黄等富含B族维生素。

知识拓展：维生素及食物来源

脂溶性维生素：

维生素A：动物肝脏、蛋黄、深绿色和黄色蔬菜、水果。维生素D：鱼肝油、深海鱼类、鸡蛋黄、奶制品。维生素E：植物油、坚果、种子、全谷物。维生素K：绿叶蔬菜、豆类、纳豆、肉类。

水溶性维生素：

维生素B_1：全谷物、瘦肉、豆类、坚果。维生素B_2：全谷物、瘦肉、豆类、坚果。维生素B_3：全谷物、瘦肉、豆类、坚果。维生素B_5：全谷物、瘦肉、豆类、坚果。维生素B_6：全谷物、瘦肉、豆类、坚果。维生素B_7：全谷物、瘦肉、豆类、坚果。维生素B_9：深绿色蔬菜、豆类、全谷物、坚果。维生素B_{12}：动物性食品。维生素C：柑橘类水果、浆果、西兰花、甜椒。

2.矿物质

矿物质是人体必需的营养素，参与多种生理功能，如骨骼健康、细胞代谢、神经系统功能等。矿物质分为常量元素和微量元素两类。

常量元素指在有机体内含量占体重0.01%以上的元素，这类元素在体内所占比例较大，有机体需要量较多，主要包括钙、磷、镁、钾、钠、氯等。钙、磷是骨骼和牙齿的重要组成部分。镁是许多酶的辅酶，参与多种生理功能。钾是细胞内的主要阳离子，参与水电解质平衡和神经系统功能。钠是细胞外的主要阳离子，参与水电解质平衡和血压调节。氯是细胞外的主要阴离子，参与水电解质平衡和胃酸分泌。

微量元素主要包括铁、锌、铜、碘、硒、氟、钼等。微量元素在人体中的含量较少，通常占人体总体重的0.1%以下。铁是血红蛋白和肌红蛋白的重要组成部分。血红蛋白是红细胞中的一种蛋白质，负责将氧气从肺部输送到全身。肌红蛋白是肌肉中的一种蛋白质，负责将氧气储存起来，供肌肉活动时使用。铁缺乏会导致贫血、疲劳、注意力不集中等症状。锌是许多酶的辅酶，参与多种生理功能。锌参与蛋白质合成、DNA修复、免疫功能、伤口愈合等。锌缺乏会导致生长发育迟缓、免疫力下降、味觉障碍等症状。铜是许多酶的辅酶，参与多种生理功能。铜会参与铁的吸收、能量代谢、免疫功能、神经系统功能等。铜缺乏会导致贫血、免疫力下降、关节疼痛等症状。碘是甲状腺激素的重要组成部分。甲状腺激素参与新陈代谢、生长发育、神经系统功能等。碘缺乏会导致甲状腺肿大、甲状腺功能减退等症状。硒是许多酶的辅酶，参与抗氧化、免疫功能、生殖功能等。硒缺乏会导致免疫力下降、生殖功能异常等症状。氟是牙齿的矿物质成分，参与牙齿的形成和保护。氟缺乏会导致龋齿。钼是许多酶的辅酶，参与蛋白质合成、碳水化合物代谢等。钼缺乏会导致生长发育迟缓、免疫力下降等症状。

知识拓展：矿物质及食物来源

含铁元素丰富的食物有动物肝脏、红肉、鱼类、豆类、坚果。含锌

元素丰富的食物有牡蛎、鸡肉、瘦肉、豆类、坚果。含铜元素丰富的食物有动物肝脏、牡蛎、鸡肉、瘦肉、豆类、坚果。含碘元素丰富的食物有海带、海苔、鱼类、贝类。含硒元素丰富的食物有动物内脏、鱼类、贝类、坚果。含氟元素丰富的食物有茶叶、海带、鱼类。含钼元素丰富的食物有全谷物、豆类、坚果等。

（三）膳食纤维

膳食纤维是指食物中不被人体消化酶所分解的、不可消化成分的总和。按其溶解性可分为水溶性膳食纤维和非水溶性膳食纤维两类。水溶性膳食纤维在水中能溶解，形成黏稠的胶体，能吸附水分、延长食物在胃肠道中的停留时间，从而增加饱腹感，促进排便，降低胆固醇和血糖水平。水溶性膳食纤维主要存在于豆类、燕麦、水果、蔬菜中。非水溶性膳食纤维在水中不溶解，具有吸水膨胀和增加粪便体积的作用，从而促进肠道蠕动，防止便秘。非水溶性膳食纤维主要存在于全谷物、蔬菜、水果、坚果和种子中。

纤维素的功能主要包括：①促进肠道蠕动，预防便秘，纤维素可以吸收水分，增加粪便的体积，促进肠道蠕动，帮助排便；②降低血糖和血脂，纤维素可以延缓消化吸收，减少糖分和脂肪的吸收，从而降低血糖和血脂水平；③控制体重，纤维素可以增加饱腹感，减少食物的摄入，从而帮助控制体重；④降低肠癌风险，纤维素可以促进肠道蠕动，排出肠道中的毒素，从而降低患肠癌的风险。

富含纤维素的食物主要包括：①全谷物，全谷物是指未经精制的谷物，如糙米、燕麦、荞麦、小米等；②豆类，豆类是优质的植物蛋白来源，也是纤维素的重要来源；③蔬菜，蔬菜是纤维素的重要来源，尤其是深色蔬菜，如绿叶蔬菜、十字花科蔬菜等；④水果，水果也是纤维素的重要来源，尤其是浆果类水果，如草莓、蓝莓、蔓越莓等。

（四）水

水是人体必需的营养素，占人体体重的60%以上。水的功能主要包括：①调节体温，水可以帮助调节体温，使体温保持在正常范围内；②运输营养物质和废物，水可以帮助运输营养物质和废物，维持正常的代谢功能；③润滑关节，水可以润滑关节，防止关节磨损；④保护器官，水可以保护器官，防止器官受损。

不同年龄阶段的人群对水的需求量不同。婴幼儿的水需求量相对较高，约为每公斤体重每天100毫升。这是因为婴幼儿的体内水分含量较高，为体重的75%~80%；儿童和青少年的水需求量为每公斤体重每天50~60毫升；成年人每日水需求量为1 500~2 000毫升；老年人新陈代谢较慢，水分流失较少，每日水需求量为1 200~1 500毫升。

知识拓展：水中毒及科学补水

水中毒是指人体摄入过量水分，导致血液中钠浓度降低，出现一系列临床症状的疾病。水中毒会导致一系列临床症状，包括头痛、恶心、呕吐、头晕、嗜睡、肌肉抽搐、意识障碍甚至死亡。

在日常生活中，要注意合理补充水分，避免水中毒的发生：①在炎热的天气或进行剧烈活动时，要多喝水；②不要一次性大量饮水，要逐渐增加水分的摄入；③避免饮用含有酒精或咖啡因的饮料，因为这些饮料会促进水分的排泄；④患有某些疾病的人群，如肾脏疾病患者、心脏病患者等，要咨询医生了解关于水分摄入的问题。

二、营养素与人体健康

营养素是维持人体的生长发育、代谢、生殖等正常生理功能的物质基础。个体对营养素的需求受年龄、性别、生理状态等因素的影响。

（一）不同年龄阶段的营养需求

不同年龄阶段的人们需要不同种类和数量的营养素来维持身体健康和发展。婴幼儿生长发育速度较快，营养需求较高。儿童和青少年处于生长发育的关键阶段，营养需求也较高。成年人的营养需求相对较稳定。老年人因为新陈代谢减慢、吸收功能弱化，营养需求相对减少，但需要针对性地补充相关营养。另外，孕妇需要为胎儿提供营养，营养需求增加。哺乳期妇女需要为婴儿提供乳汁，营养需求也会增加。

（二）不同性别对营养需求的异同

营养需求具有性别差异。一般来说，男性需要更多的能量和蛋白质来维持肌肉和体重，而女性则需要更多的钙质和铁质来保持骨骼和生理健康。此外，女性在怀孕和哺乳期间需要更多的营养物质来支持胎儿和乳汁的生产。因此，在制订饮食计划时，应根据性别和个人需求进行调整，以确保身体获得足够的营养。同时，建议定期进行身体检查，以了解自己的身体状况并及时调整饮食计划。在总能量需求方面：男性的能量需求一般高于女性，这是因为男性的体重、肌肉量和基础代谢率一般高于女性。另外，因为男性的生长发育需要更多的蛋白质，所以男性的蛋白质需求一般高于女性。女性月经和妊娠会导致铁流失，因此女性的铁需求量一般高于男性。女性在绝经后骨质流失速度较快，因此女性的钙需求量一般高于男性。

（三）不同生理状态对营养需求的影响

不同生理状态下会导致人体对营养的需求发生变化。例如，婴幼儿、青少年儿童处于生长发育的关键阶段，对能量、蛋白质、维生素和矿物质的需求较高。孕妇需要更多的蛋白质和铁来支持胎儿的生长和发育。哺乳期妇女需要为婴儿提供乳汁，能量、蛋白质、钙、铁、叶酸和维生素 A 等需求增加。而老年人则需要更多的钙和维生素D来保持骨骼健康。此外，运动员需要更多的碳水化合物和蛋白质来支持身体的能量消耗和肌肉修复。因此，了解不同生理状态对营养需求的影响是非常重要的，以确保身体得到足够的营养和支持。

（四）营养素缺乏与过量的影响

营养素缺乏或过量都会对人体造成不良影响，因此要注意均衡饮食，摄入各种营养素，避免营养素缺乏或过量。

1.营养素缺乏对人体健康的影响

营养素缺乏会导致一系列的健康问题，主要包括以下几个方面。

（1）生长发育迟缓，营养素缺乏会影响生长发育，导致身高、体重、智力等发育迟缓。

（2）免疫力下降，营养素缺乏会导致免疫力下降，易感疾病。

（3）贫血，铁、叶酸、维生素B_{12}等营养素缺乏会导致贫血。

（4）眼部问题，维生素A缺乏会导致夜盲症、视力下降等眼部问题。

（5）骨质疏松，钙、维生素D缺乏会导致骨质疏松。

（6）癌症，某些营养素缺乏或过量会增加患癌风险。

2.营养素过量对人体健康的影响

营养素过量对人体造成的不良影响包括以下几种。

（1）心血管疾病，钠、饱和脂肪酸、胆固醇等营养素摄入过量会导致心血管疾病。

（2）糖尿病，糖类摄入过量会导致糖尿病。

（3）肾脏损伤，钠、蛋白质摄入过量会导致肾脏损伤。

（4）骨质疏松，钙、维生素 D 摄入过量会导致骨质疏松。

（5）患某些疾病的风险增加，某些营养素过量会增加患癌症、骨质疏松、肾结石等疾病的风险。

三、营养获取的主要形式：饮食

食物选择与搭配是健康饮食的重要组成部分。食物选择应多样化，以满足人体所需的各种营养素；食物搭配应科学合理，以促进营养吸收和降低疾病风险。

（一）食物选择

健康饮食应多样化，以满足人体所需的各种营养素。食物分为六大类：谷类、蔬菜、水果、蛋白质、乳制品和油脂。谷类是人体的主要能量来源，应占每日总能量的50%以上。蔬菜和水果富含维生素、矿物质和膳食纤维，应占每日总能量的30%以上。蛋白质是人体的基本构成物质，应占每日总能量的15%左右。乳制品富含钙、蛋白质和其他营养素，应每天摄入2~3次。油脂是人体必需的脂肪酸来源，应占每日总能量的20%左右。

食物选择应注意以下几点。

（1）多吃全谷物，少吃精制谷物。全谷物富含膳食纤维，可以帮助控制体重、降低血糖和胆固醇水平。

（2）多吃蔬菜和水果，少吃加工食品。蔬菜和水果富含维生素、矿物质和抗氧化剂，可以帮助预防多种疾病。

（3）选择瘦肉、鱼类和豆类等健康的蛋白质来源。瘦肉、鱼类和豆类蛋白质含量高，脂肪含量低，是健康的蛋白质来源。

（4）限制饱和脂肪、反式脂肪和添加糖的摄入。饱和脂肪和反式脂肪会增加心血管疾病的风险，添加糖会导致肥胖和其他健康问题。

（二）食物搭配

食物搭配应科学合理，以促进营养吸收和降低疾病风险。食物搭配可以从以下几个方面考虑。

（1）搭配富含不同营养素的食物，以满足人体所需的各种营养素。例如，全谷物搭配蔬菜可以提供膳食纤维和维生素；肉类搭配蔬菜可以提供蛋白质和维生素；奶类搭配水果可以提供钙和维生素。

（2）搭配易于消化的食物，以避免消化不良。例如，蛋白质和淀粉类食物不宜同时食用，以免增加胃肠负担。

（3）避免搭配相互影响吸收的食物，以提高营养吸收率。例如，草酸含量高的食物（菠菜、苋菜、竹笋等）不宜与钙含量高的食物（牛奶、豆类、芝麻等）同食，以免影响钙的吸收。

一直以来，我国没有属于国人自己的健康膳食模式。结合我国营养调查和疾病监测，发现东南沿海一带（浙江、上海、江苏、福建、广东）的膳食模式（蔬菜水果丰富，常吃鱼虾等水产品、大豆制品和奶类，烹调清淡少盐）使得该地区居民高血压及心血管疾病发生率和死亡率较低、预期寿命较高。建议以东南沿海一带膳食模式代表我国"东方健康膳食模式"来指导我国民众的健康饮食。

总而言之，食物选择和搭配是健康饮食的重要组成部分。通过合理的食物选择和搭配，可以确保人体摄入足够的营养，预防各种疾病，维持健康。

第三节 中国居民膳食指南

中国居民膳食指南是国家卫生健康委员会发布的一份重要指导性文件，是国家实施《健康中国行动（2019—2030年）》和《国民营养计划（2017—2030年）》的一个重要技术支撑，旨在引导广大居民科学合理地膳食，促进健康生活方式的养成。该指南是国家实施和推动食物合理消费及改善人群健康目标的一个重要组成部分。为公众提供所需的营养保障，培养健康的饮食习惯和生活方式，以促进人群整体健康和预防慢性疾病。

一、中国居民膳食指南制定背景

20世纪70年代以来，尽管我国居民的营养状况发生了重大变化，但仍存在膳食结构不合理、营养不均衡的问题，导致慢性病发病率逐年上升。为促进居民健康，预防慢性病，国家卫生健康委员会制定了中国居民膳食指南。自1989年发布首版《我国的膳食指南》以来，我国已先后发布了五版居民膳食指南，在不同时期对指导居民通过平衡膳食改变营养健康状况、预防慢性病、增强健康素质发挥了重要作用。《中国居民膳食指南（2022）》发布于2022年4月，是在《中国居民膳食指南（2016）》基础上紧密结合我国居民膳食消费和营养状况的实际情况制定的，其目标是指导生命全周期的各类人群，对健康人群和有疾病风险的人群提出健康膳食准则，包括鼓励科学选择食物，追求终身平衡膳食和合理运动，以保持良好健康生活状态，维持适宜体重，预防或减少膳食相关慢性病的发生，从而提高我国居民整体健康素质，该指南适用于2岁以上健康人群。

二、一般人群平衡膳食准则

平衡膳食是根据营养科学原理、我国居民膳食营养素参考摄入量及科学研究成果而设计的，指一段时间内，膳食组成中的食物种类和比例可以最大限度地满足不同年龄、不同能量水平的健康人群的营养和健康需求。一般人群膳食指南的指导准则包括下列八条。

（一）食物多样，合理搭配

平衡膳食模式是最大程度上保障人类营养需要和健康的基础，食物多样是平衡膳食模式的基本原则。多样的食物应包括谷薯类、蔬菜水果类、畜禽鱼蛋奶类、大豆坚果类等。建议平均每天摄入12种以上食物，每周25种以上。谷类为主是平衡膳食模式的重要特征，建议平均每天摄入谷类食物200~300g，其中全谷物和杂豆类50~150g、薯类50~100g。每天的膳食应合理组合和搭配，平衡膳食模式中碳水化合物供能占膳食总能量的50%~65%，蛋白质占10%~15%，脂肪占20%~30%。

知识拓展：生活小贴士

过度加工后的精白米面会损失大量B族维生素、矿物质、膳食纤维和植物化学物。

烹调谷类食物不宜加碱，以免破坏B族维生素。

少吃油条、油饼、炸薯条、炸馒头等油炸谷薯类食物。

淘米不宜用力搓揉，淘洗次数不宜过多。

（二）吃动平衡，健康体重

体重是评价人体营养和健康状况的重要指标，运动和膳食平衡是保持健康体重的关键。各个年龄段人群都应该坚持每天运动、维持能量平衡、保持健康体重。体重过高或过低均容易增加相关疾病的发生风险。推荐每周应至少进行5天中等强度身体活动，累计150分钟以上；坚持日常身体活动，主动进行身体活动建议最好每天6 000步；注意减少久坐时间，每小时起来动一动，动则有益。

（三）多吃蔬果、奶类、全谷、大豆

蔬菜、水果、奶类和大豆及其制品是平衡膳食的重要组成部分，坚果是膳食的有益补充。蔬菜和水果是维生素、矿物质、膳食纤维和植物化学物的重要来源，奶类和大豆类富含钙、优质蛋白质和B族维生素，对降低慢性病的发病风险具有重要作用。推荐餐餐有蔬菜，每天摄入不少于300g蔬菜，其中深色蔬菜应占1/2。推荐天天吃水果，每天摄入200~350g新鲜水果，但果汁不能代替鲜果。建议每天吃各种各样的奶制品，摄入量相当于每天300mL以上液态奶。经常吃全谷物、豆制品，适量吃坚果。

（四）适量吃鱼、禽、蛋、瘦肉

鱼、禽、蛋和瘦肉可提供人体所需要的优质蛋白质、维生素A、B族维生素等，有些也含有较高的脂肪和胆固醇。目前我国畜肉消费量高，过多摄入对健康不利，应当适量食用。动物性食物优选鱼和禽类，鱼和禽类脂肪含量相对较低，鱼类含有较多的不饱和脂肪酸。蛋类各种营养成分齐全，瘦肉脂肪含量较低。过多食用烟熏和腌制肉类可增加部分肿瘤的发生风险，应当少吃。推

荐成年人平均每天摄入动物性食物总量120~200g，相当于每周摄入鱼类2次或300~500g、畜禽肉300~500g、蛋类300~350g。

（五）少盐少油，控糖限酒

我国多数居民食盐、烹调油和脂肪摄入过多，是目前肥胖、心脑血管疾病等慢性病发病率居高不下的重要因素，因此应当培养清淡饮食习惯，推荐成年人每天摄入食盐不超过5g、烹调油25~30g，避免过多动物性油脂和饱和脂肪酸的摄入。过多摄入添加糖可增加龋齿和超重的发生风险，建议不喝或少喝含糖饮料，推荐每天摄入糖不超过50g，最好控制在25g以下。儿童青少年、孕妇、乳母不应饮酒，成年人若饮酒，一天饮酒的酒精量应不超过15g。

（六）规律进餐，足量饮水

规律进餐是实现合理膳食的前提，应合理安排一日三餐，定时定量、饮食有度，不暴饮暴食。早餐提供的能量应占全天总能量的25%~30%，午餐占30%~40%，晚餐占30%~35%。水是构成人体成分的重要物质并发挥着多种生理作用。水摄入和排出的平衡可以维护机体适宜水合状态和健康。建议低身体活动水平的成年人每天饮7~8杯水，相当于男性每天喝水1 700mL，女性每天喝水1 500mL。每天主动、足量饮水，推荐喝白水或茶水，不喝或少喝含糖饮料。

（七）会烹会选，会看标签

食物是人类获取营养、赖以生存和发展的物质基础，在生命的每一个阶段都应该规划好膳食，了解各类食物营养特点，挑选新鲜的、营养素密度高的食物，学会通过对食品营养标签的比较，选择购买较健康的包装食品。烹饪是合理膳食的重要组成部分，学习烹饪和掌握新工具技巧，传承当地美味佳肴，做好一日三餐，家家实践平衡膳食，享受营养与品尝美味。如在外就餐或选择外卖食品，按需购买，注意适宜份量和荤素搭配，并主动提出健康诉求。

（八）公筷分餐，杜绝浪费

日常饮食卫生应首先注意选择当地的、新鲜卫生的食物，不食用野生动物。食物制备生熟分开，储存得当。多人同桌，应使用公筷公勺、采用分餐或份餐等卫生措施。勤俭节约是中华民族的文化传统，人人都应尊重和珍惜食物，在家在外按需备餐，不铺张不浪费。从每个家庭做起，传承健康生活方式，树立饮食文明新风。

三、特定人群膳食指南

除一般人群膳食指南外，《中国居民膳食指南（2022）》还根据特定人群包括孕期妇女、哺乳期妇女、婴幼儿、儿童、老年人及素食人群生理和营养需要的特殊性，制定了特定人群的膳食指南。

（一）孕妇、乳母膳食指南

孕期妇女的营养状况对母婴健康至关重要，乳母的营养状况也直接关系到母乳喂养的成功和婴儿生长发育状况。孕期和哺乳期妇女的膳食应由多样化食物组成以获得均衡营养，同时结合适宜的身体活动和健康的生活方式，保障母婴良好的营养状况和近、远期身心健康。

1.备孕和孕期妇女膳食指南

为保证孕育质量，在孕前和孕期均应让健康和营养状况达到最佳以获得良好的妊娠结局。膳食核心要点：①孕前调整体重至正常范围，保证孕期体重适宜增长；②孕期常吃含铁丰富的食物，选用碘盐，合理补充叶酸和维生素D；③孕吐严重者，可少量多餐，保证摄入含必需量碳水化合物的食物；④孕中晚期适量增加奶、鱼、禽、蛋、瘦肉的摄入；⑤经常进行户外活动，禁烟酒，保持健康生活方式；⑥愉快孕育新生命，积极准备母乳喂养。

2.哺乳期妇女膳食指南

乳母的营养保障是泌乳的基础，尤其是那些母体储备量较低、容易受膳食影响的营养素。哺乳期妇女的膳食应注意：①产褥期食物多样而不过量，坚持整个哺乳期营养均衡；②适量增加富含优质蛋白质及维生素A的动物性食物和海产品，选用碘盐，合理补充维生素D；③家庭成员要多关心乳母，愉悦心情，充足睡眠，坚持母乳喂养；④适量增加身体活动，促进产后恢复健康体重；⑤多喝汤和水，限制浓茶和咖啡，忌烟酒。

（二）婴幼儿喂养指南

婴幼儿的良好营养及科学喂养是儿童身心健康的最重要保障，直接影响着体格生长、智力发育、免疫功能等。在不同的阶段，婴幼儿喂养应有所区别。针对出生后180天内的婴儿提出了6月龄内婴儿母乳喂养指南，主要内容以纯母乳喂养为目标，应鼓励尽早开奶，以成功获得纯母乳喂养；正确对待和解决纯母乳喂养中遇到的问题，追求婴儿健康生长。针对7~24月龄婴幼儿提出的喂养指南，主要内容以补充营养和满足正常发育需要为目标的辅食添加，包括方法、方式、食物选择和喂养效果评价等，强调回应式喂养模式，帮助幼儿养成健康饮食行为。

1.0~6月龄婴儿母乳喂养指南

6月龄内阶段是人一生中生长发育的第一个高峰期，对能量和营养素要求高，但婴儿胃肠道和肝肾功能发育跟不上对食物的消化吸收能力及代谢废物的排泄能力，因此在喂养方面应注意：①母乳是婴儿最理想的食物，坚持6月龄内纯母乳喂养；②出生后1小时内开奶，重视尽早吸吮；③回应式喂养，建立良好的生活规律；④适当补充维生素D，母乳喂养无须补钙；⑤一旦有任何动摇母乳喂养的想法和举动，都必须咨询医生或其他专业人员，并由他们帮助作出决定；⑥定期监测婴儿体格指标，保持健康生长。

2.7~24月龄婴幼儿喂养指南

对于7~24月龄婴幼儿来说，单一的母乳喂养已经不能完全满足其对能量及营养素的需求，必须引入其他营养丰富的食物。另外，此时婴幼儿消化系统、免疫系统的发育，感知觉及认知行为能力的发展均需要通过接触、感受和尝试来体验各种食物逐步适应并耐受多样的食物，从被动接受喂养转变到自主进食。此阶段婴幼儿膳食要点：①继续母乳喂养，满6月龄起必须添加辅食，从富含铁的泥糊状食物开始；②及时引入多样化食物，重视动物性食物的添加；③尽量少加糖盐，油脂适当，保持食物原味；④提倡回应式喂养，鼓励但不强迫进食；⑤注重饮食卫生和进食安全；⑥定期监测体格指标，追求健康生长。

（三）儿童膳食指南

适用于满2周岁至不满18周岁的未成年人（简称为"2~17岁儿童"），分为2~5岁学龄前儿童和6~17岁学龄儿童少年两个阶段。

1.学龄前儿童膳食指南

学龄前儿童生长发育速率与婴幼儿相比略有下降，但仍处于较高水平，该阶段儿童的生长发育状况和饮食行为，直接关系到青少年和成年期发生肥胖及相关慢性病的风险。膳食要点：①食物多样，规律就餐，自主进食，培养健康饮食行为；②每天饮奶，足量饮水，合理选择零食；③合理烹调，少调料少油炸；④参与食物选择与制作，增进对食物的认知和喜爱；⑤经常户外活动，定期体格测量，保障健康成长。

2.学龄儿童膳食指南

此阶段儿童生长发育迅速，两性特征逐步显现，学习和运动量大，对能量和营养素的需要相对高于成年人。膳食要点：①主动参与食物选择和制作，提高营养素养；②吃好早餐，合理选择零食，培养健康饮食行为；③天天喝奶，足量饮水，不喝含糖饮料，禁止饮酒；④坚持每天多做户外活动，少视屏时间，每天60分钟以上的中高强度身体活动；⑤定期监测体格发育，保持体重适宜增长。

（四）老年人膳食指南

进入老龄阶段，人的身心功能会出现不同程度的衰退，如咀嚼和消化能力下降，视觉、嗅觉、味觉反应迟缓等。这些变化会增加老年人患营养不良的风险，减弱抵抗疾病的能力。良好的膳食营养有助于维护老年人身体功能，保持身心健康状态。《中国居民膳食指南（2022）》中分别对65~79岁的一般老年人和80岁及以上的高龄老年人制定了膳食指南。

1.一般老年人膳食指南

随着年龄的增长，尤其是超过65岁，衰老的特征会比较明显地表现出来，这些变化会给老年人的饮食带来一定的影响。此阶段老年人的膳食应注意：①食物品种丰富，动物性食物充足，常吃大豆制品；②鼓励共同进餐，保持良好食欲，享受食物美味；③积极户外活动，延缓肌肉衰减，保持适宜体重；④定期健康体检，测评营养状况，预防营养缺乏。

2.高龄老年人膳食指南

高龄、衰弱老年人往往存在进食受限，味觉、嗅觉、消化吸收能力降低，营养摄入不足。因此需要能量和营养密度高、品种多样的食物及多营养价值和生物利用率高的食物，同时配以适量的蔬菜和水果。总之应根据具体情况，采取多种措施鼓励进食，减少不必要的食物限制。膳食要点：①食物多样，鼓励多种方式进食；②选择质地细软、能量和营养素密度高的食物；③多吃鱼、禽、肉、蛋、奶和豆，适量蔬菜配水果；④关注体重丢失，定期营养筛查评估，预防营养不良；⑤适时合理补充营养，提高生活质量；⑥坚持健身与益智活动，促进身心健康。

（五）素食人群膳食指南

素食人群是指以不食畜禽类、水产品等动物性食物为饮食方式的人群，主要包括全素和蛋奶素。素食人群更应认真设计自己的膳食方案，合理利用食物，搭配恰当，以确保满足营养需要和促进健康。膳食核心要点：①食物多样，谷类为主；适量增加全谷物；②增加大豆及其制品的摄入，选用发酵豆制品；③常吃坚果、海藻和菌菇；④蔬菜、水果应充足；⑤合理选择烹调油；⑥定期监测营养状况。

四、中国居民平衡膳食和构成

平衡膳食模式是经过科学设计的理想膳食模式。平衡膳食模式所推荐的食物种类和比例能最大限度地满足不同年龄阶段、不同能量需要量水平健康人群的营养与健康需要。平衡膳食模式是中国居民膳食指南的核心。

（一）中国居民平衡膳食模式的特点

1.食物多样化

中国居民平衡膳食模式包括五大类人体必需的基本食物，包括谷薯类、蔬菜水果类、禽畜鱼蛋奶类、大豆坚果类以及烹饪用的油盐等。推荐的食物品种丰富，每周25种以上，以保障膳食能量和营养素的充足供给，传承和发扬"五谷为养、五果为助、五畜为益、五菜为充"的膳食搭配原则。

2.植物性食物为主

在整个膳食模式中，谷薯类提供的能量占总能量的50%左右，是能量的主要来源，体现了"谷类为主"的理念。"谷类为主"是我国的膳食传统，实践证明对健康有益。另外，蔬菜、水果、大豆、坚果都是被鼓励多摄入的食物类别，占总体膳食的比例较高。

3.动物性食物为辅

在整体膳食模式中，动物性食物比例低，属于辅助性食物。膳食指南强调动物性食物摄入适量，既保障优质蛋白质摄入，还弥补植物性食物中脂溶性维生素、维生素B_{12}、锌、硒等微量营养素的不足，又要做到预防因动物性食物摄入过多所引起心脑血管疾病以及某些癌症发生风险的增加，既践行了我国传统膳食"植物为主"的原则，又体现了现代关于食物与健康科学研究的重要成果。

4.少油、盐、糖

少油少盐是各国膳食指南的共识。我国减盐工作进行已久，已取得一定成效。在国际组织和各国膳食指南的推荐中，2013年起建议日食盐用量为5g，我国也在膳食营养素参考摄入量（dietary reference intakes，以下简称DRIs）（2013）中建议了成人钠的适宜摄入量为1 500mg，预防慢性病不要超过2 000mg（相当于5g盐）。我国青少年糖的摄入主要来自饮料。家庭和餐饮业烹调油和盐的用量也较大，油、盐、糖是膳食指南中特别强调的三点控制措施。

（二）可视化图示和解析

可以通过下列膳食指南的宣传图更好地理解中国居民平衡膳食的主旨思想

和食物组成结构，如图3-1所示。

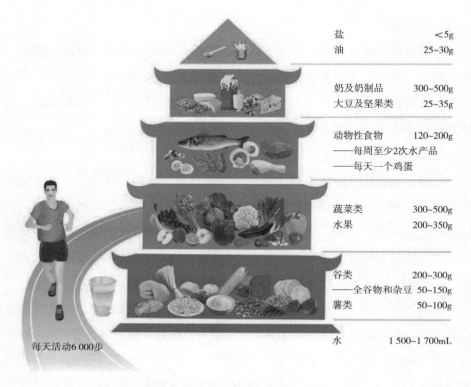

盐　　　　　　　　<5g
油　　　　　　　　25~30g

奶及奶制品　　　　300~500g
大豆及坚果类　　　25~35g

动物性食物　　　　120~200g
——每周至少2次水产品
——每天一个鸡蛋

蔬菜类　　　　　　300~500g
水果　　　　　　　200~350g

谷类　　　　　　　200~300g
——全谷物和杂豆　50~150g
薯类　　　　　　　50~100g

水　　　　　　　　1 500~1 700mL

每天活动6 000步

图3-1　中国居民平衡膳食宝塔（2022）

1.中国居民平衡膳食宝塔

中国居民平衡膳食宝塔（Chinese food guide pagoda，以下简称"宝塔"）是根据《中国居民膳食指南（2022）》的准则和核心推荐，把平衡膳食原则转化为各类食物的数量和所占比例的图形化表示。

中国居民平衡膳食宝塔形象化的组合，遵循了平衡膳食的原则，体现了在营养上比较理想的基本食物构成。宝塔共分五层，各层面积大小不同，体现了每天摄入五大类食物和食物量的多少。五大类食物包括谷薯类、蔬菜水果、畜禽鱼蛋类、奶、大豆和坚果类以及烹调用油盐量。食物量是根据不同能量需要量水平设计，宝塔旁边的文字注释，标明了在6 691~10 037kJ能量需要量水平时，一段时间内成年人每人每天各类食物摄入量的建议值范围。

第一层谷薯类食物：谷薯类是膳食能量的主要来源（碳水化合物提供总能

量的50%~65%），也是多种微量营养素和膳食纤维的良好来源。膳食指南中推荐2岁以上健康人群的膳食应做到食物多样、合理搭配。谷类为主是合理膳食的重要特征。在6 691~10 037kJ 能量需要量水平下的一段时间内，建议成年人每人每天摄入谷类200~300g，其中包含全谷物和杂豆类50~150g；薯类50~100g，从能量角度，相当于15~35g大米。

第二层蔬果类：蔬菜水果是膳食指南中鼓励多摄入的两类食物。在6 691~10 037kJ 能量需要量水平下，推荐成年人每天蔬菜摄入量至少达到300g，水果200~350g。蔬菜水果是膳食纤维、微量营养素和植物化学物的良好来源。蔬菜包括嫩茎、叶、花菜类、根菜类、鲜豆类、茄果瓜菜类、葱蒜类、菌藻类及水生蔬菜类等。深色蔬菜是指深绿色、深黄色、紫色、红色等有颜色的蔬菜，每类蔬菜提供的营养素略有不同，深色蔬菜一般富含维生素、植物化学物和膳食纤维，推荐每天占总体蔬菜摄入量的1/2 以上。

第三层鱼、禽、肉、蛋等动物性食物：鱼、禽、肉、蛋等动物性食物是膳食指南推荐适量食用的食物。在6 691~10 037kJ 能量需要量水平下，推荐每天鱼、禽、肉、蛋摄入量共计120~200g。新鲜的动物性食物是优质蛋白质、脂肪和脂溶性维生素的良好来源，建议每天畜禽肉的摄入量为40~75g，少吃加工类肉制品。

第四层奶类、大豆和坚果：奶类和豆类是鼓励多摄入的食物。奶类、大豆和坚果是蛋白质和钙的良好来源，营养素密度高。在6 691~10 037kJ能量需要量水平下，推荐每天应摄入至少相当于鲜奶300g的奶类及奶制品。在全球奶制品消费中，我国居民摄入量一直很低，多吃各种各样的乳制品，有利于提高乳类摄入量。

第五层烹调油和盐：推荐成年人平均每天摄入烹调油25~30g，食盐摄入量不超过5g。按照DRIs的建议，1~3岁人群膳食脂肪供能比应占膳食总能量35%；4岁以上人群占20%~30%。在6 691~10 037kJ 能量需要量水平下脂肪的摄入量为36~80g，在满足平衡膳食模式中其他食物建议量的前提下，烹调油要限量。烹调油包括各种动植物油，植物油如花生油、大豆油、菜籽油、葵花籽油等，动物油如猪油、牛油、黄油等。烹调油要多样化，应常换种类以满足人体对各种脂肪酸的需要。限制食盐摄入量是我国的长期行动目标，除了少用食盐，也需要控制隐形高盐食品的摄入量。酒和添加糖虽不是膳食组成的基本食物，但烹饪使用和单独食用时也应尽量避免。膳食宝塔的每一层都有其特定的营养价值，平衡摄入各类食物，才能实现饮食的营养均衡，确保身体健康。从这个角度看，膳食宝塔是对营养平衡的科学解释，也是健康饮食的生动描绘。

2.中国居民平衡膳食餐盘

中国居民平衡膳食餐盘是按照平衡膳食原则，描述了一个人一餐中膳食的食物组成和大致比例，如图3-2所示。餐盘更加直观，一餐膳食的食物组合搭配轮廓清晰明了。

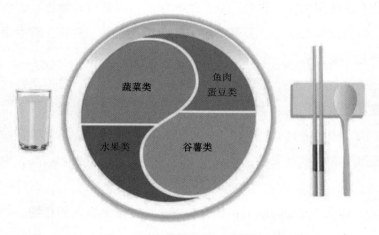

图3-2　中国居民平衡膳食餐盘

从图3-2可以看出，餐盘共分成4部分，分别是谷薯类、动物性食物和富含蛋白质的大豆及其制品、蔬菜和水果，餐盘旁的一杯牛奶提示其重要性。此餐盘适用于2岁以上人群，是对一餐中食物基本构成的描述。

（三）平衡膳食模式的应用

世界上多样化的膳食模式是由于地域、文化、资源和信仰等不同而长期传递所形成的结果。长期膳食不合理引起慢性病发病率和死亡率日益升高，WHO甚至将"减少不健康膳食"作为预防和控制非传染性疾病"最合算干预措施"

之一。《中国居民膳食指南（2022）》作为我国居民健康生活的指导，可用于以下几个方面。

1.个人饮食和生活方式实践

设计平衡膳食，自我管理一日三餐；了解并实践"多吃"的食物；了解并控制"少吃"的食物；合理运动和保持健康体重；评价个人膳食和生活方式，逐步达到理想要求。

2.公共营养和大众健康指导

作为营养教育实践资源和教材，发展和促进营养相关政策和标准的基础，创造和发展新的膳食计算和资源的工具，科学研究、教学、膳食管理的指导性文件，推动和实施全民营养周、社区健康指导、健康城市等健康促进科学资源，慢性病预防和健康管理的行动指南，《健康中国行动（2019—2030）》"合理膳食行动"落实的保障。

3.营养教育与健康促进

设计平衡膳食、膳食管理和评价、营养教育和健康促进是最常应用的几个方面，膳食指南引航营养教育，形成中国居民践行饮食新食尚，树立饮食文明新风，达到健康促进的目标。营养教育中应掌握几个关键点。①食物多样、平衡膳食的原则；②提倡和鼓励"多吃"的食物；③提倡和建议"少吃"的食物；④应注意的饮食行为和文明，公筷分餐，节俭不浪费为重点；⑤鼓励实践，培养良好饮食习惯；⑥特别提及的概念、新观点和措施，如合理运动、能量平衡、估量食物、公筷分餐制、生态环境等。

第四节　饮食行为促健康

饮食是人类生存所必需的，同时是影响人体健康的重要因素。随着现代社会的快节奏生活和高强度工作压力，人们的饮食习惯逐渐趋向不健康，导致了许多健康问题的出现。因此，饮食行为促健康已成为当今社会关注的热点话题。

一、饮食行为对健康的影响

饮食是人类生存和健康的重要基础。良好的饮食行为可以促进健康，而不良的饮食行为则会对健康造成损害。

（一）良好饮食行为对健康的益处

良好的饮食行为对人体健康具有不可忽视的益处。均衡的饮食可以提供身体所需的各种营养素，从而维持着身体正常的代谢和生理功能。良好的饮食习惯有助于预防和控制多种疾病。科学的饮食搭配还能提高免疫力，减少感染疾病的发生率。因此，应该养成良好的饮食习惯，以保证身体健康和长寿。

1.良好的饮食行为

良好的饮食行为包括以下几个方面。

（1）多吃蔬菜水果。蔬菜水果富含维生素、矿物质和膳食纤维，可以帮助预防慢性疾病。

（2）选择全谷物食品。全谷物食品富含膳食纤维，可以帮助控制体重和降低患慢性疾病的风险。

（3）限制加工食品的摄入。加工食品通常含有高热量、高脂肪、高盐和高糖，会增加患慢性疾病的风险。

（4）控制饮食的总热量。控制饮食的总热量可以帮助维持健康的体重。

（5）养成规律的饮食习惯。规律的饮食习惯可以帮助消化和吸收营养。

研究表明，多吃蔬菜水果的人患心血管疾病的风险降低了20%，经常吃全谷物食品的人患2型糖尿病的风险降低了30%。摄入足够钙质的人患骨质疏松症的风险降低了50%，摄入足够维生素C的人患感冒的风险降低了30%。总之，良好的饮食行为对健康益处多多。

2.良好饮食行为的益处

（1）维持健康的体重。良好的饮食行为可以帮助人们维持健康的体重，从而降低患慢性疾病的风险。

（2）预防慢性疾病。良好的饮食行为可以帮助预防心血管疾病、糖尿病、癌症和其他慢性疾病。

（3）提高免疫力。良好的饮食行为可以帮助提高免疫力，从而抵御疾病。

（4）改善心理健康。良好的饮食行为可以改善心理健康，降低抑郁症和焦虑症的风险。

（5）延缓衰老。良好的饮食行为可以延缓衰老，保持健康的体态。

（二）不良饮食行为对健康的影响

1.不良的饮食行为

不良的饮食行为会对健康造成严重的影响。不良饮食行为包括以下几个方面。

（1）摄入过多热量和脂肪，导致肥胖和超重。

（2）摄入过多糖和盐，导致心血管疾病、糖尿病和高血压。

（3）摄入过多加工食品，导致营养不良和慢性疾病。

（4）缺乏蔬菜水果，导致维生素和矿物质缺乏症。

（5）饮食不规律，导致消化不良和营养不良。

2.不良饮食行为的危害

不难看出，不良饮食行为与多种慢性疾病密切相关。不良饮食行为会增加肥胖、心血管疾病、糖尿病、高血压、癌症、骨质疏松症等慢性病的患病风险。研究表明，饮食中添加糖的摄入量每增加100卡路里，患糖尿病的风险就会增加22%。饮食中盐的摄入量每增加1克，患高血压的风险就会增加30%。不良饮食行为是导致慢性疾病的重要因素。为了维持健康，应该养成良好的饮食习惯，多吃蔬菜水果、全谷物食品，限制加工食品的摄入，控制饮食的总热量，养成规律的饮食习惯。

饮食行为除了影响个人的健康，还与公共健康问题密切相关。例如，高盐饮食行为是导致高血压等公共健康问题的主要原因，而高糖饮食行为则与糖尿病、肥胖症等公共健康问题关系紧密。

二、健康饮食的基本原则

（一）均衡饮食

均衡饮食是指食物种类齐全、搭配合理、符合营养需求的饮食结构。均衡饮食可以为人体提供全面的营养，促进健康。均衡膳食的膳食结构包括：①食物多样性，膳食应包括各种各样的食物，如蔬菜、水果、全谷物、豆类、蛋白质和乳制品；②食物搭配合理，每餐应包括各种食物，以满足人体对不同营养素的需求；③适量饮水，每天应饮用充足的水，以促进新陈代谢和排毒。

（二）适量饮食

适量饮食是指摄入足够的营养，但避免摄入过多的热量，以维持健康的体重。适量饮食可以帮助预防肥胖、糖尿病、心血管疾病等慢性疾病。

1.食物摄入量的计算方法

日常生活中，可以根据以下两种方法来计算食物的摄入量。

（1）能量平衡法：根据个人的身体活动水平、年龄、性别和体重等因素，计算出每日所需的总能量。然后，根据不同食物的能量密度，计算出每天应摄入的不同食物种类和数量。

（2）食物份量法：根据不同食物的标准份量，计算出每天应摄入的不同食物种类和数量。

2.合理控制食物摄入量的方法

合理控制食物摄入量，可以采用下面这几种方法。

（1）控制食物的总热量摄入：每天应摄入的总热量应与身体所需的总能量保持平衡。可以通过控制每餐的食物量、减少零食的摄入、选择低热量食物等方式来控制总热量摄入。

（2）减少高热量、高脂肪、高糖食物的摄入：加工食品、含糖饮料、油炸食品等食物通常含有高热量、高脂肪、高糖，应尽量减少摄入。

（3）多吃蔬菜和水果：蔬菜和水果热量低、营养丰富，可以帮助控制体重和降低患慢性疾病的风险。

（4）养成规律的饮食习惯：规律的饮食习惯可以帮助控制食欲和减少暴饮暴食。

总的来说，适量饮食是健康饮食的重要组成部分。通过合理控制食物摄入量，可以帮助人们保持健康的体重和预防慢性疾病。

（三）多样化饮食

多样化饮食是指摄入各种各样的食物，包括蔬菜、水果、全谷物、豆类、蛋白质和乳制品。多样化饮食可以为人体提供全面的营养，促进健康。

1.食物多样性的重要性

食物多样性的重要性主要体现在以下三个方面。

（1）满足人体对不同营养素的需求：人体需要摄入多种营养素才能保持健康，而不同食物中含有不同的营养素。多样化饮食可以帮助人们摄入各种营养素，满足人体对不同营养素的需求。

（2）预防营养缺乏：营养缺乏是导致疾病的重要原因。多样化饮食可以帮助人们避免营养缺乏，维持健康。

（3）降低患慢性疾病的风险：多项研究表明，多样化饮食可以降低患慢性疾病的风险，如心血管疾病、糖尿病、肥胖和癌症。

2.多样化饮食的策略

要实现多样化饮食，可以从如下方面入手。

（1）多吃蔬菜和水果：蔬菜和水果富含维生素、矿物质和膳食纤维，是多样化饮食的重要组成部分。

（2）选择全谷物：全谷物富含膳食纤维和营养素，可以帮助控制体重和降低患慢性疾病的风险。

（3）限制加工食品的摄入：加工食品通常含有高热量、高脂肪、高盐和高糖，会增加患慢性疾病的风险。

（4）尝试新食物：尝试新食物可以帮助人们发现不同的饮食选择。

多样化饮食是健康饮食的基础。通过多样化饮食，可以为自己和家人提供全面的营养，促进健康。

三、健康饮食行为

（一）食物选择与搭配

食物选择与搭配是健康饮食的重要组成部分。合理的食物选择与搭配可以帮助人们摄入全面的营养，促进健康。

1.营养素的选择与搭配

人体需要摄入多种营养素才能保持健康。不同食物中含有不同的营养素，因此，在选择食物时，要注意营养素的搭配。

知识拓展：营养素搭配

蛋白质与维生素C搭配：蛋白质是人体的重要营养素，维生素C可以帮助吸收蛋白质。

钙与维生素D搭配：钙是骨骼和牙齿的重要组成部分，维生素D可以帮助吸收钙。

铁与维生素C搭配：铁是血红蛋白的重要组成部分，维生素C可以帮助吸收铁。

膳食纤维与水搭配：膳食纤维可以帮助消化，水可以促进膳食纤维的吸收。

2.食物的选择与搭配原则

食物的选择与搭配应遵循以下原则。

（1）多样化。食物种类要多样化，以满足人体对不同营养素的需求。

（2）均衡。食物的比例要均衡，以提供全面的营养。

（3）适量。食物的摄入量要适量，以维持健康的体重。

（4）季节性。应尽量选择当季的食物，以保证食物的新鲜和营养。

在日常生活中，可以按照以下这些具体方法来进行食物选择与搭配：①每天至少摄入300g蔬菜和200g水果；②每天应至少摄入50g全谷物和杂豆；③少吃加工食品；④烹饪时尽量少用油、盐、糖，过多的油、盐、糖会增加患慢性疾病的风险；⑤多采用蒸、煮、炖等烹饪方式，少用煎和炸的烹饪方式。蒸、煮、炖等烹饪方式可以保留食物的营养。

（二）餐前准备与制作技巧

餐前准备与制作技巧是健康饮食行为的重要组成部分。合理的餐前准备与制作技巧可以帮助人们减少不健康食品的摄入，提高食物的营养价值。

1.餐前准备的重要性

餐前准备可以帮助人们更好地控制饮食。通过提前准备食物，可以避免在饥饿时作出不健康的选择，如购买加工食品或外卖。此外，餐前准备还可以帮助人们节省时间，让烹饪变得更加简单和方便。

2.餐前准备与制作技巧

在日常生活中，可以准备一些如水果、蔬菜、坚果和全谷物等健康的零食和小吃放在家中显眼的地方，这可以帮助人们在饥饿时做出健康的选择。在烹饪前，提前准备好所需食材，可以有效帮助节省烹饪时间，减少浪费食物的可能性。例如，在周末或空闲时间准备一些食材，如切好的蔬菜、肉类、鱼类等；将食材分类存放在冰箱或储物柜中，并标记日期。另外，在食物烹饪时，尽可能采用蒸、煮、炖等健康烹饪方式，这些方式可以较好地保留食物的营养。

（三）运动与饮食及餐后消化

运动与饮食是密不可分的两大健康行为，两者相互促进，共同影响着健康。

1.饮食影响运动表现

运动需要消耗能量，如果饮食不能提供足够的能量，就会影响运动表现。例如，运动前没有进食，会导致肌肉缺乏能量，影响运动耐力；运动后没有及时补充能量，会导致肌肉损伤，影响运动恢复。

2.运动影响饮食行为

运动可以帮助人们控制食欲。运动可以促进多巴胺的分泌，多巴胺是一种让人感到愉悦的神经递质，可以帮助人们减少对食物的渴望。此外，运动可以帮助人们提高身体自控力，从而减少不健康饮食的摄入。

3.餐后消化

为了促进餐后消化，日常生活中应注意以下事项。

（1）细嚼慢咽。细嚼慢咽可以帮助食物充分咀嚼，促进消化酶的分泌。

（2）避免暴饮暴食。暴饮暴食会增加胃肠的负担，影响消化。

（3）避免过多食用油腻、辛辣、刺激性食物。这些食物会刺激胃肠道，影响消化。

（4）适量饮水。饮水可以帮助消化液分泌，促进消化。

（5）适当运动。运动可以帮助促进消化，改善肠道功能。

四、健康饮食行为的促进方法

（一）教育和宣传

教育和宣传是提高公众对健康饮食认知的重要手段。学校、社区、医疗机构、媒体等都应该成为健康饮食教育和宣传的主力军。通过宣传和传授正确的饮食知识，如让人们了解什么食物含有丰富的营养，怎样搭配食物能更好地吸收营养等，可以引导人们养成健康的饮食习惯。

（二）个体能力和资源

个体的营养需求认知、饮食规划能力以及经济和时间资源，也会影响其饮食行为。例如，提升个体对营养素需求的认知，能让他们更清楚自己应该吃什么，提高饮食规划能力，可以帮助他们更合理地安排饮食。经济和时间的资源支持，同样是健康饮食的必要条件。

（三）教育和沟通

通过提供准确的饮食知识，人们了解到饮食对健康的影响，并确保信息的真实性和可信度，可以更好地引导人们进行健康饮食。同时，建立规范、有效的沟通渠道，如互联网、社交媒体等，可以让健康饮食信息更广泛地传播。

（四）行为改变和目标设定

通过设定可实现的小目标，并提供相应的支持和辅导，可以逐步引导人们改变饮食行为，从而实现健康饮食。例如，可以设立每天吃五份蔬菜水果的目标，通过打卡记录，以及定期的反馈和鼓励，帮助人们坚持这一健康饮食行为。

（五）环境设计和政策制定

通过改善饮食环境，如提供更多的健康食品选择、设置醒目的营养标签等，都可以促进健康饮食行为的形成。另外，在政策层面上，可以制定有利于健康饮食的政策，如提供健康食品的补贴，限制高糖、高脂肪食品的广告等，都有助于健康饮食行为的形成。

五、饮食行为的评估和监测

（一）个体的行为评估

在饮食行为评估中，首先要进行的是记录个体的饮食习惯和摄入量。一般来说，这需要记录个体每天的摄入食物种类、数量、频率等信息。例如，早餐吃了什么，吃了多少，吃的时间等。这样，就可以对个体的饮食习惯有一个详细的了解。通过数据的收集和整理，也可以判断个体的饮食模式，进一步分析其营养摄入是否均衡。

在评估行为改变效果时，需要将行为改变后的数据与行为改变前的数据进行对比。这需要一段时间的观察和数据收集。通过对比改变前后的饮食行为，可以评估这种改变是否有积极的效果，比如是否帮助个体改善了饮食习惯，是否增进了个体的健康等。

（二）群体的行为监测

在群体的饮食行为监测中，首先需要进行的是调查和统计。这需要设计一份详细的问卷，收集群体的饮食行为数据，包括食物的种类、数量、频率等信息。这样，可以得到群体的饮食行为的大致情况。

在监测趋势和变化时，需要定期进行调查，以便获取连续的数据。这样，就可以分析出群体的饮食行为的趋势和变化。例如，可以看到群体的饮食习惯是否在向好的方向发展，是否增加了某种食物的摄入量，是否减少了某种不健康食物的摄入量等。通过对这些趋势和变化的监测，可以更好地理解和指导群体的饮食行为，推动健康饮食的形成。

尝试与体验：

- 对照《中国居民膳食指南（2022）》，你目前的饮食习惯有哪些不足？需要如何改进、完善？
- 策划健康食物制作大赛。邀请营养学专家和厨师进行健康食材选购、准备、饮食搭配介绍，并现场讲解烹饪要领及技巧，参与者可以观摩学习结束后，进行现场比赛，并由专家和厨师进行现场指导和评选。
- 设计日常食谱和健康饮食宣传册。设计并提供一份包含健康食物配方和制作方法的宣传册，确保内容简明易懂。

推荐阅读书目：

- 《营养与疾病预防》，人民卫生出版社，2021年出版。
- 《轻断食》，文汇出版社，2019年出版。
- 《少食生活》，天津出版传媒集团，2022年出版。

第四章

烟酒与健康

1992年WHO发布的《维多利亚宣言》提出"戒烟限酒"是健康的四大基石之一。烟草和酒精饮料早期既丰富了人们的生活、为人们带来愉悦感，也随着经济发展后的规模化生产导致烟瘾、酒瘾危害人们的健康。传统的烟草、新型的电子烟、二手烟和三手烟及酗酒都能够对人们的身体、心理和社会适应产生全方位的危害。对于这种危害的认识也随着健康知识的普及推广成为一种广泛共识，国际相关组织和各国政府对于戒烟限酒也发出了各种号召、采取了多种措施，取得了一定的成效。知易行难，众多吸烟、饮酒人士依旧难以摆脱这种依赖。与网瘾类似，烟瘾酒瘾既需要借助医疗、心理等多种手段措施进行干预，也需要政府、社会、个人的共同努力。在认知上深刻意识到烟瘾酒瘾的危害，在个人生活方式层面积极加以调整和干预，避免烟瘾酒瘾是可以并且应当做到的。

第一节　吸烟有害身体健康

一、烟草的产生与历史

人类使用烟草的最早证据见于公元432年墨西哥贾帕思州一座神殿里的浮雕，浮雕展现了玛雅人在举行祭祀时以管吹烟的场面。美洲印第安人栽培利用烟草做贸易最早，1492年哥伦布在美洲大陆首次接触到烟草，回到欧洲后，吸食烟草的娱乐方式迅速在欧洲传开。1612年，英国殖民官员约翰·罗尔夫在弗吉尼亚的詹姆斯镇大面积种植烟草，并开始做烟草贸易。1880年，詹姆士·本萨克发明出一种奇异的机器，它可以把定量的碎烟叶置于定型管中卷成卷儿，然后用刀将其切成合适的长度。19世纪80年代中期，美洲香烟的产量大增，香烟在包装方面借用了瑞典的一种对火柴进行包装的设备，实现了现代化包装。

16世纪中叶烟草传入中国，19世纪末20世纪初，英美等国的卷烟企业进入我国，拉开了中国卷烟工业的序幕，当时主要被外国资本垄断。新中国成立后，我国烟草管理处于探索和逐步完善阶段，1981年5月，国务院批准烟草行业实行专营；1982年1月，中国烟草总公司正式成立；1983年9月2日，国务院发布《烟草专卖条例》，成立了国家烟草专卖局，我国烟草业管理逐步规范并迎来了飞速发展时期。

二、烟草的主要危害

烟草及香烟自产生以来，由于其给人的特殊体验感及厂商的推广，迅速形成一种浪潮在全世界推广开来。"吸烟有害健康"众人皆知，但真正意义上认识烟草的危害及其产生机制的人口数量可能并没有想象的乐观。使用2015年中国成人烟草调查报告数据，收集具有全国代表性的共15 095名调查对象的调查问卷，分别对不同特征人群吸烟导致疾病的知晓率、二手烟导致疾病的知晓率和对低焦油卷烟危害性的知晓率进行研究发现，我国对吸烟危害的知晓率在国际上处于落后水平。近年也有针对青少年、医务人员、教师等不同人群的相关调查，都显示人们对于"吸烟有害健康"的认识还远远不够。

（一）烟草的有害成分

烟草燃烧后产生的气体混合物称为烟草烟雾，烟草烟雾中含有7 000多种已知的化学物质，其中有害物质达数百种之多，其中至少有69种是致癌物。主要包括但不限于以下有害物质：①一氧化碳，每支卷烟产生20~30mL一氧化碳；②尼古丁，是引起人们对烟草产生依赖的主要成分，40~60mg的纯尼古丁即可致人死亡；③焦油，在烟雾中以细小颗粒形式存在，含有多种致癌物质；④放射性物质，主要包括钋–210、镭、铅–210等物质，每天吸一包烟，一年吸收的放射量相当于接受300次胸部X线照射。卷烟是最常见的烟草制品，在过去的几十年间，烟草业对卷烟设计进行了多种改变，包括加装过滤嘴、推出"低焦油卷烟"和"中草药卷烟"等。大量科学证据表明，这些"新型卷烟"产品不但没有降低吸烟者的患病及死亡风险，反而会诱导吸烟并削弱吸烟者戒烟的意愿。

（二）吸烟损害身体健康

烟草所含有的大量有害物质，能够对人的身体健康产生全方位的危害。吸烟量越大，吸烟年限越长，开始吸烟年龄越小，对人体造成的危害越严重。自1964年《美国卫生总监报告》首次对吸烟危害健康问题进行系统阐述以来，大量证据表明吸烟可以导致多种身体疾病。

1.吸烟可以引起各种癌症

其中最被人熟知并一再被科学研究证实的是，吸烟与肺癌有密切的关系。据欧洲一项统计资料报道，2000年共发现肺癌375 000例，死亡347 000例，其中90%患者有吸烟史。《英国癌症杂志》报道了一项对德国和意大利4 623名肺癌患者及5 169名不吸烟健康对照组的追踪观察，发现肺癌的发病率与吸烟时间长短及吸烟量呈正相关。烟瘾量大者其肺癌的发病率为不吸烟者的25倍，烟龄长者其肺癌的发病率较不吸烟者高达40倍。此外，吸烟还可引起喉癌、口腔癌、食管癌、胃癌、胰腺癌、膀胱癌、肾癌、肝癌及女性宫颈癌等诸多癌症。

2.吸烟引起呼吸系统疾病

烟雾中的焦油、甲醛及一氧化碳等长期刺激，可以使吸烟者患慢性支气管炎、哮喘、肺气肿等呼吸系统疾病，最后还可导致慢性阻塞性肺疾病、肺源性心脏病等。

3.吸烟与口腔及消化系统疾病

烟草中的尼古丁、焦油、砷、亚硝酸等可以导致牙齿着色、口臭、口腔白斑、胃肠动力异常、消化功能紊乱乃至消化性溃疡、胃炎、食管和结肠疾病等。

4.吸烟与心血管疾病

烟草中的焦油、一氧化碳、尼古丁等有毒物质，可导致高血压、动脉硬化等心血管疾病的产生，并引发冠心病、心源性猝死等。一项纳入141项队列，涉及700万人的荟萃分析发现，每天就算只抽一支烟也仍会使男性冠心病风险增加74%，女性增加119%。

此外，对不同年龄群体吸烟的研究显示：女性和青少年吸烟还会产生其他的健康危害问题。例如，女性吸烟会导致容颜早衰、月经紊乱、雌激素低下等，如果是妊娠妇女吸烟更会对胎儿健康产生影响。青少年由于身体还处于发育发展阶段，吸烟对智力发育的影响更加明显。一氧化碳使血红蛋白失去携氧功能，长期暴露后，大脑受到损害，思维迟钝、记忆力减退；尼古丁侵害神经系统，影响神经系统肌肉反应的灵敏度和精确度，智力效能下降，从而影响青少年的学习，导致成绩下降。

（三）吸烟影响心理健康

"饭后一根烟，快乐似神仙"是很多吸烟者的口头禅。他们认为吸烟虽然对身体健康产生危害，但是能够很好地释放压力或者产生积极的心理效应。其实，从烟瘾本身是一种依赖性行为即可知道，吸烟已经影响到心理健康。据《保健时报》2023年6月最新报道，牛津大学纳菲尔德初级保健健康科学系的研究人员采用严格的分析方法来评估戒烟后心理健康的变化，研究涉及 4 260 名成年人，其中 55.4%有精神病史。研究表明，戒烟可以改善患有心理健康障碍的人的心理健康状况，与持续吸烟者相比，戒烟可减少抑郁、焦虑和应激，促进正向情绪，提高生活质量。戒烟的效应量与使用抗抑郁药物治疗情绪或焦虑障碍的效应量相当甚至更大。也有针对大学生的研究表明：吸烟者的心理健康水平相对较低，普遍容易出现身体不适感和敌对、厌烦、猜疑、易怒和偏执等心理问题。

（四）"二手烟"影响社会交往

"二手烟"是指非吸烟者因为环境因素被动吸入吸烟者呼出的烟雾及卷烟燃烧产生的烟雾，一般说来被动吸烟15分钟以上，就可以认为二手烟现象成立。二手烟在成分上与吸烟者吸入的主流烟雾没有差别，很多化合物甚至更高，例如，在吸烟者吐出的冷烟雾中，焦油含量比吸烟者吸入的热烟雾高1倍、苯并芘高2倍、一氧化碳高4倍。上万个科学研究共同证实，二手烟危害孕妇、婴儿和儿童的健康，会导致新生儿猝死综合征、低出生体重和中耳炎等。

随着人们健康意识的提高和公共场所禁烟规定的逐步推广，吸烟人士在公共场所的吸烟越来越不受欢迎，成为非吸烟人士极力避免乃至声讨的对象。21世纪的今天，在媒体上几乎看不到公众人物吸烟，反映了人们整体健康观念和健康意识的提升。有不少烟民在高铁、动车停站的3分钟都要下来猛吸几口，既感觉可笑又有点可悲。在公共场所禁止吸烟成为共识情况下，如果不能戒烟或者控烟，很多时候就会成为社交场合中不受欢迎的人士。

（五）三手烟与电子烟的危害

三手烟是指烟民"吞云吐雾"后残留在衣服、墙壁、地毯、家具甚至头发和皮肤等表面的烟草残留物，亦称非自愿性吸烟，是一种被动吸烟方式，也是危害最广泛、最严重的室内空气污染。三手烟危害甚至大过二手烟，三手烟里有的化合物，比如尼古丁，表面黏附力很强，并会与空气中的亚硝酸起化学反应，生成有很强致癌性的亚硝胺。

吸烟让烟民产生所谓的愉悦感，但也损害身体，为了实现所谓的平衡，近年来产生了电子烟。《电子烟国家标准》将电子烟界定为产生含烟碱（尼古丁）的气溶胶供人抽吸的电子传送产品，包括烟弹、烟具以及烟弹与烟具组合销售的产品等，不包括已纳入卷烟管理的加热卷烟。厂家的宣传及相关研究的滞后，让电子烟被广泛认为是比传统卷烟更安全的替代品，由于其相比传统香烟所具有的时尚、新颖等特点，在烟草市场有扩张的趋势。全球电子烟销售额不断增加，2021年全球电子烟产品销售额为213亿美元，同比增长12.1%。中国电子烟产业发展迅速，2014—2019年中国电子烟市场规模年均复合增长率达到72.5%。但已有研究表明，电子烟并不像人们所认为的那样完全没有毒副作用，体外细胞实验、体内动物实验及临床实验结果一致表明：电子烟烟液的成分如尼古丁、丙二醇、甘油、香料及其使用过程中产生的气溶胶等对细胞、动物和人体产生的危害虽然比传统卷烟小，但危害同样是存在的。电子烟产生的有害物质对呼吸系统有强烈的刺激作用，有些甚至会沉积在气道中，加重呼吸道的炎症，甚至形成"爆米花肺"。即使少量吸入电子烟，也会产生相应的临床损害症状。

　　同样，目前公众对于电子烟的危害认知度较低，对人们特别是青少年健康的危害值得关注。《2021年中国中学生和大学生烟草流行监测结果》显示，我国中学生尝试过和现在正使用电子烟的比例为16.1%和3.6%，相比2019年分别上升3.5%和0.8%，且显著高于2018年成人的5.0%和0.9%。

三、中国烟草使用现状

　　烟草的危害虽然客观存在，但由于各种原因，还是有很多人沉迷其中不能自拔。根据"Our World in Data"的最新统计显示：目前全世界80亿人口中约有15亿烟民，四分之一成年人经常抽烟或者偶尔抽烟。我国14亿人口中烟民约为3.6亿人，15岁以上男性吸烟比例为49%、女性比例为2%，吸烟总人口数仅次于印度。《中国家庭报》2023年3月16日载文报道：《中国吸烟危害健康报告2020》显示，我国每年有100多万人因烟草失去生命，如果不采取有效行动，预计到2030年将增至每年200万人，产生更严重的后果。

　　国家统计局数据显示：中国烟草在2021年烟卷的产量达到了24 182亿支，占到了世界烟卷产量的40%以上，世界上每产10支烟卷，就有4支来自中国。中国不仅是世界上最大的烟草生产国，更是全球最大的烟草消费国，我国的3亿多烟民每年消耗了世界上40%左右的烟草。

四、国际社会反吸烟运动

　　由于烟草的广泛使用，其危害也由吸烟者主观感受逐步被现代科学证实，国际社会反吸烟运动也从未止步。可以说，翻开吸烟史，也贯穿着一部反吸烟的斗争史。

（一）地区或国家层面的反吸烟

　　1566年，英王詹姆斯一世认为吸烟伤风败俗，不同地区与国家层面的反吸烟运动逐步出现，但当时的反烟主要是基于统治者的一种个人喜好，没有真正的科学基础。反吸烟运动的真正兴起是在20世纪后半叶。1954年，英国皇家医学会发表了"吸烟与健康"的报告，首次提出了吸烟与肺癌有关，为声势浩大的反烟运动吹响了号角。随后又在1971年、1977年发表第二、第三份"吸烟与健康"报告，进一步表明了强烈的反烟态度。

1964年美国公共卫生署发表了《吸烟与健康》报告，首次以官方名义宣布"吸烟是健康的重要危害"，拉开了美国反吸烟运动的序幕。美国的法律明确禁止18岁以下的青少年购买香烟，同时禁止零售商向18岁以下的青少年出售香烟，违者将处以重罚。在被称为控烟最严厉的纽约，更是将可以购买香烟的年龄提高到21岁。在美国，烟草要缴三重税：联邦税、州税和地方税，涨价和税率的提高是获得戒烟效果最直接、最明显的一个手段。相关数据显示，2020年，纽约18岁以上成年人吸烟比例为12%，低于美国15.5%的平均水平。在18~24岁的年龄段中，吸烟者仅占5.5%。纽约人吸烟率下降，与长达数十年的宣传以及卷烟税收上涨有关。

为鼓励健康的生活方式，俄罗斯在2013年通过了一部《史上最严禁烟法》，包括分阶段在公共场所禁烟、全面禁止烟草广告、不得展示香烟、只能在收银台出示香烟价目表。另外，烟草公司被禁止赞助包括体育赛事在内的各项活动，与政府机构的来往信件将被公布。2020年6月末，俄罗斯通过《反吸烟法》（《保护公民健康免受吸烟烟雾侵害法》）修正案，规定禁止在咖啡馆、餐厅吸水烟和电子烟。

2021年，新西兰发布《2025年无烟行动计划》，拟规定14岁及以下人群终身禁止购买烟草制品。印度将购买烟草制品的最低法定年龄从18岁提至21岁。以色列拟推动新的反吸烟法案，把最低吸烟年龄提高至21岁。南非通过新法案，要求烟草（包括电子烟）零售商需对客户进行年龄核实。此外，尼日利亚、斯里兰卡、印度等通过修订控烟法案，严格禁止单支卷烟的销售，以阻止人们尤其是青少年吸烟。

（二）《世界卫生组织烟草控制框架公约》

吸烟被WHO称为继战争、饥荒、瘟疫、污染之后的人类"第五种威胁"，并持续引领、开展相关反吸烟运动。1980年WHO总干事马勒博士发表了关于本年度世界卫生日（4月7日）定为戒烟日的谈话，号召全世界范围内开展"要吸烟，还是要健康，任君选择"的活动，吸烟和健康被放在了对立的位置。1987年，WHO宣布将1988年4月7日，即该组织成立40周年纪念日定为"世界无烟日"，后又将每年的5月31日定为"世界无烟日"；1996年，第49届世界卫生大会在日内瓦召开，大会发表了关于"吸烟与健康"的第一份世界综合性报告《警惕烟草》……一系列措施的持续出台推动了世界反吸烟运动的有序开展，为全世界通力合作反吸烟提供了基础和平台。

2003年5月，第56届世界卫生大会通过了第一个限制烟草的全球性公约——《世界卫生组织烟草控制框架公约》（以下简称《公约》）。该公约旨在提供一个由各缔约方在国家、区域和全球各级实施烟草控制措施的框架，以便大幅度减少烟草使用和接触烟草烟雾，保护当代和后代在健康、社会、环境和经济方面免受烟草的破坏性影响。《公约》对烟草及其制品的成分、包装、广告、促销、赞助、价格和税收等方面作出了明确规定。

中国第一时间赞同并签署了《公约》，2005年8月，第十届全国人大常委会第十七次会议批准《公约》，2006年1月，《公约》在我国正式生效，控烟工作正式转变为政府行为。

（三）我国政府反吸烟相关政策

中国政府从人民健康的角度出发，一直积极参与国际控烟活动，在《公约》框架范围内，我国政府也持续采取积极措施引导人们远离烟草危害。《健康中国2030规划纲要》明确要求：全面推进控烟履约，加大控烟力度，运用价格、税收、法律等手段提高控烟成效；推进公共场所禁烟工作，逐步实现室内公共场所全面禁烟；积极推进无烟环境建设，强化公共场所控烟监督执法；强化戒烟服务，到2030年，15岁以上人群吸烟率降低到20%。2014年11月，由国家卫生和计划生育委员会起草的《公共场所控制吸烟条例（送审稿）》在国务院法制办网站上公开征求意见，这个条例最终未能进入实质性的立法议程，我国目前还没有全国性的关于烟草控制的专门法律。

但是，公共场所全面禁烟已经成为一种共识，各有关公共场所禁烟的地方性法规不断出台并产生了积极成效。截至2021年2月，全国已有北京、上海、深圳、青岛、兰州、长春、西安、武汉、秦皇岛、张家口等20多个城市成功立法，有许多创新做法和经验，部分已显现出良好的实施效果。例如，《2020年上海市公共场所控烟"白皮书"》显示，上海持续加强常态化防疫下的控烟执法力度，进一步推进多部门合作强化控烟综合治理，公共场所的控烟状况进一步改善，公共场所内吸烟发生率为12.8%，比2019年下降1.5个百分点；拦截人员对有关禁烟法律条文的知晓率进一步提高，达89.9%。

中央和地方有关禁烟的立法本身也是对健康生活方式的宣传，相信通过一段时间的持续努力，有关公共场所全面禁烟的全国性法律规定会通过并实施。

五、戒烟的难度与方法

烟瘾与网络成瘾、酒瘾等在本质上都是一种沉迷和依赖，在观念上认识其危害、强化预防是最主要的。对已经形成依赖的，则需要依靠自身的自制力和多种手段积极干预，逐步达到预期效果。

（一）戒烟困难的主要原因

承认烟瘾形成以后要实现戒烟是困难的，是预防烟瘾和下定决心戒烟的前提。戒烟困难的原因主要包括以下方面。

1.对烟草的危害、烟草依赖的健康危害认识不足

"偶尔吸烟不会上瘾、没有问题""目前吸烟也没有什么不舒服，有问题时再戒好了""很多人吸烟也很健康长寿"是很多吸烟者的想法。

2.对戒烟可能导致的困难准备不足

克服烟瘾是一场艰难的斗争，需要有坚强的毅力和充分的思想准备。停止吸烟后通常会出现头痛、睡眠障碍、血压升高、焦虑、抑郁等症状，从而导致复吸。

3.孤军作战缺乏支持

烟瘾的戒断受环境影响很大，需要社会支持及周围人的鼓励和监督，需要群体戒烟行为的推广，没有良好的环境，仅凭自身的力量戒烟成功率很低。

4.身份认同影响戒烟行为

吸烟者对吸烟行为有自我身份认同，认为"我是一个吸烟者"，往往在此种身份认同"规则"的驱使下持续吸烟。当然，本身压力大、生活单调等也是导致吸烟者将吸烟当作一种应对压力的有效形式或消遣的重要原因。

（二）戒烟的手段与方法

与所有的依赖症一样，医疗和心理干预虽然重要但毕竟是最终选择，改善生活方式是人们应该并且可以做好的。与网瘾干预类似，培养高雅的情趣合理利用自由时间、保持适度工作紧张、转移注意力等方式都是有利于戒烟的。对非重度烟瘾患者而言，还可以考虑以下手段与方法。

1.充分感知吸烟危害

吸烟的危害已经成为一种共识，但为什么还有如此多的吸烟者？很重要的一个原因，很多吸烟者采取"鸵鸟政策"——不看、不管、不顾。真正决定戒烟者或意欲帮助他人戒烟的，可以采取观看视频或现场观摩重型呼吸系统疾病患者状态等形式，充分、直观感受吸烟对于身体健康的危害。如果让吸烟者产生一种很深刻的触动，则能使戒烟者更好地下定决心。

2.努力营造无烟环境

烟瘾跟所有的成瘾行为一样，是一种下意识乃至无意识行为，努力营造无烟环境，能够使这种无意识行为变为有意识、唤醒自我意志对于该行为的调控机制。例如，扔掉所有烟草制品、打火机、烟灰缸和其他吸烟用品，远离吸烟者，避免停留在很有可能使吸烟者想吸烟的地方，如酒吧或有吸烟人士的聚餐场所等。

3.允许建立补偿行为

在烟瘾上来时要明确这是一种正常反应，在这种情况下要允许自己采取一定的补偿行为加以调适和转移注意力。例如，采用饮水或者品茶、咀嚼口香糖、吃瓜子等零食、深呼吸、运动等自己喜欢或可以接受的方式，控制自身的吸烟欲望。在这个过程中，不要过度担心零食或者其他不健康生活方式对自身的影响，集中注意力才能实现戒烟成功。

第二节 饮酒损害身体健康

一、酒精饮料的历史与发展

饮料是指以水为基本原料，由不同配方和制造工艺生产出来的，供人们直接饮用的液体食品，一般分为含酒精饮料和无酒精饮料。酒精饮料系指供人们饮用的且乙醇含量在0.5%（vol）以上的饮料，包括各种发酵酒、蒸馏酒、配制酒及预调酒。按照我国饮料酒的标准（GB/T 17204—2008），我国的饮料酒分为发酵酒（啤酒、葡萄酒、黄酒等）、蒸馏酒（白酒、白兰地、伏特加等）、配制酒（药酒、桂花酒、玫瑰露酒等）三类。

酒起源于远古人们的发现，人们吃剩下的食物，在自然条件下，经某些发酵的细菌作用使食物产生了酒味且有酒香，人们在此基础上反复摸索与实践，逐步实现人工酿造。中国是世界上谷物酿酒最早的国家，相传夏禹时期人们就懂得了人工酿酒的方法。酒作为粮食的产物，在中国传统社会中具有特殊的文化内涵，在古代祭祀过程和传统节日中，酒都有特殊的位置。"三碗不过冈""呼儿将出换美酒""温酒斩华雄"等文学作品更是层出不穷，反映了独特的中国酒文化。白酒虽然是酒精饮料的代名词，但是葡萄酒、黄酒、马奶酒等地方特色酒也是中国酒饮料多种多样的体现。全球化的推进让世界各国的酒精饮料不断地被人们了解。

随着人们生活水平的提高，酒进入越来越多人群或家庭的生活，成为欢乐的见证和消愁的良药。据《中国消费者报》2023年1月18日载文报道，2010—2022年，我国白酒年产量呈现倒V字形发展态势，从2010年的890.6万千升上升至2016年的1 358.36万千升，此后又逐年下降，到2021年的715.6万千升。2022

年1~11月，我国规模以上企业白酒产量为597.3万千升，同比下降4.7%。

二、酒对健康的作用与危害

（一）适量饮酒有益健康

饮酒有益身体健康在中医传统文化中就有体现，医的繁体字下面的"酉"即指当时的酒坛，换言之，医是建立在酒的基础上的。"酒为百药之长"的说法更是肯定了在物质相对不够丰富的古代社会，酒所具有的药用价值。酒从《名医别录》收载入药以来，至今一直是传统中药的组成部分。综合历代认识，现代中医将酒的功效概括为"甘苦辛，性温，有毒；入心、肝、肺、胃经；能活血通脉，祛风散寒，行药势，矫味矫臭"。

现代研究证明，白酒中含有微量氨基酸、葡萄酒和啤酒中含有蛋白质、肽类、氨基酸、糖类、有机酸等营养物质。适量饮酒具有驱寒、舒筋活血、帮助消化和安神镇静的作用，此外，饮酒还被证实具有驱寒的作用。通常情况下，每1g酒精进入人体后燃烧产生的热量约为29.4J，人体每千克体重每小时可分解酒精0.1g左右，有了足够的热量能够提高人们的御寒能力。此外，酒精能够影响人体应对压力的方式，承压时，人体释放激素皮质醇产生环境压力造成的紧张感，但是酒精减弱了皮质醇的作用。因此，因压力所产生的某些心理疾病也可以通过适量饮酒进行缓解。

（二）酗酒损害身心健康

酒精对于人体的药用和保健价值都是基于适量饮酒的基础上的，物极必反，酗酒则会严重损害身心健康。酒精通过口腔、食管、胃和肠黏膜等进行吸收，并快速扩散到血液并到达人体各个器官，30~60分钟时血液中酒精浓度达到最高值。酒精代谢主要在肝中进行，通过一系列生化反应依次转换为乙醛、乙酸，最终氧化成为二氧化碳和水。当过量饮酒不能充分代谢时，酒精在人体器官中蓄积到一定程度则引起中毒症状。WHO发布的《2018年酒精与健康全球状况报告》指出，2016年约有300万人因饮酒死亡（相比2012年少30万人）；占全球所有死亡人数的5.3%（相比2012年降低0.7%）。

乙醇作为亲和神经的物质具有脂溶性，可迅速通过血脑屏障影响神经功能，长期摄入会产生酒精依赖综合征（酒瘾）。此外，乙醇容易导致消化道溃疡、酒精性肝炎及酒精性肝硬化等；也可对骨髓及造血系统造成损害，引起严重贫血。慢性酒精中毒可导致动脉粥样硬化和高血压，使股骨头坏死和骨质疏松危险性增加。此外，长期饮酒还可导致性功能障碍。研究显示，过量饮酒易诱发顽固性高血压、非缺血性扩张型心肌病、心房颤动和卒中（缺血性和出血性）等，已成为15~59岁男性心血管疾病的主要诱因或死因之一，并且在造成美国人口早死的数个原因中，过量饮酒是仅次于吸烟和肥胖的第三大主因。

此外，从社会层面看，饮酒容易使人对意识和行为的控制力减弱，易发生酒后伤人事件。酒精对大脑的麻醉作用也会使人的注意力、感知力和判断力下降，面对紧急情况时不能准确、及时作出判断，容易导致车祸、溺水等事故。

三、世界卫生组织对于限量饮酒的规定

世界卫生组织国际协作研究指出：一般以男性每日饮用酒中乙醇总量20g（每日饮酒如果是60度白酒以不超过35mL为宜，黄酒、果酒以不超过70mL为宜，啤酒以不超过400mL为宜）为标准，大于或等于20g为过量，低于20g为少量或适量；女性每日饮用酒中乙醇总量不超过10g为标准。此外，无论男女，每周至少有2天、最好是连续2天滴酒不沾。同时，每次饮酒应为单一品种，不可混饮。饮酒量越大，酒的度数越高，对健康的损害越厉害。

虽然过量饮酒的危害引起了人们一定程度的重视，但酒的文化属性及较为明显的社会交往功能，使得饮酒乃至过量饮酒问题依旧突出。WHO发布的《全球酒精状况报告（2021）》指出，当今世界有超过23亿的人口（年龄>15岁）存在饮酒行为，饮酒者每年消耗纯酒精量超350亿升，相当于每名饮酒者每日摄入含3个标准量的酒精饮料，超过了推荐摄入量。

四、健康饮酒

（一）尽量避免饮酒

就身体健康而言，不饮酒是最好的。对于未饮酒人群，应该在观念上充分认识到饮酒对身体健康的危害，明白调节心理健康的方式多种多样，并不是只能靠饮酒，饮酒并不是一种健康的生活方式。从观念上知道饮酒的危害，避免"第一次饮酒"进而造成酒瘾是保持健康最重要也是最为简单的方式。此外，肝病患者、糖尿病患者、未成年人、高血压患者、心脏病患者、感冒患者、消化道溃疡患者、睡眠呼吸综合征患者等身体处于非健康状态的人群禁止饮酒，避免对身体造成进一步的损害。

（二）适量饮酒

酒的主要成分是乙醇，从以上分析可知，人体对乙醇的代谢能力和水平是决定健康饮酒量的主要生理指标，WHO推荐的安全饮酒量也是根据这一生理机制确定的。从身体健康的角度分析，不饮酒是最好的。《柳叶刀》《自然》等权威学术期刊发表的最新研究成果都表明饮酒量无论多少都严重危害健康。不同地域的人群由于气候和饮食习惯的不同，对酒精的耐受能力存在区别。相比WHO的适宜饮酒量规定，《中国居民膳食指南（2022）》规定，男性每日饮用酒中乙醇总量不超过15g。这也是基于中国特殊的地理环境、饮食特点作出的科学合理建议。

（三）适度适时饮酒

研究表明，饮用酒精度为40%vol以下的酒精饮料时，身体机能能够作出较快速有效的应对，乙醇在人体血液中排出较快，对人体造成的实质性危害较少。因此，从酒精度数看，建议人们选择低度酒（如葡萄酒或黄酒），中国古代的"醉酒当歌、人生几何""今宵酒醒何处"其实都是基于低度酒而言的。随着酿酒工艺的提高，当今的饮酒时尚、市面上的白酒多为高度酒，更容易造成醉酒及相关健康问题。中国传统饮食强调"不时不食"，现代研究也验证了这句谚语：一天饮酒的最佳时间为每日14:00以后，尤其是在15:00~17:00，在这个时间段身体代谢能力较强，酒精饮料对人体产生的伤害较小，而早晨或上午饮酒则不容易代谢，更容易造成伤害。

（四）适宜方式饮酒

中国的酒文化历史源远流长，一定程度也丰富了人们的业余文化生活。在餐桌上更是形成了特定的饮酒文化，"感情深一口闷""酒逢知己千杯少"等都体现了一种不健康的过度饮酒方式。从健康文明角度出发应该从多方面提倡适宜饮酒。

1.量力而行

能有半斤量最好喝三两，明确酒精的毒副作用，尽量减少其对身体的危害。也能够避免醉酒以后不能自已，既闹出笑话又伤害身体。

2.饮酒前后适当采取保护措施

在不能避免饮酒时，尽量不要空腹饮酒，在饮酒前吃适量东西、牛奶等能够有效缓解酒精对消化系统的伤害。在饮酒后第一时间采取有力措施，例如适量喝点蜂蜜水或利尿的饮料，都有利于酒精在体内的代谢加快。

3.不宜"三种全汇"

啤酒含有二氧化碳和大量水分，与白酒混合会加速酒精在全身的渗透作用，对肝、肠胃、心血管产生更大危害。

4.不宜与咖啡、浓茶共饮

咖啡与酒同饮会增加对大脑的伤害并刺激血管扩张、加快血液循环导致更大危害，浓茶与酒精一起则会加重心脏负担导致心律失常或心功能不全。

5.忌烟酒同用

酒精和烟草具有协同作用，酒精是烟草中致癌毒物很好的溶剂，且酒精具有扩张血管和加速血液循环的作用，烟酒同用使烟草中的致癌物质进入身体后迅速随血液抵达人体各部位，对人体造成更大的危害。

6.不宜心情低落时饮酒

"借酒消愁愁更愁"，人在情绪低落时机体内各个系统的功能都处于低下状态，对酒精的解毒功能减弱。

7.不要醉酒

"醉酒一次相当于得一次肝炎"，醉酒打破了身体的反馈机制和免疫系统，一时难以恢复甚至造成不可挽回的后果。

8.建立良好的酒桌文化

家人朋友之间聚会，适量饮酒是核心，不要拼酒和超量饮酒，量力而行既愉悦也健康。

几千年的酒文化是中国传统文化的重要组成部分，在大力弘扬中国传统优秀文化的同时，树立适量饮酒的时代新风尚，科学饮酒既能丰富人们的餐桌文化，也能够维护人民大众的身心健康。

尝试与体验：

● 与吸烟者、不吸烟者分别进行交流，他们对于吸烟的态度分别是怎样的？

● 当不得不饮酒时，可以采取哪些措施尽量减少饮酒对于身体的伤害？

● 对于戒烟限酒，你还有哪些可行的措施和方法？

推荐阅读书目：

● 《戒烟限酒健康长寿》，湖北科学技术出版社，2018年出版。

● 《这书能让你戒烟》，吉林文史出版社，2018年出版。

● 《这书能让你戒酒》，中国纺织出版社有限公司，2023年出版。

第五章

身体活动与健康

身体活动缺乏已经成为全球范围内造成死亡的第4位主要危险因素，引起全球死亡的6%。身体活动不足不仅会影响身体健康，导致许多慢性疾病发生，而且会影响个体的认知、心理状况和睡眠质量乃至生活质量。伴随人们生活的便利化，生活方式却越来越"不健康"，大多数人群存在身体活动不足的情况。对于不同人群，身体活动都可以作为娱乐休闲（游戏、比赛、运动或有计划的锻炼）、体育、交通（轮式运动、步行和骑自行车）或家务的一部分，在教育、家庭和社区环境中进行。同时，运动是把"双刃剑"，虽然科学运动可以增强体质，但是不合理的运动也可能危害人体健康。想要通过科学运动增进健康，最好是依据个体自身特点制定个性化运动处方，循序渐进，持之以恒。

第一节　身体活动概述

一、身体活动的基本概念

身体活动又称体力活动。1953年医学杂志*Lancye*首次公布身体活动的概念，明确了身体活动与健康的关联性。1985年Caspersen研究指出，身体活动概念是"由于骨骼肌收缩导致能量消耗明显增加的各种活动，既包括一些常见的结构化形式的体育锻炼、运动竞赛等，也包括以任何形式产生能量消耗和健康效益的非结构化活动形式"。1996年，美国卫生部在此基础上丰富了其定义：由骨骼肌收缩产生的能量消耗并提高健康效益的身体运动。

2004年第57届世界卫生大会上，世界卫生组织（WHO）提出了，身体活动是指骨骼肌收缩产生的任何消耗身体能量的动作。国内学者在《中国儿童青少年身体活动指南》中将身体活动行为定义归纳为3个方面要素：骨骼肌的收缩、能量消耗高于基础代谢水平、除睡眠以外的一切机体活动。

身体活动主要由4个参数组成：身体活动频率、身体活动时间、身体活动强度以及身体活动方式。

（1）身体活动频率，指单位时间内的活动次数，如每周3次或3次以上。

（2）身体活动时间，指个体进行身体活动所消耗的时间，如跑步30分钟。

（3）身体活动强度，指单位时间内身体活动能量消耗与安静时消耗的比值。强度通常用代谢当量（MET）表示，划分为LPA（低强度）、MPA（中强度）、MVPA（中高强度）以及VPA（高强度）。《中国儿童青少年身体活动指南》将身体活动＞6METs为高强度身体活动（VPA），其主要表现为呼吸急促、心率增加、运动过程中无法与人对话，如进行跑步、快速骑车等。中强度身体活动（MPA）范围值3~6METs，主要是呼吸急促、心跳快、能和人进行少量对话，如进行家务、快走等。低强度身体活动（LPA）＜3METs，主要表现为呼吸与心率比日常生活稍加快一些，能与人沟通，如进行学习、吃饭等。

（4）身体活动方式，指身体活动的形式，如进行体娱活动、交通活动等。值得指出的是，运动的概念区别于身体活动，是指有计划、有组织且可重复性的，以改善或维持身体健康为直接或间接目的的一种特定的身体活动类型。

二、身体活动的分类

身体活动可以有多种分类方法，从医学和促进健康的角度，通常按日常活动和能量代谢进行分类。

（一）按日常活动分类

按日常活动，身体活动可分为四类：职业性活动，指工作时的身体活动；交通出行，如步行、骑行之类的身体活动；家务劳动，如拖地、洗衣服之类的身体活动；休闲活动，如业余时间游泳、跑步、打球等。

（二）按能量代谢分类

人体通过营养物质的摄入和能量消耗来维持能量代谢的平衡。能量消耗途径主要包括基础代谢、身体活动和食物生热效应三个方面，其中身体活动是能量代谢途径中可变性最大的部分，可以分为有氧代谢运动和无氧代谢运动。

1.有氧代谢运动

即有氧运动，是指躯干、四肢等大肌肉群参与为主的、有节律、时间较长、能够维持在一个稳定状态的身体活动（长跑、步行、骑车、游泳等）。这类活动形式需要氧气参与能量供应，以有氧代谢为主要供能途径，也称耐力运动。它有助于增进心肺功能、降低血压和血糖、增加胰岛素的敏感性、改善血脂和内分泌系统的调节功能，能提高骨密度、减少体内脂肪蓄积、控制体重增加。

2.无氧代谢运动

即无氧运动，是指机体在无氧代谢供能情况下进行肌肉活动的能力（100米跑、短距离游泳、单板U型滑雪等）。这类活动水平的高低取决于糖无氧酵解供能的能力、机体缓冲乳酸的能力以及脑细胞的耐酸能力。当人们从事的运动非常剧烈，或者是急速爆发的，例如举重、百米冲刺、摔跤等，此时机体在瞬间需要大量的能量，而在正常情况下，有氧代谢不能满足身体此时的需求，于是糖就进行无氧代谢，以迅速产生大量能量。无氧运动可以增强肌肉力量，提高身体的适应能力，是增加肌肉的主要运动形式。

（三）其他分类

（1）关节柔韧性活动：通过躯体或四肢的伸展、屈曲和旋转活动，锻炼关节的柔韧性和灵活性。对预防跌倒和外伤、提高老年人的生活质量有帮助。

（2）强壮肌肉活动：保持、增强肌肉力量、体积、耐力的活动，各种负重运动，如哑铃、俯卧撑等。

（3）身体平衡活动：保持平衡姿态，如单腿立、倒走、平衡练习等协调性活动。

（4）健骨运动：作用于骨骼产生骨骼肌性及压力性负荷活动。可改善骨骼结构和密度，增加抗骨折的能力，如蹦、跳、舞蹈等。

（5）高强度间歇训练：包括高强度有氧运动与短时间低强度有氧运动恢复期的组合型活动。

三、身体活动强度

身体活动强度指单位时间内身体活动的能耗水平或对人体生理刺激的程度，分为绝对强度（物理强度）和相对强度（生理强度）。

绝对强度指根据身体活动的绝对物理负荷量测定的强度水平，属健康成年人的测定结果，指标为代谢当量（梅脱MET）。代谢当量（梅脱MET）指相对于安静休息时身体活动的能量代谢水平，在流行病学研究中，代谢当量经常被用来对身体活动进行强度划分。1梅脱相当于每千克体重每分钟消耗3.5mL的氧，或每千克体重每小时消耗1.05kcal能量的活动强度，这是目前国际上反映运动绝对强度的常用指标。

相对强度指根据生理反应情况测定的强度水平，包括主观性反应指标疲劳感，分为轻、中、重；客观性反应指标心率、耗氧量，如最大心率的百分比、最大耗氧量的百分比、靶心率等。相对强度属于生理的范畴，更多考虑了个体生理条件对某种身体活动的反应和耐受力。

心率（heart rate，HR）是指每分钟心脏跳动的次数。成年人安静时心率在60~100bpm（beast per minute，次/分），平均在75bpm。新生儿心率高于成年人，达到130bpm。当安静时心率小于60bpm称为心动过缓，当安静时心率大于100bpm称为心动过速。心率与年龄、性别、体质、训练水平和生理状态等因素相关。随着年龄的增长而逐渐下降，至青春期时接近成人水平；成年女性的心率比男性稍快；经常进行体力劳动和体育锻炼的人心率较慢；同一个体在安静或睡眠时心率较慢，而运动或情绪激动时心率较快。心率是心脏功能的重要指标，安静时心跳有力徐缓、运动时心率增加幅度小、运动后心率恢复快均是心脏功能增强的标志。

最大心率是心脏每分钟能收缩的最大次数。一个人的最大心率是个体化的、与生俱来的，即与遗传有关；最大心率随年龄增长而递减，可以根据公式"最大心率＝220–年龄"来估计个体（正常成年人）的最大心率；最大心率与身体健康状况及运动训练情况无关，优秀运动员最大心率与普通人没有显著区别；最大心率常被用来确定运动时的负荷强度，在运动训练、体育教学和健身锻炼等诸多领域都有广泛的应用。一般认为当心率达到最大心率的60%~75%时，身体活动水平则达到了中等强度。

耗氧量也称吸氧量或摄氧量，是指机体每分钟能够摄取并利用的氧气量。安静时，人体的摄氧量与需氧量相当；运动时，随着需氧量的增加，耗氧量也在增加。人体进行有大量肌肉群参加的长时间剧烈运动，当氧运输系统功能和肌肉利用氧的能力达到最高水平时，每分钟所能摄取的氧量，称为最大耗氧量，也称最大摄氧量。最大耗氧量反映了机体氧的摄入、运输、利用的能力，因此是评定人体身体活动强度的重要指标之一。

综上所述，代谢当量、最大心率和最大耗氧量均可用以评价身体活动的强度，实际中可根据具体情况选择，而自我感知运动强度更侧重于考虑个体的差异性，可供人们把握活动强度时作参考。

四、身体活动总量与健康效益

从WHO发布的《世界健康统计2021：监测健康以实现可持续发展目标》看，身体活动不足是导致慢性非传染性疾病，即生活方式病的重要诱因之一，并且全球范围内还有约四分之一的成年人长期处于身体活动不足的状态。可见，身体活动不足和与其相关的慢性非传染性疾病正严重威胁着人类健康。

越来越多的科学研究证据表明，规律参与身体活动对人类健康具有积极正向影响。参与身体活动有利于生理健康，可以提高体适能水平，改善心肺功能，促进新陈代谢等；参与身体活动也有利于心理健康，能提高自尊、自信水平、自我效能感等。对于心脏病、肺病、糖尿病和癌症等慢性非传染性疾病，科学的身体活动能起到预防和治疗作用。因此，美国运动医学会提出了"锻炼是良药"，倡导积极参与身体活动应该成为每个人的"必修课"。

身体活动总量是个体活动强度、频度、每次活动持续时间以及该活动计划历时长度的综合度量，上述变量的乘积即为身体活动总量。身体活动总量是决定健康效益的关键，10分钟以上的中等强度有氧活动和中等负荷的肌肉力量训练应作为身体活动总量的主要内容。

根据目前的科学证据，对有益健康的身体活动总量，强调身体活动强度应达到中等及以上，频度应达到每周3~5天。每周150分钟中等强度或75分钟高强度的身体活动，即每周8~10梅脱·小时的身体活动总量可以增进心肺功能、降低血压和血糖、增加胰岛素的敏感性、改善血脂，调节内分泌系统、提高骨密度、保持或增加瘦体重、减少体内脂肪蓄积、控制不健康的体重增加。

日常生活中的身体活动，如家务劳动，降低疾病风险的有力证据还不多，但增加这些活动可以增加能量消耗，不仅有助于体重的控制，对于老年人而言，适当的活动能改善健康和提高生活质量。

五、身体活动原则

合理选择有益健康的身体活动量（活动的形式、强度、时间、频度和总量），应遵循以下四项基本原则。

（一）动则有益

对于平常缺乏身体活动的人，只要改变静态生活方式、增加身体活动水平，便可使身心健康状况得到改善，生活质量得到提高。

（二）贵在坚持

机体的各种功能用进废退，只有经常锻炼，才能获得持久的健康效益。

（三）多动更好

低强度、短时间的身体活动对促进健康的作用相对有限，逐渐增加身体活动时间、频度、强度和总量，可以获得更大的健康效益。

（四）适度量力

多动更好应以个人体质为度，且要量力而行。体质差的人应从小强度开始锻炼，逐步增强；体质好的人则可以进行运动量较大的体育运动。

第二节　身体活动指南

身体活动不足导致的各种健康问题引起了世界的广泛关注并多方采取了有益措施进行干预。2020年11月，WHO发布了最新的《关于身体活动和久坐行为指南》（WHO *guidelines on physical activity and sedentary behaviour*），针对儿童、青少年、成年人和老年人等不同年龄群体，孕妇和产后妇女以及患有慢性疾病或残疾的人提供了有关身体活动和久坐行为的最新具体建议。2022年1月，由国家卫生健康委疾控局指导，中国疾病预防控制中心、国家体育总局体育科学研究所牵头组织编制的，旨在为科学指导不同年龄人群及慢性病患者身体活动、提升全人群身体活动水平的《中国人群身体活动指南（2021）》发布。这些指南的发布为科学开展身体活动提供了有益的建议。

一、儿童与青少年（5~17岁）

（一）身体活动与儿童青少年健康的关联

在儿童和青少年中，身体活动的收益体现于以下健康结果：改善身体健康、心血管代谢健康、骨骼健康、认知结果（学业成绩、执行功能）、心理健康（抑郁症状减少）以及肥胖症减轻。

增加身体活动能改善儿童和青少年的心肺功能和肌肉骨骼健康。有规律的身体活动，主要是有氧运动，有益于儿童和青少年的心血管代谢健康，包括改善血压、血脂、控制血糖和胰岛素抵抗。对于儿童和青少年来说，骨负荷活动可以在游戏、跑步、转身或跳跃中进行。身体活动有利于骨量积累和/或骨结构，最近的证据表明，比同龄人活动更多的儿童和青少年骨量更大、骨矿物质含量或密度更高，骨强度更高。在儿童和青少年时期尽可能促进骨骼健康，有助于预防成年后的骨质疏松症和相关骨折。

（二）儿童青少年身体活动建议

中等强度和剧烈强度的身体活动能改善儿童和青少年的心肺功能和肌肉功能、心血管代谢健康和骨骼健康。短期和长期的中等强度至剧烈强度的身体活动对认知功能、学习成绩和心理健康都有积极影响。身体活动有利于儿童和青少年的健康体重状况管理，儿童和青少年进行的身体活动的总量和种类的风险不高，而收益更大。

建议如下。

（1）一周中儿童和青少年应平均每天至少进行60分钟的中等到剧烈强度的身体活动，以有氧运动为主。

（2）每周至少应有3天进行剧烈强度有氧运动以及增强肌肉和骨骼的运动。

（3）儿童和青少年应从少量身体活动开始，逐渐增加频率、强度和持续时间。

（4）应向所有儿童和青少年提供安全平等的机会，并鼓励参与有趣、多样、适合其年龄和能力的身体活动。

二、成年人（18~64岁）

（一）身体活动与成年人健康的关联

身体活动与成年人全因死亡率和心血管疾病死亡率之间的关联已经得到公认。身体活动与心血管疾病死亡率之间存在的反比关系，与最低水平的身体活动相比，较高水平身体活动意味着较低的死亡风险，任何水平和各种强度（包括轻微强度）的身体活动都意味着较低的死亡风险。

身体活动促进许多生理反应，引发有益的短期和长期自主神经和血流动力调节，从而降低高血压风险，而高血压是心血管疾病的一个关键风险因素。在血压正常的成年人中，身体活动与新发高血压之间为负相关关系，而对于血压正常的高血压前期成年人，身体活动可以降低血压。

较高水平的身体活动能降低患乳腺癌和结肠癌的风险。随着对身体活动与癌症的研究大量增加，有新的证据表明，身体活动水平越高，患膀胱癌、子宫内膜癌、食管腺癌、胃癌和肾癌的风险也越低，同时再度确认身体活动可预防乳腺癌和结肠癌。较高水平的身体活动相关的风险降低范围为10%~20%。

2010年《关于身体活动有益健康的全球建议》制定以来，对身体活动与心理健康、认知和睡眠的研究大量增加。增加中等强度至剧烈强度身体活动可改善认知（如处理速度、记忆和执行功能）、大脑功能和结构，降低认知受损的风险，如阿尔茨海默病。涵盖多个成年人群体，其认知健康状况有正常到受损的不同梯度，并报告了各种身体活动的有益影响，包括有氧活动、步行、肌肉强化活动和瑜伽。有证据表明，短时间剧烈身体活动和有规律的身体活动都能改善成年人睡眠和提高健康相关生活质量的结果。

（二）成年人身体活动建议

任意水平、任意强度的身体活动都能降低全因死亡率和心血管疾病死亡率、高血压、心血管疾病和Ⅱ型糖尿病发病率的相关风险。每周150~300分钟中等强度有氧身体活动或等量活动可降低多种健康结果的相关风险，每周活动超过300分钟后风险继续降低但幅度趋于平缓。

建议如下。

（1）所有成年人应定期进行身体活动。

（2）成年人应该每周进行至少150~300分钟的中等强度有氧活动；或至少75~150分钟的剧烈强度有氧活动；或者等量的中等强度和剧烈强度组合活动，可以获得巨大的健康收益。

（3）成年人还应进行中等强度或更高强度的肌肉强化活动，锻炼所有主要肌肉群，每周2天或2天以上，能带来额外的健康收益。

（4）成年人可以将每周中等强度有氧活动增加到300分钟以上；或进行150分钟以上的剧烈强度有氧活动；或等量的中等强度和剧烈强度组合活动，可获得额外的健康收益。

三、老年人（65岁以上）

（一）身体活动与老年人健康的关联

老年人体质下降往往表现为跌倒和跌倒相关伤害，可能造成严重后果。意外跌倒是外在（环境）和内在（影响姿势控制的肌肉骨骼或神经系统异常）因素共同造成的结果。有证据表明，身体活动——特别是包括平衡、力量、耐力、步态和身体机能组合训练的多样化身体活动方案——可降低老年人跌倒概率和跌倒受伤风险。最近的证据表明，运动可以使老年人跌倒率最多降低23%，可以显著降低跌倒受伤的风险，包括骨折、头部外伤、开放性创伤、软组织损伤或任何其他需要医疗护理或住院的损伤在内的严重跌倒。

肌肉和骨量在成年早期达到高峰后，往往会随着年龄增长而下降（即肌肉减少症和骨质减少症、骨质疏松症），与力量和身体机能下降或有关联。有证据表明，定期身体活动可以改善老年人的身体机能，并降低与年龄相关的身体机能缺失风险。较高水平身体活动可以改善老年人的骨骼健康，从而预防骨质疏松症。身体活动干预措施还可改善腰椎和股骨颈（髋关节）骨密度，含多种练习的运动计划可能对骨骼健康和预防骨质疏松症有显著效果。

（二）老年人身体活动建议

身体活动可改善一般老龄人口的身体机能，降低年龄相关的身体机能缺失风险，向老年人推荐的身体活动量和活动种类的风险不高，而且收益大于风险。

建议如下。

（1）所有老年人应定期进行身体活动。

（2）老年人应该每周进行至少150~300分钟的中等强度有氧活动；或至少75~150分钟的剧烈强度有氧活动；或等量的中等强度和剧烈强度组合活动，可以获得巨大的健康收益。

（3）老年人还应进行中等强度或更高强度的肌肉强化活动，锻炼所有主要肌肉群，每周2天或2天以上，能带来额外的健康收益。

（4）在每周身体活动中，老年人应该进行多样化身体活动，侧重于中等或更高强度的功能性平衡和力量训练，每周3天或3天以上，以增强功能性能力和防止跌倒。

（5）老年人可以将每周中等强度有氧活动增加到300分钟以上；或进行150分钟以上的剧烈强度有氧活动；或等量的中等强度和剧烈强度组合活动，可获得额外的健康收益。

四、妊娠期女性

孕妇在妊娠期进行适当的身体活动可预防妊娠期糖尿病和妊娠期高血压疾病，减轻孕期各种生理和心理不适。WHO和多个国家的指南均推荐在无禁忌证的情况下，孕妇每周应进行至少150分钟中等强度的身体活动。对于孕妇和产后妇女，身体活动可以作为娱乐休闲（游戏、比赛、运动或有计划的锻炼）、交通（轮式运动、步行或骑自行车）、工作或家务的一部分，在日常工作、教育、家庭和社区环境中进行。

（一）身体活动与妊娠期女性健康的关联

怀孕前和怀孕期间的身体活动有助于降低怀孕常见并发症的风险。怀孕期间进行身体活动与减少妊娠期体重增加幅度和减少妊娠期糖尿病风险有显著关联，与孕前身体活动也有关联，包括超重妇女和患肥胖症的妇女。

怀孕期间的身体活动似乎不会增加妊娠高血压或先兆子痫的发病率。对于超重或肥胖症孕妇，身体活动干预组与标准产前护理组在妊娠高血压或先兆子痫的发病率上没有显著差异。长期以来，人们一直顾虑孕妇身体活动对胎儿发育和分娩可能产生不利影响。然而，最近的证据表明，身体活动不会增加流产、死产或分娩并发症发生率的风险。有证据表明，身体活动干预组与标准产前护理组之间，超重或肥胖症孕妇的剖腹产率没有差异。

（二）妊娠期女性身体活动建议

孕妇和产后妇女应从事各类有氧运动和肌肉强化运动，轻柔拉伸运动可能也有益处。孕期身体活动会减轻产后抑郁症状，向孕妇和产后妇女推荐的身体活动量和活动种类的风险不高，且收益超过风险。

1.身体活动建议

（1）整个孕期和产后应定期进行身体活动。

（2）每周应该进行至少150分钟中等强度有氧活动，可以获得巨大的健康收益。

（3）进行各种有氧和肌肉强化运动，增加轻柔拉伸运动可能也有益处。

（4）怀孕前习惯进行剧烈强度有氧运动的妇女，或者经常进行身体活动的妇女，可以在怀孕和产后继续原有活动。

2.孕妇进行身体活动时的其他安全注意事项

（1）气温过高时避免进行身体活动，尤其是高湿度环境下。

（2）身体活动之前、期间和之后适量饮水，保持水分。

（3）避免参与涉及身体接触、跌倒风险大或可能限制氧化作用的活动，例如，平时不在高海拔地区生活的人应避免高海拔地区活动。

（4）孕早期过后避免仰卧位活动。

（5）若考虑参加体育比赛或运动量远高于指南建议标准时，孕妇应寻求专业卫生保健人员监督。

（6）卫生保健提供者应告知孕妇出现哪些危险信号时须停止活动；或者出现此类信号时限制身体活动并立即咨询合格卫生保健提供者。

（7）分娩后逐渐恢复身体活动，剖腹产分娩应咨询卫生保健提供者。

第三节　身体活动的科学指导——运动处方

随着我国的快速发展，人们对关于运动健身的意识迅速提高。"生命在于运动"是大家熟知的健身口号，然而很多人都误以为只要运动就有益健康，其实运动是把"双刃剑"，科学运动虽然可以增强体质，但是不合理的运动方式可能危害人体健康。想要通过科学的运动增进健康，最好是依据个体的差异性制订运动处方，选择强度适合的运动，合理安排时间并持续进行。

一、运动处方的概念

"运动处方"是20世纪50年代由美国生理学家卡波维奇（Karpovich）提出，至20世纪60年代，运动处方因被用于冠心病患者的康复而引起心血管疾病治疗的革命受到重视。1969年，WHO正式采用"运动处方"这一术语，进而得到国际上广泛认可，其概念和内容也得到不断完善和充实。

运动处方是指由运动健康指导师、运动处方师、康复医师、康复治疗师、社会体育指导员或临床医生等专业人员依据锻炼者的年龄、性别、个人健康信息、医学检查、体育活动的经历以及体质测试结果，如心肺耐力等，以健身为目的，以处方的形式，制订系统化、个性化的体育活动指导方案。运动处方的基本内容包括运动频率（frequency，F）、运动强度（intensity，I）、运动时间（time，T）、运动方式（type，T）、运动量（volume，V）和运动处方实施进程（progression，P）6项基本内容。在制订运动处方时，还应明确运动中的注意事项及运动中的医务监督力度。在实施过程中，应注意观察锻炼者的反应和健身效果，及时调整运动处方。运动处方与医生开的药方相似，是在获取锻炼者或患者的基本信息、医学检查结果之后制订的与运动相关的处方，制订运动处方之前，还应进行危险分层和体质测试。

二、运动处方的特点

运动处方的特点主要表现在以下三个方面：

（一）个体化

在制订运动处方之前，首先要了解锻炼者的年龄、性别、个人健康信息、体育活动的经历、医学检查信息以及体质测试结果，如心肺耐力、身体成分、肌肉力量、肌肉耐力、柔韧性等，综合判断锻炼者的健康状态、体力活动现状、有无疾病或危险因素等具体情况之后，再有针对性地制订运动处方。

（二）系统化

运动处方的基本内容包括运动频率、运动强度、运动方式、运动时间、总运动量和运动处方实施进程，还包括运动中的注意事项和运动中医务监督的力度等。

（三）安全有效

按照运动处方有计划地进行身体锻炼，能够以较短的时间、适宜的运动负荷，获得较大的锻炼效果，有效地提高身体机能，达到预防和治疗某种慢性疾病的目的。同时，显著减少运动伤病的发生率，达到"事半功倍"的效果。

三、运动处方的分类

运动处方根据不同的分类标准有不同的分类结果，通常按照锻炼人群分为以下三类。

（一）健身性运动处方

健身性运动处方的主要目的是指导锻炼者根据自己的实际情况，采取适当的体育活动进行科学锻炼，以便安全有效地提高健康水平，改善机能状态，增强"健康体适能"，预防诱发心血管疾病的危险因素，如高血压、血脂异常、高血糖、肥胖症等，实现零级预防的目的。

（二）慢病预防性运动处方

慢病预防性运动处方主要是针对不同心血管疾病风险因素（患有高血压前期或早期、血脂异常、糖尿病前期或早期、轻度肥胖症的锻炼者），制订个体化的运动处方。慢病预防性运动处方主要目的是逆转心血管疾病风险因素或延缓风险的发展，预防心血管疾病的发生，实现一级预防的目的。慢病预防性运动处方主要由接受运动人体科学专业培训的体育教师、运动健康指导员、社会体育健身指导员、私人健身教练和运动处方师等来制订。

（三）康复性运动处方

康复性运动处方的对象，是经过临床治疗达到基本痊愈，但遗留有不同程度身体机能下降或功能障碍的患者，如冠心病患者、脑卒中患者、手术后患者以及已经得到一定控制的慢性病患者（高血压患者、血脂异常患者、糖尿病患者、肥胖症患者等）。康复性运动处方的目的是，通过运动疗法帮助患者改善身体机能，缓解症状，减轻或消除功能障碍，预防疾病加重或者出现并发症，减少疾病的危害；通过运动处方的实施可以防止伤残和促进功能恢复，尽量提高患者的生活自理能力和工作能力，提高生命质量、延长寿命，降低病死率，实现二级和三级预防。康复性运动处方主要用于综合医院的康复科、康复医疗机构和健康管理机构，也用于社区康复工作中。康复性运动处方主要由康复医师、康复治疗师（士）和运动处方师来制订。

除了以上根据锻炼人群分类，运动处方还可以根据锻炼作用分为心肺耐力运动处方、力量练习运动处方和柔韧性练习运动处方。

四、运动处方的制订步骤及实施原则

制订运动处方一般应按照以下步骤及实施原则逐步进行。

（一）全面了解运动处方对象的体适能和健康状况

在制订运动处方之前，一定要通过询问、问卷调查、医学检查、体适能测试等途径了解运动处方对象的体适能和健康状况。需要了解的内容有身体发育情况、家族史、疾病史、目前伤病情况和治疗情况、近期身体健康检查结果、体适能测试结果、体力活动水平和近期锻炼情况等。全面了解运动处方对象的体适能和健康状况，有助于确定运动处方的目的。同时，通过全面了解运动处方对象，确定其疾病史、医学检查等情况，了解其有无运动禁忌证，或暂时禁忌运动的情况，便于确定心肺耐力及其他运动功能的测试方案，以及测试和运动中医务监督的力度，以提高在心肺耐力测试和锻炼过程中的安全性。

（二）确定运动处方的目的

（1）预防疾病、改善体适能。例如，为了提高心肺耐力、增强肌肉力量、提高柔韧性。

（2）减轻或延缓疾病的危险因素。例如，为了减少多余的脂肪，控制血压、血糖、血脂，消除或减轻功能障碍等。

（3）疾病或功能障碍的康复治疗。因运动处方的目的不同，须采用不同的运动功能评定方法，并按照不同的原则制订运动处方。

（三）运动功能的测试与评定

运动功能的测试与评定是制订运动处方的依据。重点检查心肺耐力及相关器官的功能状况。例如，运动处方目的是提高心肺耐力，或控制体重、血压、血糖、血脂等，应做心肺耐力测试与评定；运动处方目的是增强肌肉力量和肌肉耐力，需要做肌力的测定；运动处方目的是提高柔韧性，应做关节活动幅度的测定；以肢体功能障碍康复为目的时，须做临床医学检查、关节活动幅度评定、肌肉力量评定和步态分析等。

（四）制订运动处方

运动功能检查的结果是制订运动处方的依据。制订运动处方时，要充分体现个体化特征。除了功能评定结果，还须考虑运动处方对象的性别、年龄、健康状况、锻炼基础、客观条件和兴趣爱好等，安排适当的锻炼内容。

（五）指导实施运动处方

在按照运动处方开始进行锻炼之前，处方制订者应帮助运动处方对象了解运动处方中各项指标的含义，对如何实施运动处方提出要求。运动处方对象第一次按照运动处方锻炼时，应当在处方制订者的监督指导下进行，让运动处方对象通过实践了解如何实施运动处方；有时需要根据运动处方对象的身体情况对运动处方进行适当的调整。进行慢性疾病、肢体功能康复锻炼时，应有专业人员指导，并根据锻炼后的反应及时调整运动处方。

（六）监督运动处方的执行情况

通过检查锻炼日记，定期到锻炼现场观察，或请运动处方对象定期（每周一次或两周一次）到实验室，在监测下进行锻炼，对其执行运动处方的情况进行监督。有研究表明，在监督下进行锻炼，不仅可以取得较好的锻炼效果，还可以根据运动处方对象功能的提高，及时调整处方，以取得更好的锻炼效果。

（七）定期调整运动处方

按照运动处方进行锻炼，一般在6~8周后可以取得明显的阶段性效果。此时，需要再次进行运动功能评定，检查锻炼的效果，调整运动处方，以保证取得更好的锻炼效果。

五、运动处方的基本内容

根据运动处方对象的个体情况，明确运动处方的目的，完成相应的功能评定之后，制订运动处方。一个完整的运动处方应包括以下内容。

（一）运动处方对象的基本信息

运动处方对象的基本信息包括姓名、性别、年龄、运动史等。

（二）医学检查及健康体适能测试与评定

在医学检查结果中，应明确有无代谢异常及程度，有无心血管疾病的症状及体征，有无已经明确诊断的疾病，并根据上述信息明确有无运动禁忌证，是否需要进一步进行医学检查，以及告知运动中的注意事项。然后进行运动功能测试，运动功能测试结果应明确心肺耐力的等级，身高体重指数（body mass index， BMI）或体脂百分比，主要肌群的力量及等级，以及身体柔韧性测试结果及评价。

（三）运动目的

制订运动处方之前，首先应当明确运动目的，或称为"近期目标"。

心肺耐力运动处方的运动目的，通常是提高心肺耐力，减脂，降血脂，降低冠心病风险因素，防治高血压、糖尿病等。

力量和柔韧性运动处方的运动目的，应当具体到将要进行锻炼的部位，如加大某关节的活动幅度，增强某肌群的力量等，力量运动处方中还需要确定增强何种力量，如是向心力量还是离心力量，以便采用不同的练习方式。

在康复锻炼运动处方中，需要考虑康复锻炼的最终运动目的，或称为"远期目标"。例如，达到可使用轮椅进行活动、使用拐杖行走，恢复正常步态、恢复正常生活能力和劳动能力、恢复参加运动训练及比赛等。

（四）运动处方制订的基本原则

运动处方的基本原则采用美国运动医学学会提出的FITT-VP原则。

1.运动频率（frequency，F）

运动频率指每周锻炼的次数。通常每周锻炼3~5次，有一定的休息时间，可使机体得到"超量恢复"，取得更好的锻炼效果。

2.运动强度（intensity，I）

运动强度指运动中费力的程度。在有氧运动处方中，运动强度决定走或跑的速度、蹬车的功率、爬山时的坡度等。在力量运动处方和柔韧性运动处方中，运动强度取决于给予的助力或阻力的负荷重量。运动强度制订得是否恰当，关系到锻炼的效果及锻炼者的安全。因此，应按照个人特点，规定锻炼时应达到的有效强度和不宜超过的安全界限。

3.运动方式（type，T）

运动方式指明确采用某种形式或类型的运动。例如，采用快走、慢跑、有氧健身操、游泳等有氧运动的形式，提高心肺耐力；或者采用力量练习、柔韧性练习、医疗体操、功能练习和水中运动等，锻炼肢体功能；针对偏瘫、截瘫和脑瘫患者可按神经发育原则采用治疗方法，可能还需要采用肢体伤残代偿功能训练和生物反馈训练等。

4.运动时间（time，T）

运动时间指在心肺耐力运动处方中，需要完成既定运动强度的总时间。在力量运动处方和柔韧性运动处方中，需要完成规定的每个动作的重复次数（repetition，reps）、组数（sets）及间隔时间（rest interval）。不同的锻炼方案将收到不同的锻炼效果。

5.运动总量（volume，V）

运动总量取决于运动频率、运动强度、运动时间等多种因素。

6.运动进度（progression，P）

运动进度即运动处方实施的进程，通常分为适应期、提高期和稳定期。

（五）运动注意事项

1.运动服

要选择宽松、柔软、弹性好的运动衣，还要选择色彩明快、吸水性好的服装。冬、夏装应区别开来，冬季天气寒冷，要穿质地厚的运动衣，以利于运动和保暖；夏季天气炎热，可穿轻而薄或半袖的运动衣，以便于散发热量，如直射日光强时还应戴帽子，并注意尽量减少皮肤的暴露。总之，要根据气候的变化选择使用，避免中暑、感冒及紫外线的伤害等。

2.运动鞋

从事慢跑的人，对于运动鞋的选择非常重要，运动鞋质地的好坏，尺寸是否合适，直接影响足部及下肢关节的健康。良好的运动鞋应具备透气性好、斜面舒适贴脚和鞋底有弹性等特点。鞋里面要平滑柔软，脚趾要有足够的伸展空间，避免脚部与鞋帮产生摩擦，以免跑步时被挤压；鞋底要有一定的厚度，有较好的弹性，无弹性的运动鞋容易造成下肢关节的疼痛。另外，鞋还要轻，结实耐用，鞋底落地时稳定性好等。

3.场所和用具的选择

运动的场所和设施对提高运动效果、运动成绩以及预防意外事故是很重要的。在运动过程中时刻伴随着多种危险因素，例如，运动场所狭小时，常发生碰伤事故等；路面不平则是导致骨折、挫伤等外伤的直接原因；长期在硬路面上进行运动可引起下肢关节的慢性损伤；运动用具使用不当或用具有缺陷时也容易发生事故。

（六）运动后注意事项

1.运动后不可以立即休息

剧烈运动时人的心跳加快，肌肉、毛细血管扩张，血液流动加快，同时肌肉有节律的收缩会挤压小静脉，促使血液很快地回流心脏。此时如果立即停下来休息，肌肉的节律性收缩也会停止，原来流进肌肉的大量血液就不能通过肌肉收缩回流心脏，造成血压降低，出现脑部暂时缺血，引发心慌气短、头晕眼花、面色苍白甚至休克昏倒等症状。因此，剧烈运动后要继续做一些小运动量的动作，呼吸和心跳基本正常后再停下来休息。

2.运动后不可马上洗浴

剧烈运动后人为保持体温的恒定，皮肤表面血管扩张，汗毛孔张开，排汗增多，以方便散热。此时如洗冷水浴，会因突然刺激使血管立刻收缩，血循环阻力加大，心脏负担加重，同时机体抵抗力降低，人就容易生病；而如洗热水澡则会继续增加皮肤内的血液流量，血液过多地流进皮肤和肌肉中，导致心脏和大脑供血不足，轻者头昏眼花，重者虚脱休克，还容易诱发其他慢性疾病。因此，剧烈运动后一定要休息一会儿再洗浴。

六、运动处方的制订

（一）耐力性运动处方

确定强度是制订耐力运动处方的关键。强度过小，达不到锻炼的效果；强度过大，也不会收到更大的锻炼效果，还可能产生副作用，甚至出现意外。1995年全美运动医学会（ACSM）提出"低强度、长时间"与"较高强度、较短时间"相比，在提高心肺功能方面，可以收到同样的效果，而后者运动损伤的发生率可能增加。我国有关的实验结果也说明，以强度较低的次大强度心率（195减年龄）为基点制订的运动处方锻炼效果并不比高强度（220减年龄）为基点的效果差。

1.发展耐力性运动处方的制订

处方的对象为基本健康的年轻人，或身体健康、有运动习惯的中老年人，在无条件进行ETT测试（运动耐量实验）时，可按简易法推算，制订运动处方。

（1）运动强度：①年轻人，身体健康，坚持系统训练，为进一步提高心肺耐力素质，可取"最大心率百分比"（以下简称为HRmax）的70%~85%；②45岁以下，身体基本健康，有运动习惯，进行健身锻炼，可取HRmax的65%~80%；③45岁以上，身体基本健康，有运动习惯，进行健身锻炼，可取HRmax的60%~75%；④没有运动习惯，刚开始健身锻炼，最好通过ETT确定运动强度。推算的方法为：170减年龄计算出最大心率百分比（针对没有运动习惯的人）；180减年龄（针对有运动习惯的人）。

（2）活动内容：周期性的运动有漫步1~2千米、散步3千米、一般步行4千米、快走5千米、疾走6千米、慢跑4~5千米、稍快跑8千米、快跑10千米。技术复杂的周期性运动有羽毛球、跳操、有氧舞蹈、上台阶、游泳、乒乓球、网球等。非周期性有氧运动有气功、太极拳、太极剑等。

（3）持续时间：以低强度、长时间为好，可以减少心血管系统和运动损伤的发生率。锻炼时间的长短与锻炼目的（健身、提高心肺功能、减肥）也有关系。一般健身时间为20~60分钟。

（4）运动频率：每周3~5次（常采用隔天锻炼一次）。

（5）热量消耗：运动强度、持续时间、运动频率共同决定每周运动消耗的总热量，而锻炼效果与总的热量消耗相关。特别是在减肥运动处方中，按照热量消耗确定运动量，成为主要的方法。

（6）注意事项：如高血压患者要避免做静力性练习和憋气等。

2.提高耐力素质的训练方法

（1）持续训练法。持续训练法是耐力运动处方采用的主要训练方法。这是一种长时间、慢速度、长距离的训练。

（2）循环训练法。循环训练法是利用有氧练习、力量练习、体操练习等交替进行，练习之间只有短暂休息或根本无休息。

（3）间歇训练法。间歇训练法是3分钟的高强度活动与小强度活动交替进行，以无氧训练为主。

（4）法特莱克速度游戏。法特莱克速度游戏是利用自然地形进行锻炼的一种方法，可走、跑交替、平地与上、下坡交替。锻炼两个月后，可再进行重复制订运动处方。

（二）力量性运动处方

1.发展肌肉力量运动处方的制订

肌肉力量练习的运动处方分为三个阶段进行实施：开始阶段、慢速增长阶段和保持阶段（表5-1）。在开始阶段和慢速增长阶段，练习者应根据自己的初始力量水平等基础状况，在各个方面作适当调整。

表5-1 力量练习的运动处方简表

周次	阶段	频率	组次	最高重复次数	负荷
1~3	开始	2次/周	2	15	15RM
4~20	慢速增长	2~3次/周	3	6	6RM
20+	保持	1~2次/周	4	6	6RM

（1）开始阶段。在开始阶段应避免承受过大重量。过大的重量会增加肌肉

和关节损伤的危险性。采用较轻的重量（最高重复次数为12~15次的负荷），不会使肌肉产生过度疲劳。如果原来选定的重量能轻松自如地重复12次，则可以增加重量。反之，则说明该重量过大。根据练习者最初时的力量水平来确定开始阶段持续的时间，一般持续1~3周。

（2）慢速增长阶段。经过开始阶段的力量练习，如果肌肉已经适应练习动作，就可以增加重量，并能重复举起6~8次。当肌肉力量进一步增强时，可再增加重量，直至达到练习者预定的目标为止。

此阶段的练习一般为每周3次,每次练习为3组，每组6~8次。

（3）保持阶段。根据用进废退的原理，如果停止练习，获得的力量会自然消退。保持阶段的力量练习的强度应比获得阶段小。研究表明，力量增长后，每周1次的训练即可保持原增长水平;若不训练，30周后原增长的水平完全消退。

2.力量练习的基本方法（表5-2）

（1）高负荷低次数——练习时负荷的重量大而操作的次数少。其操作重量约为个体体力最大负荷的90%~100%。这种练习方法主要目的在于增强肌肉力量、速度和爆发力。

（2）低负荷多次数——练习时负荷的重量轻而操作的次数多。其操作的重量约为个体力量最大负荷的20%~50%。这种练习方法目的在于增强肌肉耐力。

（3）中负荷中次数——练习时负数的重量和次数适中。其负荷重量在个体力量最大负荷的50%~70%。目的是提高肌肉的灵敏性和爆发力。

（4）力求产生最大的动力（肌力×速度）——爆发力，一切力量练习都要以加快速度成为突破性的动作。因为相同负荷重量，以不同速度完成，其效果不同，速度快者效果大。

表5-2　不同力量类型的练习方法简表

力量类型	负荷	组次	重复次数
速度性	个体最大负荷量的50%~70%	3~4	8~10
耐力性	个体最大负荷量的20%~50%	5~6	15+
绝对性	个体最大负荷量的90%~100%	8~10	1~3

（三）柔韧性运动处方

柔韧素质是基本运动素质之一，是指人体各关节活动范围的大小，肢体运动的幅度和肌肉、肌腱、韧带等软组织的伸展能力。柔韧素质分为一般柔韧素质、专项柔韧素质、主动柔韧素质和被动柔韧素质。一般柔韧素质指各关节的活动范围或指一般技术所需要的柔韧素质，如肩、膝、髋关节活动范围。专项柔韧素质指专项运动所需特别的柔韧性，如武术项目的"前踢腿"、掷标枪"肩关节"。主动柔韧性指主动肌收缩关节活动的范围，如田径"跨栏"、跳高运动、髋关节的柔韧性。被动柔韧性指对抗肌被动拉长的范围，如"劈叉"时髋关节的活动范围。

1.发展柔韧性运动处方的制订

（1）锻炼内容。健身锻炼内容的选择，要根据个人喜好、年龄、性别、原有柔韧水平；康复锻炼内容的选择，要根据患者关节活动度。

（2）运动负荷。以锻炼者的自我感觉为主要判定指标。

静力性拉伸

第一，健身锻炼。

负荷强度：练习者感到局部受到牵拉感觉。

持续时间：出现牵拉感觉停留10~15秒，逐渐增加，几周后可增加到每次停留45~60秒。

重复次数及间隔时间：重复3~4次，每次间隔感觉牵拉感缓解后再进行下一次。

运动频率：每天1次或隔天1次。

第二，康复锻炼。

负荷强度：患者感到疼痛、牵拉，但尚可忍受。

持续时间：达到适当强度后，停留5秒以上再放松。

重复次数：一个练习可重复20~30次或更多。

间隔时间：短暂，待牵拉、疼痛感稍缓解后可继续进行。

运动频率：每天坚持，早晚各1次或达到每天4次。

本体感觉神经肌肉促进法（PNF牵拉练习）

第一，静力—放松。

静态拉伸肌肉大约10秒，等长收缩该肌肉6秒（如果有教练帮忙对抗做是最好的），再次拉伸该肌肉30秒。

静力—放松技术先进行被动拉伸10秒，使运动员感到中等程度的不适。同伴施加使运动员髋关节屈的外力，这时运动员要用力对抗这种力，保持腿的位置不移动，进行一种等长收缩（静力）保持6秒。然后运动员腿部放松，进行被动牵拉，保持30秒。最后的拉伸中，由于自身抑制机制被激活，拉伸的幅度一定明显增长。

第二，收缩—放松。

静态拉伸肌肉大约10秒，向心收缩该肌肉6秒，再次拉伸该肌肉30秒。

收缩—放松拉伸技术也是由被动拉伸开始，对拉伸有中等程度的不适感，持续10秒，运动员对抗同伴施加的使髋关节屈的外力，用力伸髋，进行全范围向心收缩，然后运动员放松腿部，进行髋关节屈的被动拉伸，持续30秒。由于激活了自身抑制作用，每一次的拉伸幅度应该大于第一次被拉伸的幅度。

以上可以交替重复进行，完成3~4组，最后是以静态拉伸结束，每次重复后的静态拉伸都比前一次要更深一些，肌肉也更伸展一些。

（3）注意事项。一般牵拉包括主要肌/腱群的练习，练习形式可使用静力性练习、爆发式练习等来发展柔韧性。静力性牵拉必须坚持10~30秒，至于PNF技术应包括收缩6秒，继以10~30秒辅助牵拉。每一肌群的练习至少应重复4次，每周最少要完成2~3天。

柔韧素质的发展要充分考虑准备活动和整理活动；柔韧练习应与力量、速度素质协调发展；柔韧练习要考虑练习者的年龄和性别差异，循序渐进、持之以恒；柔韧练习者需保持理想体重。

2.柔韧性练习的方法

柔韧性练习必须是主要肌群都受到牵拉。每周最少练习2~3天。牵拉必须包括合适的静力技术或动力技术。

（1）静力性牵拉练习。当练习者练习部位拉伸到最大限度时，依靠自我控制或外力保持静止姿势。使骨骼肌结构功能得到恢复，使肌原纤维排列得到恢复，从而使延时性肌肉酸痛以及肌肉的僵直现象得以减轻和消除。

静力性拉伸发展柔韧性、减轻延迟性肌肉酸痛和缓解肌肉僵硬效果好。进行静力性拉伸最佳时间应控制在30~60秒。时间过短效果不明显，时间过长不但对柔韧性影响不大，还会导致肌张力下降、肌肉弹性下降，从而引起肌肉力量下降。

（2）动力性牵拉练习。动力性拉伸是一种有节奏地多次重复同一动作的拉伸练习。此方法强度较大，对练习部位刺激较大。遵循循序渐进的原则，练习者不要用力过猛，切忌爆发力。

由于所练习的关节周围的肌肉得不到放松，牵拉时肌肉得不到最大限度的伸展，所以本方法练习柔韧性效果不是很理想。但是本方法能够增加肌肉的弹性、灵活性、协调性改善肌肉的黏滞性。

单纯的静力性拉伸或单纯动力性拉伸都不利于柔韧素质发展。动静结合的方法是发展柔韧性的有效方法。例如，在发展下肢和髋关节柔韧性的时候常采用压、搬、控、踢，其中压可以是静力性的也可以是动力性的，搬、控是静力性的，而踢是动力性的。

（3）PNF牵拉练习。PNF牵拉练习最初用在医疗康复中对具有神经功能障碍的肌肉治疗，能够改善肌肉的功能和提高关节的柔韧性。PNF在训练实践中，从练习形式上看和静力性伸展方法相似，但机理有本质不同。PNF伸展比传统的静力性拉伸和弹性伸展对促进柔韧性的提高更有效。有研究证明，一次急性和慢性的静态伸展对学生伸展性没有显著提高，但是一次性PNF伸展就可以提高柔韧性。PNF牵拉法不仅是发展柔韧素质最有效的方法，也是及时放松肌肉、消除疲劳的有效手段。

第四节　不同人群身体活动的实践指导

一、儿童青少年身体活动的实践指导

（一）儿童青少年生理特点

按照我国《国民体质监测工作规定》的要求，对年龄划分的标准是：3~6岁为幼儿，7~19岁为儿童青少年（学生），20~59岁为成年人，60岁以上为老年人。一般而言，儿童青少年又分为儿童期（7~12岁）和青少年期（13~19岁），身体在结构和机能上都会发生迅速的变化。儿童期处于人体生长发育快速增长时期的中间阶段，因而其形态机能发育处于稳定增长水平。从整体上看，身高的发育快于体重的发育，体形多呈细长型。

由于男女青春期开始的年龄和结束的年龄不同，女孩一般比男孩早两年左右进入青春发育期，因此十一二岁时，女孩的各项形态发育指标的平均水平多超过男孩。男孩进入高速生长期在14岁左右，男生的各项身体形态指标再度超过女生。青少年在发育过程中，身体长度发育在前，围度发育在后；四肢的发育在前，躯干的发育在后。

总体上，青少年无论在运动器官、心血管系统、呼吸系统还是神经系统的机能上都比儿童有很大的提高，但还未达到成人水平。在此阶段，青少年心理发展赶不上生理发展，容易出现突然的情绪波动，兴趣和爱好也经常发生转移。如容易表现出高度的兴奋性、虚荣心，自我控制能力较差。到了青少年后期，随着心理发展的逐渐完善，开始能够较客观、现实地进行自我评价，情感控制得以改善。青少年时期身心发育的可塑性很大，是步入成年的关键时期。因此，体育对青少年的健康成长有着重大意义，经常参加体育运动，除了促进青少年身体机能和健康水平的提高，还能从社会适应能力、心理和意志品质等方面起到锻炼作用。

1.儿童青少年的身体形态特点

儿童的体型与成人不同，特点一般是头大、躯干长、四肢短、重心不稳，皮下脂肪分布在四肢较多，躯干较少。10岁以后身体发育进入第二突增期，特别是到了青春期，由于骨骼、肌肉迅速发育，形态变化很大。

2.儿童青少年的身体素质特点

（1）速度素质。速度素质发展具有明显的年龄和性别特点，男孩在19岁以前，女孩在13岁以前，速度素质随年龄的增长而提高，速度素质在10~19岁增长最快，在19岁后趋于缓慢并逐渐稳定下来。女孩13岁后速度素质增长有下降趋势，特别在青春期表现尤其明显。儿童13岁以前可以接受一些动作频率快的运动项目训练，如羽毛球、乒乓球、游泳、赛跑等；14岁可适当安排球类、400米跑等项目进行训练，以发展其速度耐力。根据速度素质的年龄特征，儿童时期是发展速度素质的良好时机。在体育教学与日常锻炼中，要抓住速度素质发展的敏感期进行训练，多安排以发展速度为主的运动项目。

（2）力量素质。男孩绝对力量自然增长的敏感期是11~13岁，男孩在16岁以前随年龄增加而逐渐增加，16岁以后开始缓慢下降，22~23岁可达高峰，以后又随年龄增长而减慢。女孩10~13岁绝对力量增长速度很快，在13岁以后力量素质发育开始缓慢并有下降趋势，16岁又有回升，18~22岁达到高峰，以后趋于缓慢并稳定。因此，在青春期以前不适宜进行过大的力量训练，随着肌肉的发育成熟，16~18岁以后可进行肌肉力量训练。力量训练只是为全面身体训练创造条件，儿童少年的力量训练不要过早强调与专项运动技术相结合，应注重身体全面发展的力量训练。

（3）柔韧素质。柔韧素质随年龄增长而下降，年龄越小柔韧性越好，这与儿童骨骼的弹性好、可塑性大有关。13岁以后柔韧性开始下降，关节活动范围随年龄的增长而逐渐减小。

（4）耐力素质。耐力发育的趋势是随年龄增加而逐渐提高，20岁达到高峰，以后又随年龄增加而下降。12岁以前心率快，每搏输出量少，不能满足长时间运动时机体对氧的需要，容易疲劳。随着年龄的增加，心血管机能的发育成熟，耐力提高，因此，在16岁以后进行耐力训练能有效地提高耐力水平。

（5）灵敏素质。灵敏素质是各种素质能力的综合表现，灵敏素质的特征是控制动作的力量、时间、空间参数的能力。7~13岁是儿童灵敏素质发展效果最好的阶段，10岁以后灵敏度开始提高，尤其进入青春期后灵敏素质提高更明显，15~16岁以后逐渐缓慢下来。因此，灵敏素质从儿童期就应着手培养，培养学生在迅速变换的条件下，快速协调、准确地改变运动的空间位置和运动方向、完成动作的能力，是运动技能和运动素质在运动过程中的综合表现。

3.儿童青少年各系统发育特点

（1）体型。10岁以前男女儿童体型基本相同，其特点是头大、躯干长、四肢短、重心低而不稳、四肢皮下脂肪分布较多。10岁以后特别是进入青春期，由于骨骼和肌肉的迅速发展，体型接近成人，此时男女青少年有明显的差异。

（2）运动系统。儿童骨骼的化学成分与成年人不同，含有机物较多、无机物较少。成年人骨中有机物和无机物含量的比例为3：7，儿童为1：1。因此，儿童骨的弹性大而硬度小，不易骨折而易发生畸形。

儿童关节的灵活性和柔韧性较好，但稳定性差，因此在运动中如果用力不当，容易发生脱位或损伤。儿童肌肉含水分较多，含蛋白质和无机盐较少，能量储备（如糖原等）也比成人少，因此儿童的肌肉柔软，肌肉力量小，肌肉工作耐力也不如成人，容易疲劳。青春期肌肉的生长发育速度是不均衡的，大肌肉群先于小肌肉群发育，因此要注意发展伸肌和小肌肉群，并注意肌肉的协调性和灵敏性；同时，神经系统对肌肉运动的调节和支配不完善，因此儿童的动作准确性、平衡能力、肌肉运动的感觉和分析能力都较差。体育运动要注意培养正确的坐、站、走、跑、跳的姿势，使用器材大小和重量要符合其身体特点，防止不正确的动作给身体发育造成的不良影响，如剧烈的跳跃或不正确的落地动作会影响女孩骨盆的发育，长期负重和站立会引起扁平足。

（3）心血管系统。儿童的心血管系统正处于发育之中，与成人相比，儿童的心输出量小、心率快、血管外周阻力较小，血压较低。由于负荷后心率加快只能适应短时间紧张的运动，长时间强度大的运动可因缺氧而出现疲劳。血压也随年龄增长而升高，青春期心脏发育迅速，血压增长较快，有时会出现收缩压超过正常标准，称为"青春期高血压"。如果仅仅是单纯性的血压增高，不是高血压病，又没有任何异常自觉症状，一般青春期过后会恢复正常。如有头疼、头晕等不良自觉症状，则应避免剧烈运动，定期观察。而且适当的体育活动能提高心血管的功能，改善血压增高产生的不良感觉。

因此，儿童青少年的体育活动应以发展有氧耐力为主，不宜进行用力过大憋气或长时间静止用力的活动，且运动强度要适当。体育课基本部分适宜运动量的心率应比安静时增加75%~90%，或本人最大吸氧量心率的60%~70%，心率控制掌握在125~155次／分，课后10分钟内恢复正常。运动中自我感觉良好，无面色苍白或眩晕等现象。

（4）呼吸系统。儿童呼吸系统的机能也低于成人，儿童的呼吸肌发育弱，胸廓窄、肺泡小、呼吸频率较快、鼻腔短直、呼吸表浅、肺活量小。体育运动中主要依靠加快呼吸频率来增大肺通气量，容易缺氧和疲劳。因此，儿童参加体育运动要做到呼吸和动作的正确配合。先养成正确的呼吸，加深呼吸深度的练习，特别是加深呼吸的练习，做到呼吸和动作的正确配合。

（5）神经系统。儿童神经系统的发育较其他系统发育早，5~6岁时发育最快，并迅速接近成年人水平，基本具备从事各种复杂运动的能力，且具有较高的智力水平。儿童时期大脑重量已达到成年人脑重量的90%，但在机能上大脑的兴奋过程仍占优势，表现为活跃好动、动作协调性差、注意力不集中等，而且神经细胞的耐力也比较差，容易疲劳，但疲劳的恢复也较快。

（6）内分泌变化及性成熟。进入青春期前，下丘脑—垂体—性腺轴的反馈系统处于一种抑制状态，激素保持在低水平。由于进入青春期的开始，反馈的敏感性下降，使得下丘脑促性腺激素的促激素（GnRH）的合成及分泌均增加，并刺激垂体前叶分泌黄体生成素（LH）和卵泡生成素（ESH），进而使性腺的雌激素和雄激素生成。

（二）儿童青少年身体活动实践指导

1.儿童运动健身常用方法

（1）发展灵敏素质的方法。

运动目的：发展灵敏性。

运动形式：走、跑、跳、投等各种游戏以及多种体育运动游戏。变换条件的各种练习，如采用不同的身体姿势，根据信号刺激快速起动、突然变向跑、闪躲跑和追逐跑等。

运动负荷：练习时间和休息时间比例控制在1∶2。

注意事项：由于儿童的神经活动过程不稳定，注意力容易分散，同一练习重复次数不宜过多，宜多采用游戏式的练习方法，经常变换练习方法，保持学生的兴奋性。注意控制动作速度和变换身体姿势的节奏，不要用力过猛。

（2）发展速度素质的方法。

运动目的：发展反应速度、动作速度和位移速度。

运动形式：开展各种球类练习和比赛、追逐跑游戏、听号令起跑和运动中变换身体姿势等练习，以提高反应速度能力；采用往返跑、接力跑、定时跑和游泳等方法，以发展速度耐力；采用投掷等练习，以发展动作速度。

运动负荷：不宜采用过大的负重练习和长时间最大强度（速度）的重复练习。

注意事项：动作速度训练时，不宜采用形式长期不变或持续大强度的练习。可结合该年龄段学生的特点设计趣味性强的练习和游戏，多开展一些既有利于发展学生腿部爆发力，又有助于孩子身高增长的跳跃练习。

（3）发展柔韧性的方法。

运动目的：发展身体柔韧性，儿童时期是练习柔韧性的最佳时期，可为以后从事其他体育项目训练打下良好的柔韧基础。

运动形式：可以通过拉伸、瑜伽、武术、舞蹈、体操等进行练习。

运动负荷：柔韧性练习最好每天都进行，根据自身条件进行，拉伸幅度以不出现明显疼痛为度，以静力性拉伸为主。

注意事项：柔韧性练习前要做好热身运动，不可采用暴力被动拉伸，以免造成伤害事故。

（4）发展有氧耐力的方法。

运动目的：增强心血管和肌肉的有氧耐力。

运动形式：游泳、跑步、自行车、球类活动（乒乓球、羽毛球等）、体操等。可根据主客观条件选择合适的运动形式。

运动负荷：儿童运动负荷强度不宜过大，以中等强度为主，时间不宜太长。儿童的日常活动模式最小活动量，相当于30分钟中等强度的活动。儿童的日常活动模式最佳活动量，相当于60分钟中等强度的活动。活动频率为每天进行多次运动，可分几次完成（3次或更多），根据需要活动和休息交替进行。

注意事项：运动应当持之以恒，不可随意中断；运动中若出现头晕、胸闷、腹痛等不适症状，应立即停止运动，及时就诊。

（5）发展肌肉力量的方法。

运动目的：发展肌肉力量。儿童在8岁时就被鼓励进行较小重量的抗阻练习，到12~13岁时已开始增加重量。儿童进行抗阻练习不仅可提高肌肉力量和耐力、增加骨密度、保持瘦体重，还可减少运动损伤和促进发育。

运动形式：最好不要进行专门的器械力量练习，而是选择一些具有力量练习特点的运动方式，如跳绳、投掷网球、弹力带等，在体育游戏中进行练习。

运动负荷：主要采用以克服自身体重为主的各种跳跃练习，不宜进行大负荷力量练习或专项力量练习。儿童力量练习负荷以中低负荷为主，注意练习动作的正确姿势，练习时间不宜过长或过于疲劳，频率以每周2次为宜。

注意事项：抗阻练习时不提倡儿童进行重量和速度等形式竞争，应使他们在兴趣基础上进行抗阻练习，并让他们感觉舒服进而希望进行下次练习；每次抗阻练习开始前都应有5~10分钟类似于低强度有氧练习，柔韧性练习作为准备活动；最初以小负荷到中等负荷进行1~2组的8~15次重复练习，去学习正确技术和获得神经适应；为减少厌倦应不断变化练习的内容与方法，运动应当持之以恒。

2.青少年运动健身常用方法

青少年运动应全面发展力量、耐力、速度、柔韧和灵敏等多种素质，青少年每天必须参加体育锻炼。根据青少年运动能力的大小，合理安排运动量和运动强度。运动负荷过大的力量练习以及消耗过大的耐力练习均不宜过多采用。健身活动应当选择轻快活泼、自由伸展和开放性的项目，如游泳、舞蹈、体操、羽毛球、乒乓球等。青少年的竞争意识强烈，体育运动可以多选择一些竞技性项目，尤其是有明确规则的一些体育竞赛活动，如足球、篮球、排球等。

（1）发展有氧耐力的方法。

运动目的：增强心血管和肌肉的有氧耐力。

运动形式：跳绳、游泳、1 000米跑、往返跑、变速跑、自行车、球类活动（篮球、足球、排球）等。

运动负荷：每次运动持续时间为30~60分钟，运动频率为每周3~5次，运动强度心率一般控制在110~150次／分。青少年在跑的锻炼中，一般采用匀速中等强度的持续性练习为主。有运动基础的青少年也可以采用高强度间歇性运动来发展有氧耐力，负荷强度要根据青少年身体承受能力进行及时调整。

注意事项：运动负荷增加时应循序渐进，注意耐力训练中呼吸与动作的节奏要协调；运动应当持之以恒，不可随意中断；运动中若出现头晕、胸闷、腹痛等不适症状，应立即停止运动，及时就医。

（2）发展力量的方法。

运动目的：增强肌肉力量或体积为主要目标。青少年进行抗阻练习不仅可提高肌肉力量和耐力、增加骨密度、保持瘦体重，达到塑形的目的，还可减少运动损伤的发生、增强自信心与团队意识。

运动形式：以各种抗阻练习为主，可以采用杠铃、哑铃、弹力带等。

运动负荷：根据力量练习目标不同，合理安排运动负荷和间歇时间。一般健身练习可以采用8~12RM负荷（RM指某个负荷量能连续做的最高重复次数），练习2~3组，每组间歇60秒左右，练习频率为每周2~3次。

注意事项：初中生由于身体没有发育完全，应避免大负荷强度的练习，可保持较大数量（次数和组数）来达到大的运动负荷。一般来说大负荷、少次数和组数的方式对增强肌肉力量和肌肉体积有效。抗阻练习时不提倡青少年进行重量和速度等形式竞争，应使他们在兴趣基础上进行抗阻练习，并让他们感觉舒服进而希望进行下次练习。每次抗阻练习开始前都应有5~10分钟类似于低强度有氧练习和柔韧性练习的准备活动。最初以小到中等负荷进行1~2组的8~15次重复练习，去学习正确技术和获得神经适应，为减少厌倦应不断变化练习的内容与方法。重点学习和掌握正确的力量练习方法，练习负荷增加要循序渐进，进行较大负荷练习时要注意呼吸与动作的协调，勿憋气发力。

（3）发展柔韧性的方法。

运动目的：青少年时期可以根据自己的专项需求来发展所需要的柔韧性。

运动形式：发展柔韧性以静力性拉伸练习为主，也可使用本体感觉如舞蹈、体操等形式来发展柔韧性。本体感觉神经肌肉促进技术进行拉伸练习，还可以通过瑜伽、武术、舞蹈、体操等形式来发展柔韧性。

运动负荷：柔韧性练习最好每天都进行。

注意事项：柔韧性练习前要做好热身运动，不可采用暴力被动拉伸，以免造成伤害，练习结束后适当安排放松练习。青少年应尽量将柔韧素质练习与专项练习相结合，可根据专项技能的需求采用动态拉伸练习发展动态伸展能力，需要注意的是，冲击性拉伸本身由于幅度不易控制，容易出现拉伤。同时，由于牵张反射的影响，冲击性拉伸对于发展柔韧性作用有限。

（4）发展速度素质的方法。

运动目的：结合学生的体育运动技能掌握情况安排专项速度素质训练内容。

运动形式：要重视身体素质的全面发展对速度素质提高的重要作用。如提高肌肉力量的练习有跑步、投掷、跳台阶等；结合柔韧素质的练习有踢腿、摆腿等；结合耐力训练的各类球类运动有篮球、羽毛球、乒乓球、网球、排球、足球等。

运动负荷：发展速度素质的关键是超负荷，应注意练习负荷和学生身体承受力的关系。高中阶段学生为有效提高速度力量可采用40%~60%的强度多次快速重复负重练习，提高肌肉活动的灵活性，对训练有素的学生可采用75%以上的高强度的练习，提高肌肉的收缩效率。

注意事项：初中阶段学生不宜采用过大的负重练习和长时间、单调的速度耐力练习。高中阶段学生高强度的速度力量练习后，应交替安排一些轻松、快速的跑跳练习或一些协调性和柔韧性练习，对发展速度素质十分必要。

（5）发展灵敏素质的方法。

运动目的：要重视在发展其他身体素质的基础上发展灵敏素质。

运动形式：体操、技巧、武术、滑冰、滑雪和各种球类运动。

运动负荷：练习时间和间歇时间比例控制为1∶3。

注意事项：高水平的灵敏素质和大脑中枢神经系统联系紧密，有关专项的灵敏素质练习的负荷强度不宜过大，练习持续时间不宜过长，应尽量安排在每次课精力最充沛的阶段。

二、成年人身体活动的实践指导

（一）成年人生理特点

1.成年人的体质特点

按照《国民体质监测工作规定》的规定，20~59岁为成年人，包括青年（20~44岁）和中年（45~59岁）两个时期。青年期是人的一生当中体力最旺盛的时期，大约在25岁以后，身高的增长因骨化完成而停止，但身体的横径仍可有一定的发展，人体肌肉开始迅速增长，体重一般随年龄的增长而增加。青年人的生理发展趋于稳定，心血管系统、消化系统、免疫系统等都处于一生中的最佳状态，如心输出量和肺活量均达到最大值，消化机能强，食欲好，抵抗力强。进入中年之后，人们在事业上处于成熟和上升时期，由于工作重负，生活忙碌，常常会忽视锻炼与健康管理，体质会随年龄的增长而下降，不良的生活方式会使身体机能和健康过度耗损，中年人各种慢性病的发病率明显增加。

研究指出，科学运动和保健可以使高血压发病率减少55%，中风减少75%，糖尿病减少50%，肿瘤减少33%，能使健康寿命延长10岁，生活质量大大提高。成年人具备正确的健康观念，形成健康的生活方式对健康状况具有决定性作用，只有做到"合理饮食、适量运动、心态平衡、戒烟限酒、生活规律、定期体检（保健）"，切实做好健康促进和健康管理工作，才能实现"每天锻炼1小时、健康工作50年、幸福生活一辈子"的目标，并安全、平稳、健康地过渡到老年时期，达到提高生活质量、身心健康、延年益寿的目的。

2.成年人的身体素质特点

青年时期的身体素质发展达到了一生的最高水平，速度、力量、耐力、平衡等素质在较长时间内保持在较高水平，具备了参加各种体育活动，特别是参加竞技运动的条件。青年后期身体素质开始随年龄的增加逐步下降，但即使进入中老年后，身体素质的可训练程度依然很高，如果科学锻炼，仍可以在较长时期内保持，甚至提高运动能力。

3.成年人的身体机能特点

身体机能是指人的整体及其组成的各器官、系统所表现出的活动能力。心肺耐力是健康体适能中最重要的指标，也被称为"全身耐力"。心肺耐力主要与人体的心血管系统和呼吸系统机能有关，它是身体的速度、力量、耐力、灵敏等素质能正常发挥作用的基础。成年期是机体活动能力最旺盛阶段，身体的运动系统、心血管系统、生殖系统等各系统都已发育完善，进入成熟期、稳定期和壮年期以后，开始渐渐下降。

自2000年以来，我国成年人的体重增长幅度大于身高，呈现出超重与肥胖率持续增长；肺活量、台阶指数比2005年有较大提高，但与2000年比基本持平，表明2014年成年人的身体机能水平有所回升；反映力量耐力的俯卧撑和1分钟仰卧起坐等指标的平均数，自2000年以来，呈持续增长趋势；2014年握力、背力、坐位体前屈等指标平均数略低于2005年，更低于2000年，呈持续下降趋势；纵跳、闭眼单脚站立、选择反应时等指标平均数则低于2005年，高于2000年。

（二）成年人身体活动实践指导

成年人身体活动应该坚持力量练习与有氧运动相结合。有氧运动又称耐力运动，是指运动过程中能量供应以有氧代谢供能为主的运动，特点是：运动强度较低，可持续时间较长。典型的有氧运动有步行、慢跑、骑自行车、游泳、健身操或舞、球类运动（乒乓球、羽毛球、网球、足球、篮球、排球等）以及我国传统体育项目（如太极拳、气功、秧歌等）。选择运动项目时，对于不常运动的人，建议以周期性有氧运动为主，如健步走、慢跑、游泳等；对于有一定锻炼基础的人，建议选择自己喜欢的项目，运动类型可以稳中有变，使全身与局部结合、大肌肉参与、动静结合。运动强度过低对心肺功能提高作用不明显，运动过程中消耗能量较少；运动强度过高也无益于身体健康，而且运动风险会增加。因此，提倡进行中低强度有氧运动不仅有益于健康，而且可以减少运动风险。

三、老年人身体活动的实践指导

（一）老年人生理特点

随着社会老龄化的日益加重，我国的老年人越来越多，所占人口比例也越来越高，根据国家统计局发布的最新人口数据显示，2021年年末，我国60周岁及以上人口26736万人，占总人口的18.9%，其中65周岁及以上人口20056万人，占总人口的14.2%。老年人在进行体育健身时应根据自身的身体和心理特点，采取适合其年龄的健身方法。体育锻炼时，运动量是影响锻炼效果的重要因素，运动量过小锻炼效果不明显，运动量过大会对身体机能产生不利影响。

1.老年人运动系统的特点

随着年龄、生活条件、健康状况的变化，骨骼的生理化特性均随之改变。有资料指出，25岁以上的人，骨质中钙的排出量增加，骨量开始下降。以年龄顺序来说，60岁以上的男性骨质疏松的达10%，女性达40%；65岁以上男性达21%，女性达66%；80岁以上的老人几乎都有骨质疏松的情况，这就是老年性骨质疏松。骨质疏松时，骨的弹性与韧性也有不同程度的减弱，影响了骨的坚实程度，容易发生老年性压缩性骨折或产生老年性驼背。因此，老年人在可能的情况下，一方面要注意营养补充，另一方面还应进行户外活动，促进筋骨强壮，以预防骨质疏松带来的危害。

老年人体力由强到弱，显得"年迈体弱，力不从心"，主要是骨骼肌老化的原因。骨骼肌的总重量占体重的比例逐渐减少，30岁男子肌肉的总重量占体重的43%，而老年人的骨骼肌仅占体重的25%。另外，肌肉的特性有改变，肌细胞瘦小，伸展性与弹性减低，对刺激的应激能力、兴奋性与传导性都减弱，肌肉耗氧量减少，收缩力减低，容易产生疲劳。研究认为，70~80岁的老年人肌力下降50%，老年人这种体力上的衰退现象和其他器官的衰退一样，如果能经常从事体力劳动或参加身体锻炼，可以延缓体力衰退。老年人生理机能的自然衰老，会引起全身骨质渐渐疏松，骨脆性增大，表现为关节、韧带的灵活性、弹性更差，肌力减低，步态沉重，行动迟缓。同时，大脑的中枢运动神经系统的传导速度和四肢应激反射能力缓慢，以至于反应迟钝、共济失调、灵敏性下降、运动平衡能力降低。这就使得老年人骨折发病率大大提高。

2.老年人心血管系统的特点

老年人心血管系统的主要变化表现为心肌萎缩、冠状动脉出现粥样硬化、心肌的收缩力量减弱、血管弹性减退、动脉壁硬化、管腔变窄、使外周血管阻力增加、动脉血压升高，致使心脏负担加重。总体表现为心血管系统的生理功能减退，心输出量减少，体力负荷的能力明显下降。血管老化在老年人的机体中的影响是相当重要的。WHO指出："心血管疾病正在成为全世界的健康问题，在发达国家中，有工作能力的人寿命延长，主要在于防止与控制心脏与脑动脉粥样硬化的发展及其并发症。"老年人心排出量随着年龄的增加而减少，一般每年平均下降1%，60岁以上的老人比20岁的青年人减少30%~40%。血压随着年龄增大，血管的硬化而有所增加，尤其是收缩压增高比较明显。因而有"人与血管同老化"之说，坚持每天的适度运动是延缓血管老化的良策。

3.老年人神经系统的特点

脑是人体的指挥中心，老年人的脑有其独特之处，多数研究人员认为老年人的神经组织的退化性变化不明显，但有人发现老年人的脑神经细胞随着年龄的增加减少10%~17%，甚至有些部分可减少25%~30%。也有人认为一般老人的大脑重量比20岁时减少6.6%~11%，大脑皮质表面面积比年轻时减少10%。随着脑的变化，老年人的整个神经系统也有萎缩老化的情况，表现为易疲劳、睡眠欠佳、感觉机能下降、视力和听力衰退、思维的灵活性下降、记忆力减退，特别是"即刻记忆"和"近事记忆"的能力显得更差。老年人脑力劳动能力降低，需要从事较慢节律的活动和较轻的工作负荷。

4.老年人的呼吸功能和消化功能的特点

老年人的呼吸功能明显减弱，肺组织弹性降低、肺泡扩大、胸廓前后径增大、胸廓活动受限，以致肺总容量和肺活量减少，有人发现80岁时的最大换气量只有20岁时的50%。老年人的消化功能也较差，表现为胃肠道黏膜萎缩、各种消化酶分泌减少，60岁以上老年人中约1/3胃酸偏低或无胃酸，导致消化功能明显减弱，再加上牙齿脱落，增加了消化上的困难，因此老年人容易出现消化不良、便秘、胃下垂、胃扩张等疾病。

（二）老年人身体活动实践指导

1.运动种类

中老年人的健身运动项目应以有氧运动为主，选择动作柔缓、强度容易控制、以提高心肺功能为主的有氧运动项目，如散步、健步走、慢跑、游泳、广场舞、太极拳、木兰拳、健身气功、门球、旅游、老年健身操、秧歌等项目。中老年人应尽量避免进行高强度、高对抗性的运动。

2.运动强度

老年人在健身运动过程中，判断运动量大小的简易方法是测定脉搏，包括安静脉搏和运动中脉搏。安静脉搏相对稳定，健身运动后1小时内脉搏恢复到运动前水平，表示运动量适当；如果安静脉搏过快或过慢，应考虑运动负荷过大和运动疲劳。一般推荐老年人运动中最大脉搏为170减去年龄。例如，一位60岁老人参加健身运动，正常脉搏（心率）不宜超过110次／分钟，可以根据老年人的身体机能状况和运动后反应进行调整。

3.运动时间

运动时间要根据老年人体力水平而定，在30~120分钟均可。以健步走为例，至少行走20分钟以上才能对机体各器官形成足够的刺激，即中老年人只有走20分钟以上才有明显的健身效果。但运动也不是时间越长越好，因为老年人体质和身体机能处于下降期，不宜进行过长时间的运动，过度运动也会造成身体耗损、透支，增加运动伤害事故发生的概率。

4.老年人常见慢性病的体育锻炼方法

体育锻炼对老年人平衡精神和心理状态、改善机体的新陈代谢、增强神经系统机能的稳定性、防止器官功能下降、提高免疫力、延缓衰老以及加速病后身体机能的恢复都大有益处。下面列举几种老年常见病的康复锻炼方法，以供参考。

（1）冠心病。体育锻炼是冠心病综合治疗的重要组成部分，进行中等强度的步行、慢跑等有氧训练，有助于减少心肌梗死的发生和死亡率。有人观察16分钟跑、26分钟跑、3 000米、5 000米等训练，可使血中的胆固醇降低350毫克/升。患者还可配合太极拳、气功等锻炼。老年医学研究者提出：清晨3~8时是老年心脏病的危险期，此时血压最高，易中风猝死，如果这时候进行不恰当的锻炼，特别容易发生意外。因此，建议在上午10时左右锻炼最好，每次外出锻炼时，应随身携带保健盒（急救盒），在心绞痛发作和心肌梗死病灶尚未修复时期不要运动。

（2）高血压。据调查，无论何种职业的人，体力活动程度越高，高血压的发病率越低。除因病重卧床者外，各种高血压患者均可采用室外体育锻炼，可选择的项目较多，如步行、慢跑、太极拳、医疗体操、羽毛球、骑自行车等。运动量适可而止，切忌做鼓劲憋气、快速旋转、用力剧烈和深度低头的运动动作。

（3）糖尿病。适当运动是治疗糖尿病的一种重要手段，运动对2型糖尿病（非胰岛素依赖型糖尿病）的治疗作用，要比药物来得更直接、更安全有效，而且这种作用不受年龄限制。它可以通过肌肉运动增加脂肪和糖的消耗，从而减轻肥胖，使血糖和尿糖降低。治疗糖尿病的锻炼原则是体力锻炼与控制饮食二者结合应用。糖尿病人的身体情况一般都比较差，宜从轻微的活动开始，随着体质的增强可逐渐增加运动量。比较适宜的运动有步行、太极拳、广播操等，应避免剧烈运动，以免造成机体缺氧使乳酸堆积而出现酸中毒；同时，还要注意不要在注射胰岛素后、吃饭之前（空腹）运动，以防发生低血糖（应随身携带易吸收的糖类，以备低血糖时应用）。

（4）慢性支气管炎。老年人进行锻炼，可提高对外界温度变化的适应性，增强抗病能力。可以进行耐寒锻炼，方法是从春季开始，先用手摩擦头面部及上下肢暴露部分，每日数次，每次数分钟，到皮肤微红为止；夏天用凉水毛巾，拧干后做全身摩擦，每日1~2次，并用手捧凉水冲洗鼻腔；秋后用冷水洗脸、擦身，或冷水浴，要持之以恒。还可练习呼吸保健操，深呼吸运动可以锻炼呼吸肌，改变肺内压力，促使肺泡内残气的排出，增加换气量，对肺泡组织的弹力恢复也非常有利，地点选择湖边、树林、公园为佳。

（5）肩关节周围炎。肩周炎是50~60岁的人常见的疾病之一，发病时肩部周围疼痛剧烈，夜间更加明显，后期肩关节功能活动明显受限，病程长，对老年人日常生活影响较大。治疗有针灸、推拿、理疗和康复锻炼等多种方法，以康复锻炼最有效，方法是以活动关节为主，活动的幅度由小到大，最后做到最大可能的范围，如用健肢同患肢做头上举的动作、用患手摸背、爬墙等。

（6）慢性腰腿痛。慢性腰腿痛原因较多，如腰肌劳损、腰椎间盘突出、风湿性疾病等。康复锻炼应以腰、背和腿部肌肉锻炼为主，可采取康复力量锻炼，如太极拳、五禽戏、体操、散步、慢跑、门球及倒走等，运动中不应超量负重锻炼，以免引起新的损伤。退步行走能通经活络，壮腰健身，每日可坚持2次，每次5~10分钟，对于腰肌劳损疗效尤著。

四、妊娠期女性身体活动的实践指导

（一）妊娠期女性生理特点

1.妊娠期女性形态特点

妊娠12周前体重无明显增加，妊娠13周起平均每周增加350g，直至足月时平均增加12.5kg，孕期总增重大于6kg就算正常。妊娠期间孕妇体内分泌一种叫松弛素的激素，使关节及其周围结缔组织变"松"，关节松弛性和可移动性上升，直到分娩后几星期才消除。乳房、子宫的增大和胎儿的生长使腰部脊柱前凸加大，身体重心前移，导致后背、踝关节、膝关节负担加重。

2.妊娠期女性机能特点

（1）循环系统：妊娠给孕妇的心血管系统带来了额外负担，到妊娠期最后3个月时，和怀孕前水平相比，孕妇心输出量增加50%，安静心率增加15次／分钟，血量增加45%，这些变化在一定程度上抵消了静脉血管的扩张，致使血压稳定或血压下降。

妊娠后，由于血容量、体重及基础代谢增加，因此，从妊娠期心搏输出量明显增加，到妊娠32~34周达妊娠期峰值，以后稍有减少。妊娠期妇女由于横隔逐渐升高，心脏被推向上左移位，心脏偏向侧方，心脏体积晚期妊娠较早孕期加大10%。在妊娠早期及中期血压偏低，在妊娠晚期血压轻度增高。孕妇体位影响血压，坐位高于仰卧位。

（2）呼吸系统：妊娠期胸廓改变主要为肋膈角增宽、肋骨向外扩展、胸廓横径及前后径加宽，使周径加大。孕妇于妊娠中期耗氧量增加10%~20%，而肺通气量约增加40%，有利于供给孕妇本身及胎儿所需的氧，通过胎盘排出胎儿血中的CO_2。妊娠晚期子宫增大，膈肌活动幅度减小，胸廓活动加大，以胸式呼吸为主，气体交换保持不减，呼吸次数于妊娠期变化不大，不超过20次/分钟，但呼吸较深。

（二）妊娠期女性身体活动实践指导

1.健身特点

妊娠期是妇女的生理过程，由于妊娠期母体变化较大，体形、体重的改变以及腹压增加所产生的淤血现象，增加了心血管和呼吸系统的负荷。因此，重视妊娠期的运动保健，确保孕妇健康和胎儿的正常发育，减少妊娠期的各种反应，有着十分重要的意义。

在怀孕初期（3个月内），孕妇常有嗜睡、头晕、食欲不振、恶心、呕吐等表现。同时，胎儿在子宫内位置不固定，剧烈运动会使盆腔和子宫过度充血，有可能会导致流产。因此，在此期间，应根据个人情况，把运动量降到较低程度，可以把慢跑改为快走或散步，可做简单的徒手操。

在怀孕中期（4~7个月），胎儿位置基本固定，发生流产的危险大大降低。随着呕吐、恶心现象的消失，食欲逐渐恢复正常，体力也有了回升。但在孕激素的影响下，骨盆各关节韧带松弛，耻骨联合可呈轻度分离。同时，妊娠子宫重量使身体重心前移，为了保持平衡，孕妇的胸和肩向后倾，腰向前挺，容易引起关节酸痛、腰痛。另外，由于要负担自身和胎儿，孕妇各器官系统机能都发生了显著变化，代谢加强、能量消耗增加。在此阶段进行健身锻炼，一方面可以改善孕妇自身机能；另一方面，可以增强胎儿对营养物质的吸收，促进胎儿发育。在怀孕中期，健身的运动负荷、运动强度和运动时间都应增加。每日步行至少要达到30分钟，坚持爬一定高度的楼梯，以增强腿、踝力量。孕妇在怀孕中期应坚持散步、快走健身，不仅安全，还能保持体型和有利于分娩。

在怀孕后期（8~10个月），胎儿已基本成熟，孕妇必须时刻注意自己的身体健康，活动要非常小心，如果胎儿生活的环境出现剧烈变动，容易在这一时期出生。因此，这是一个关键时期，孕妇这时身体臃肿，行动欠灵活，而且非常容易疲劳。因此，这一阶段运动时，强度要低，时间要短，出现疲劳要及时休息，可在饭后半小时进行散步，并要有人陪同。

总之，妊娠期的运动应注意避免过度劳累，应以改善睡眠、调节消化功能、增进食欲、提高心血管和呼吸系统的功能、消除淤血和水肿为主要目的。练习的内容，应以保健操、散步等活动为主。运动量的大小应因人制宜，避免强度过大的运动。对于妊娠期出现病理现象者，应禁止一切体育活动，并及时治疗。

2.健身项目

一般认为，妊娠初期勿过多运动，以免造成流产或影响胎儿发育，可进行一些散步、体操等轻运动；在妊娠4~6个月时，应注意背部肌肉练习，增加腹肌、会阴部肌肉和呼吸肌力量的练习；妊娠7~9个月时，应加强下肢活动以促进下肢及盆腔的血液循环和淋巴循环，避免或减少水肿的发生。

（三）产褥及哺乳期女性身体活动实践指导

1.健身特点

产褥期是指产妇在胎儿出生后至产妇全身各器官恢复至正常状态下的这段时间，一般为产后6~8周。此期间应特别注意生殖器官的复旧和乳腺分泌等。有些产妇在此期间卧床时间过长，严重缺乏运动会影响身体健康恢复和婴儿的喂养。产后应尽早进行锻炼，遵照循序渐进原则，活动范围应逐渐增加，不宜做久站、久蹲的运动，以免子宫脱垂。早期下床进行适当的锻炼，可以促进肌肉、韧带和子宫的恢复，预防产后便秘和下肢静脉血栓的形成，保持良好体型。在锻炼中注意进行血压、心率和体温等指标的变化，若有异常，应暂停运动。

2.健身项目

分娩后产妇常感到疲乏，24小时内应充分卧床休息，但要注意多翻身，活动四肢。如果产妇身体强健，自觉疲劳已消除，会阴无裂伤，产后24小时即可起床，产后的锻炼应以医疗性体操为主，可进行腹部局部的轻柔性按摩。在分娩后第2天，可进行卧位胸式、腹式呼吸、足踝运动、上肢外展等活动；第3天可做转体、"半桥"运动、上肢上举等运动；第4天可做半仰卧起坐，单腿屈伸；第5天可做仰卧起坐、双腿屈伸、下蹲、站立等；第6天可进行站立腹背运动、室内散步等。上述练习一般每日2次，每次10~15分钟。产后一个月，即可从事一般性的体育锻炼，但是强度和时间应适当控制。开始先徒步走，经过一段时间，可以进行骑自行车、慢跑等，以提高心肺功能。到第6周，可以做一些轻力量练习、平衡练习、腰背练习、大腿内外侧肌力练习，如仰卧起坐、划船练习及深蹲等。但这时要注意，做动作一定要慢，因为产后妇女对速度的感觉还不适应，所以做提拉、弯腰动作时，要避免拉伤、扭伤。在整个产褥期进行积极的保健性康复锻炼对身体的尽快恢复、保持身体健康十分重要。产后两个月后，逐渐增加运动负荷，以增强体质、恢复体形。这时每天可以进行1~2小时的运动，每次健身的内容、时间要根据自己情况确定。例如，早晨快走20~30分钟，下午进行30~60分钟的慢跑、健身操、形体综合训练等有氧运动，晚饭半小时后再散步30分钟。

哺乳期的锻炼主要应以一般性体操、散步、太极拳等轻微性活动为主，为使体形尽快恢复也可增加一些形体练习，注意练习中的趣味性，对乳母保持心情愉快、平静思绪有良好的作用。哺乳期一般不宜进行高强度的训练或比赛，这样会影响脑垂体中催乳素的分泌，使乳汁减少，而且大运动量运动消耗过大，会影响乳汁分泌的质量。

尝试与体验：

● 依据身体素质的特点，试着评估自己的健康状况。

● 根据自身的健康状况制订一个运动处方。

推荐阅读书目：

● 《科学运动 健康减肥》，人民体育出版社，2017年出版。

● 《高级体适能与运动处方》，国防工业出版社，2013年出版。

● 《身体活动健康指导》，人民卫生出版社，2022年出版。

第六章

睡眠与健康

睡眠是人体基本的生理需求，也是衡量健康的重要指标。人的一生中，睡眠占了近1/3的时间，它的质量好坏直接关系着生活质量的好坏。然而，随着社会的快速发展和人们生活节奏的加快，越来越多的人受睡眠问题的困扰。《中国睡眠研究报告（2022）》数据显示，国民睡眠健康不容乐观，超3亿中国人存在睡眠障碍，平均睡眠时长7.06小时，比10年前的8.5小时，缩短了1.44小时，入睡时间也晚了2个多小时。其中，"90后""95后"的睡眠问题更显严峻。睡不够、睡不好逐渐成为年轻人的普遍痛点。深入了解睡眠与健康的关系，学会如何优化睡眠质量，掌握管理睡眠的方法，培养健康的睡眠习惯，对于提高个人健康水平和生活质量具有重要的意义。

第一节　睡眠的生理功能与影响因素

睡眠是人类生存和维持健康的重要基础，与人体身心健康密切相关。睡眠不足或睡眠障碍与多种疾病相关，包括肥胖、心血管疾病、糖尿病、精神疾病、癌症等。因此，了解睡眠的生理功能与影响因素，对于维护健康至关重要。

一、睡眠概述

（一）睡眠概念

睡眠是指动物在一定时间内，意识暂时处于休息状态，身体各项生理活动处于相对静止状态的现象。

（二）睡眠的种系特点

在生物进化过程中，睡眠是一种高度保守的生命现象，但不同物种的睡眠千差万别。研究表明，不同物种的睡眠时间是由其体型、大脑重量、食物（包括热量）摄入以及膳食类型所决定的。例如，肉食动物每天的总睡眠时间最长，其次是杂食动物，睡眠时间最短的是草食动物。

知识拓展：最佳睡眠时间

睡眠对于人们的健康至关重要，但究竟什么才是"最佳的睡眠时间"？最佳睡眠时间的确定需要把握好"睡多久"和"什么时候睡"两个问题。

研究表明，成年人和老年人的睡眠时间与健康之间呈现倒U型关系，每天睡眠时间7~8小时最有利于身心健康。与每天7小时睡眠时间相比，睡眠时间减少1小时会分别增加11%和9%的心脑血管和2型糖尿病患病风险，而睡眠时间增加1小时则风险分别增加7%和14%。关于日本、中国、新加坡和韩国成年人睡眠时间与总体死亡率之间关系的研究也表明，持续的睡眠不足和持续的睡眠过多都会导致死亡率升高，7小时才是"最佳睡眠时间"。

而关于入睡时间，研究人员发现，晚上10:00~10:59是入睡的最佳时间点。因为晚上10:00~10:59睡觉可以降低患心脏病的风险，在半夜或更晚入睡的人则风险最高。《健康中国行动》建议，中国成年人每天睡觉时间平均保持在7~8小时，如果能做到晚上10:00~11:00上床睡觉，那么起床时间就在早上6:00~7:00！

二、睡眠的生理功能

睡眠是人类和动物重要的生理现象，具有多种重要的生理功能。它是一种与白天意识清晰状况完全不同的生理状态，构成了所有生物体的基本行为机制，是一个复杂的生物节律、昼夜节律过程。大量研究证据表明，睡眠对于维持身体健康以及良好的认知功能、记忆、情绪等至关重要。

（一）机体修复

睡眠最重要的功能是恢复，是机体修复身体损伤、补充体能的重要途径。机体通过释放激素促进骨骼、肌肉、神经系统等组织的修复和再生，是睡眠的重要生理功能之一。

（1）对于肌肉和骨骼组织而言，睡眠时机体会释放大量的生长激素和睾酮等激素，这些激素能够促进肌肉和骨骼组细胞的增殖和分化，从而促进肌肉和骨骼组的修复和再生。此外，睡眠对于肌肉和骨骼组的生长也非常重要，因为在睡眠时，机体会分泌大量的生长激素和性激素，这些激素能够促进肌肉和骨骼组的生长和发育。

（2）对于神经系统而言，睡眠时机体释放的大量神经营养因子和脑源性神经营养因子等能够促进神经细胞的增殖和分化，从而促进神经系统的修复和再生。此外，睡眠还能够促进神经元之间的连接和信号传递，从而提高神经系统的功能。睡眠能够促进神经元连接的形成和巩固。研究表明，睡眠不足会导致认知功能下降、记忆力衰退。

（3）睡眠对于内脏器官的修复和再生具有重要作用。睡眠时，身体会释放生长激素，促进肝脏、胃、肠道等内脏器官的细胞修复和再生。同时，睡眠会降低身体的代谢率，减少对内脏的负担，有利于内脏器官的恢复和修复。此外，睡眠还能够提高内脏的免疫功能。

（二）神经系统调节

睡眠是促进神经系统发育和功能完善的重要途径。睡眠期间，大脑对白天接收到的信息进行整理和整合，促进神经突触的形成和强化，提高认知功能。另外，大脑会清除白天积累的废物，促进神经元之间的连接。而睡眠不足则会导致认知功能下降，影响学习和记忆能力。

（三）内分泌调节

睡眠是调节内分泌系统功能的重要途径。睡眠期间，人体会分泌出多种激素，如生长激素、促性腺激素、胰岛素等，这些激素对生长发育、生殖、代谢等起着重要作用。睡眠不足则会影响激素的分泌，导致生长发育迟缓、生殖功能下降、代谢紊乱等。

（四）情绪调节

睡眠是改善情绪、缓解压力的重要途径。睡眠不足会导致情绪不稳定、易怒、焦虑等。睡眠期间，大脑会释放多巴胺、5-羟色胺等神经递质，这些神经递质有助于改善情绪。若睡眠不足，则会导致这些神经递质分泌减少，从而影响情绪。

（五）免疫调节

睡眠能增强人体免疫力、抵御疾病。睡眠期间，人体会产生更多的白细胞和抗体，而睡眠不足则会降低机体免疫力，增加感染疾病的风险。如果经常睡太晚、睡眠时长过短，或者睡眠质量太差，可能会导致身体一直处于疲劳状态。长期如此会使机体抵抗力下降，影响免疫功能，甚至会诱发疾病。因此，长期健康稳定的睡眠对增强身体免疫功能、调节身体免疫系统起着至关重要的作用。

（六）其他功能

近年来，随着睡眠研究的深入，科学家们还发现了睡眠在其他方面的生理功能，如促进学习记忆，帮助大脑对白天学习的信息进行巩固和加强；保护心血管健康，帮助调节血压、血糖、血脂等指标，降低心血管疾病的风险；预防肥胖，帮助调节食欲，降低肥胖的风险等。

三、睡眠的周期和特点

（一）睡眠周期

睡眠周期是睡眠的一个重要特征，它的正常运行对身体的健康至关重要。总的来说，睡眠周期可分为非快速眼动睡眠（NREM）Ⅰ期、非快速眼动睡眠（NREM）Ⅱ期、非快速眼动睡眠（NREM）Ⅲ期和快速眼动睡眠（REM）四个阶段。

1.非快速眼动睡眠（NREM）Ⅰ期

此阶段是从清醒状态逐渐过渡到睡眠的阶段，主要表现为肌肉松弛、呼吸变慢、心率减慢。

2.非快速眼动睡眠（NREM）Ⅱ期

此阶段是睡眠最浅的阶段，主要表现为肌肉进一步松弛、呼吸变得均匀、心率减慢。

3.非快速眼动睡眠（NREM）Ⅲ期

此阶段是睡眠最深的阶段，表现为肌肉几乎完全松弛、呼吸变得非常均匀、心率减慢。NREM占据了睡眠的75%~80%，是人类睡眠周期中的一个重要阶段，对身体和心理健康起着重要作用。在不同的阶段中，人体经历了不同的生理和神经活动，对于恢复体力、巩固记忆、促进学习和情绪调节等方面起到至关重要的作用。NREM睡眠为人们提供了一个健康、高效的生活基础。

4.快速眼动睡眠（REM）

REM睡眠是睡眠最活跃阶段，占据睡眠的20%~25%。REM睡眠表现为眼球快速运动、肌肉松弛、呼吸变得急促、心率加快、血压升高，并伴有梦境。REM睡眠对情绪调节和记忆巩固至关重要。在REM睡眠中，大脑会对白天获取的信息进行处理和整理，并将其转移到长期记忆中。此外，REM睡眠还可以帮助调节情绪，缓解压力。睡眠周期通常为90~120分钟，一个晚上会经历4~6个睡眠周期。在每个睡眠周期中，NREM睡眠占据了大部分时间，REM睡眠占据了少部分时间。

（二）睡眠周期的影响因素

睡眠周期的影响因素是多方面的，其中主要受年龄、健康状况、环境等因素的影响。

1.年龄

年龄是影响睡眠周期的重要因素之一。研究发现，睡眠周期会随着年龄的增长而发生变化。婴儿的睡眠周期很短，通常只有30~60分钟；而随着年龄的增长，睡眠周期会逐渐延长，成年人的睡眠周期通常为90~120分钟；老年人的睡眠周期会缩短，通常只有60~90分钟。

2.健康状况

健康状况是影响睡眠周期的一个关键因素。如果身体不适或处于疾病状态，可能会导致睡眠质量下降，甚至出现失眠等问题。

3.环境因素

睡眠周期会受到环境因素的影响。如果睡眠环境不舒适或噪声、光线、温度等环境因素都可能干扰人们的睡眠，影响睡眠质量。

总之，了解睡眠周期的影响因素对于保持良好的睡眠质量至关重要。只有在注意这些因素的同时，才能够拥有一个健康、高效的生活状态。

四、睡眠的影响因素

影响睡眠的因素是多方面的，为了保持良好的睡眠质量，人们需要注意这些影响因素，并采取相应的措施来改变睡眠环境和个人习惯。从总体上看，睡眠的影响因素可分为内在因素和外在因素。

（一）内在因素

研究表明，影响睡眠的内在因素有年龄、性别、遗传、疾病等。

1.年龄

随着年龄的增长，睡眠时间会逐渐减少。婴儿每天需要睡眠16~20小时，儿童每天需要睡眠10~12小时，青少年每天需要睡眠8~10小时，成年人每天需要睡眠7~8小时，老年人每天需要睡眠6~7小时。

2.性别

男女在睡眠方面存在一些差异。研究表明，女性的睡眠时间通常比男性短，这可能与女性更忙碌的生活有关。但女性比男性更容易出现睡眠问题，如失眠、睡眠不足等，这可能与女性的生理特点有关，如女性在经期前后会出现荷尔蒙变化，导致睡眠质量下降。此外，女性更容易受到焦虑、抑郁等情绪问题的困扰，进而影响睡眠。

3.遗传

研究表明，人类的睡眠时间和睡眠模式都受遗传因素的影响。例如，有些人天生就比其他人需要更多的睡眠时间来保持身体健康和精神状态良好。家族中存在睡眠障碍史的人群更容易发生睡眠问题，睡眠时间和睡眠模式的遗传度为40%~60%。此外，一些基因变异也与睡眠障碍相关，基因变异可能会影响脑部神经递质的合成和释放，从而导致睡眠问题。例如，失眠、呼吸暂停和夜间惊醒等。

4.疾病

研究发现，很多疾病都会影响人们的睡眠，如慢性疼痛、焦虑、抑郁、呼吸系统问题和消化系统问题等。实际上，睡眠问题往往是这些疾病的一个常见症状。此外，睡眠问题可能会进一步恶化患者的健康状况。睡眠不足可能会导致免疫系统功能下降，从而使身体更容易感染疾病。睡眠不足还可能会导致心血管问题、代谢问题和认知问题等。因此，对于那些受到疾病影响的人们，提高其睡眠质量非常重要。

（二）外在因素

影响睡眠的外在因素包括环境、生活方式、心理因素等。

1.环境

噪声、光线、温度、湿度等环境因素会影响睡眠。研究表明，噪声、光线、温度过高或过低等环境因素会影响睡眠质量。环境改造也被当作睡眠紊乱的治疗手段之一。光照会影响人体内的褪黑激素分泌，褪黑激素是促进睡眠的重要激素。因此，在睡前应避免接触强光，保持室内光线昏暗。噪声也会影响人体的睡眠质量。世界卫生组织（WHO）认为，最常见的环境噪声是交通噪声。交通噪声的强度通常在 50～70dB（A），在繁忙的道路或高速公路上可能会达到 80dB（A）以上。交通噪声不仅会影响人们的睡眠和休息，还会增加心血管疾病、高血压、中风等疾病的风险。除了交通噪声，其他常见的环境噪声还包括工业噪声、建筑噪声、娱乐噪声、家庭噪声等。这些噪声的强度和频率各不相同，会对人们的健康产生不同的影响。人体适宜的睡眠温度为18~24℃，过高或过低的温度都会影响睡眠。适宜的睡眠湿度为50%~60%，过高或过低的湿度都会影响睡眠。

知识拓展：褪黑素与睡眠

褪黑素（melatonin）是一种由松果体分泌的激素，也被称为"睡眠激素"。褪黑素的分泌受光照的调节，在晚上光照减少时分泌增加，促进睡眠；在白天光照充足时分泌减少，抑制睡眠。褪黑素与睡眠的关系主要体现在以下几个方面。

1.褪黑素促进睡眠的发生和维持

褪黑素可以促进大脑的褪黑素受体表达，并通过这些受体发挥作用。褪黑素可以调节大脑的神经递质水平，促进睡眠相关神经元活动，从而促进睡眠的发生和维持。

2.褪黑素提高睡眠质量

褪黑素可以促进深睡眠的发生，减少浅睡眠和睡眠中断的发生。褪黑素还可以提高睡眠觉醒阈值，使人更容易入睡和更难醒来。

3.褪黑素调节睡眠节律

褪黑素的分泌受光照的调节，因此褪黑素可以帮助维持人体的睡眠节律。

褪黑素对睡眠具有重要作用，但褪黑素的补充剂不能完全代替自然褪黑素。另外，褪黑素补充剂可能会导致一些副作用，如嗜睡、头痛、恶心等。

2.生活方式

不良的生活方式，如熬夜、不良饮食等都会对睡眠造成影响。熬夜会导致睡眠不足，影响睡眠质量。饮食对睡眠的影响是复杂的，过多或过少的食物摄入会影响睡眠；饮食中的某些成分，如咖啡因、酒精等也会影响睡眠质量；饮酒、吸烟、茶叶等也会影响睡眠的发生和维持。

3.心理因素

心理因素如焦虑、抑郁、压力等均会对睡眠产生负面影响。这些心理因素会导致人体分泌压力激素，从而影响睡眠质量和时长。

近年来，随着睡眠研究的深入，科学家们对睡眠影响因素的认识也越来越全面。除了传统的睡眠影响因素，还发现了一些新的睡眠影响因素，如睡眠生物钟、睡眠呼吸暂停、睡眠呼吸障碍、睡眠剥夺等，应该关注这些新的睡眠影响因素，尽可能地保持良好的睡眠习惯，以保证身体健康和工作效率。

第二节　信息时代与睡眠障碍

信息化时代的到来，使得电子设备成为人们日常生活中必不可少的部分，对人们的生活产生着深远影响。同时，信息大爆炸给睡眠质量带来了巨大的挑战。电子设备的普及和社交媒体的盛行，使得越来越多的人养成了熬夜使用电子设备的习惯，导致睡眠质量下降。因此，科学合理地管理电子设备使用时间，建立数字"断舍离"意识，对于维持身体健康，保障工作、学习效率和生活质量至关重要。

一、信息时代对睡眠的影响

数字化时代数字设备的使用、社交媒体和网络游戏的普及、工作压力和焦虑情绪的增加都对人们的睡眠产生了重大影响。

（一）数字设备的使用

数字设备的使用已经成为人们日常生活的一部分。智能手机、平板电脑、电脑等数字设备可以提供信息、娱乐和社交等功能，给人们带来了极大的便利。然而，数字设备的使用也对人们的睡眠产生了负面影响。数字设备屏幕发出的蓝光会干扰褪黑激素的分泌，褪黑激素是一种促进睡眠的激素。睡前使用数字设备会增加入睡困难、睡眠中断和早醒等问题。此外，数字设备的使用还会导致人们在睡前保持兴奋状态、降低睡眠深度和睡眠效率。

（二）社交媒体和网络游戏的普及

社交媒体和网络游戏的普及也是影响人们睡眠的一个重要因素。社交媒体可以让人们随时随地与他人保持联系，网络游戏可以让人们获得刺激和成就感。然而，过度使用社交媒体和网络游戏会导致人们在睡前保持兴奋状态，影响睡眠质量。研究表明，睡前使用社交媒体会增加入睡困难、睡眠中断和早醒等问题，睡前使用网络游戏会增加入睡困难、睡眠中断和梦魇等问题。

（三）压力和焦虑情绪的增加

信息时代的到来，给人们的生活带来了巨大的变化，同时带来了一些挑战。其中，压力和焦虑情绪的增加是信息时代影响睡眠质量的重要因素。

在信息时代，人们面临着来自工作、学习、生活等方面的多重压力。这些压力会导致人们出现焦虑、紧张、烦躁等负面情绪，从而影响入睡和睡眠质量。一项针对大学生的研究发现，大学生的压力水平与睡眠质量呈负相关，压力水平越高，睡眠质量越差。另一项针对职场人员的研究也发现，职场人员的压力水平与睡眠质量呈负相关，压力水平越高，睡眠质量越差。此外，信息时代的碎片化信息、24小时不间断的工作模式等也增加了人们的压力和焦虑情绪。碎片化信息会导致人们注意力分散，难以集中精力，从而加重压力；24小时不间断的工作模式会打破人们的生物钟，影响睡眠规律，从而影响睡眠质量。

二、睡眠障碍类型与治疗方法

睡眠障碍是一种常见的健康问题，指影响正常睡眠的任何疾病或状态。目前，已成为全球范围内严重的公共卫生问题。根据美国国家睡眠基金会（NSF）的数据，美国成年人中约有50%的人有睡眠障碍。在全球范围内，睡眠障碍的患病率也相当高，约有30%的人有睡眠问题。根据中国睡眠研究会发布的《中国睡眠健康报告（2022）》，中国成年人失眠发生率为38.2%，睡眠呼吸暂停综合征患病率为1.9%，嗜睡症患病率为1.2%。

（一）睡眠障碍分类

国际上最常见的睡眠障碍包括失眠症、睡眠呼吸暂停综合征（OSA）、嗜睡症、梦游症和夜惊症。

1.失眠症

失眠症指难以入睡、维持睡眠或早醒，并导致白天功能受损。失眠症的常见症状包括入睡困难、睡眠中断、早醒、早上感到疲倦、注意力不集中、记忆力下降、情绪低落等。失眠症的病因复杂，可能包括遗传、心理、环境等因素。失眠症的治疗方法包括行为治疗、药物治疗和心理治疗。

2.睡眠呼吸暂停综合征（OSA）

睡眠呼吸暂停综合征指睡眠过程中反复出现呼吸暂停或呼吸困难。OSA的常见症状包括打鼾、夜间憋醒、白天嗜睡、注意力不集中、记忆力下降、高血压、心脏病、中风。OSA的病因包括肥胖、扁桃体肥大、鼻腔狭窄、咽喉肌肉松弛等。OSA的治疗方法包括减重、手术治疗、呼吸机治疗。

3.嗜睡症

嗜睡症指白天过度嗜睡。嗜睡症的常见症状包括白天容易犯困、难以集中注意力、记忆力下降、反应迟钝等。嗜睡症的病因包括遗传、神经系统疾病、精神疾病等。嗜睡症的治疗方法包括药物治疗和行为治疗。

4.梦游症

梦游症指在睡眠中行走或进行其他活动。梦游症的常见症状包括在睡眠中行走、说话、做其他活动、没有记忆。梦游症的病因尚不清楚，可能与遗传、睡眠不足、压力等因素有关。梦游症通常无须治疗，但如果梦游严重或影响日常生活，可考虑药物治疗。

5.夜惊症

夜惊症指在睡眠中突然醒来，伴有恐惧或焦虑。夜惊症的常见症状包括在睡眠中突然醒来、伴有恐惧或焦虑、无法回忆梦境、通常在夜晚早期发生。夜惊症的病因尚不清楚，可能与遗传、睡眠不足、压力等因素有关。夜惊症通常无须治疗，但如果夜惊严重或影响日常生活，可考虑药物治疗。

（二）睡眠障碍治疗方法

不同类型的睡眠障碍有其自身独特的原因和症状，需要采用不同的治疗方法。目前，睡眠障碍常见的治疗方法主要有行为治疗、药物治疗和心理治疗三大类。

1.行为治疗

行为治疗是指通过改变不良的睡眠习惯来提高睡眠质量的方法。行为治疗是治疗失眠症的首选方法，也是治疗其他睡眠障碍的重要辅助手段。

失眠症行为治疗常见方法包括以下几点。

（1）睡眠限制疗法：将睡眠时间限制在患者能入睡和维持睡眠的范围内，以促进睡眠的建立。

（2）逐渐延长上床时间疗法：通过逐步延长上床时间来重新建立健康的睡眠习惯，以增加睡眠的深度和效率。

（3）睡前放松训练：通过放松训练，帮助患者缓解压力和焦虑，促进入睡。

（4）床上限制疗法：限制在床上的时间，以避免在床上进行与睡眠无关的活动，如看电视、玩手机等。

2.药物治疗

药物治疗是治疗睡眠障碍的常用方法。药物治疗可以快速提高睡眠质量，但可能存在一定的副作用。失眠症药物治疗的常见药物包括以下几点。

（1）苯二氮卓类药物，如地西泮、艾司唑仑等，具有快速催眠作用，但可能引起依赖性。

（2）非苯二氮卓类药物，如佐匹克隆、扎来普隆等，具有较少的副作用，但可能引起嗜睡和头晕。

（3）褪黑素受体激动剂，如美西普利多等，模拟褪黑素的作用，有助于改善睡眠节律。

3.心理治疗

心理治疗是治疗失眠症的有效方法，可以帮助患者了解失眠的心理因素，并通过心理调节提高睡眠质量。失眠症心理治疗的常见方法如下。

（1）认知行为治疗法。帮助患者识别和改变导致失眠的消极认知和行为治。认知行为治疗法是心理治疗失眠的核心方法，意在改变或重塑对睡眠的认知，强化床与睡眠的关系，弱化床与其他活动的联系，并通过一系列行为的改变去避免诱发失眠的因素，创造促进睡眠的良好条件。目前这是最安全并且容易操作的方法。

（2）放松疗法。帮助患者缓解压力和焦虑，降低身体紧张状态以及就寝时不断侵入的思绪，促进入睡。由于放松的方式有许多种，适用症状也有所不同。几种常见的放松方式：①渐进式肌肉放松法。紧张程度与肌肉放松状态是互为拮抗的，肌肉放松时，紧张状态是无法与之共存的。因此，可以利用肌肉放松状态与紧张状态形成竞争，达到抗焦虑的作用。渐进式肌肉放松法是利用肌肉先绷紧、再放松，以达到能区辨肌肉紧绷与放松的状态；②冥想法。冥想法是借由集中自己的注意力在某个特定的物体、语词，甚至是自己的呼吸上，使头脑清晰、心情安定与集中注意力；③催眠治疗法。帮助患者进入深度睡眠。

4.其他治疗方法

（1）减重。肥胖是睡眠呼吸暂停综合征的重要危险因素，减重可以改善睡眠呼吸暂停综合征的症状。

（2）手术治疗。睡眠呼吸暂停综合征严重者可考虑手术治疗，如扁桃体切除术、咽喉缩小术等。

（3）呼吸机治疗。睡眠呼吸暂停综合征严重者可使用呼吸机治疗，以改善睡眠呼吸暂停的症状。

总之，睡眠障碍的治疗方法应根据具体病因和症状进行选择。如果在生活中出现了持续时间较长的睡眠障碍，应该及时就医，寻求专业的帮助。

三、信息时代的睡眠障碍

信息时代的到来给人们生活带来了便利，但也深刻地影响着人们的睡眠健康，导致睡眠问题越来越多。

（一）数字设备使用与失眠症

数字设备的使用已经成为人们日常生活的一部分。智能手机、平板电脑、电脑等数字设备可以提供信息、娱乐和社交等功能，给人们带来了极大的便利。然而，数字设备的使用也对人们的睡眠产生了负面影响。数字设备屏幕发出的蓝光会干扰褪黑激素的分泌，褪黑激素是一种促进睡眠的激素。研究表明，睡前使用数字设备会增加入睡困难、睡眠中断和早醒等问题。此外，数字设备的使用不仅会导致人们在睡前保持兴奋状态，影响睡眠质量，还会降低睡眠深度和睡眠效率。多项研究表明，数字设备的使用与失眠症之间存在关联。一项针对美国成年人的横断研究发现，睡前使用数字设备时间越长的人，失眠症的风险越高；另一项针对中国成年人的纵向研究发现，睡前数字设备使用时间增加会导致失眠症的风险增加。

（二）社交媒体和网络游戏与睡眠呼吸暂停综合征

社交媒体让人们随时随地可以与他人保持联系，网络游戏可以让人们获得刺激和成就感。然而，过度使用社交媒体和网络游戏会导致人们在睡前保持兴奋状态，影响睡眠质量。研究表明，睡前使用社交媒体时间越长的人，睡眠呼吸暂停综合征的风险越高。睡前使用社交媒体超过1小时的人睡眠呼吸暂停综合征的患病率高于不使用社交媒体的人群。另一项研究发现，睡前玩网络游戏超过2小时的人睡眠呼吸暂停综合征的患病率高于不使用网络游戏的人群。

（三）工作压力和焦虑情绪与不规律睡眠—觉醒综合征

现代社会竞争激烈，人们的压力不断增加。而压力的增加会导致睡眠质量下降，增加入睡困难、睡眠中断和早醒等问题。另外，有研究表明，压力会增加不规律睡眠—觉醒综合征的风险。不规律睡眠—觉醒综合征是一种睡眠障碍，表现为睡眠时间和睡眠质量的波动。这种睡眠障碍常见于工作压力和焦虑情绪较高的人群。研究表明，工作压力越大，患不规律睡眠—觉醒综合征的风险越高。

（四）跨时区工作与昼夜节律紊乱症

昼夜节律紊乱症是一种睡眠障碍，表现为睡眠和觉醒时间与正常昼夜节律不一致。这种睡眠障碍常见于跨时区工作的人群。跨时区工作会导致人们的昼夜节律发生紊乱，从而影响睡眠。研究表明，跨时区工作会增加失眠症、睡眠呼吸暂停综合征和昼夜节律紊乱症的风险。跨时区工作越频繁的人，昼夜节律紊乱症的风险越高。

四、信息化时代缓解睡眠障碍的方法

在信息化时代，睡眠障碍已经成为一个普遍存在的问题。越来越多的人在晚上难以入睡，或者在夜间频繁醒来，导致白天无法保持清醒、高效地学习和工作。通过以下方法可以帮助提高睡眠质量。

（一）养成良好的睡眠习惯

良好的睡眠习惯是缓解睡眠障碍的基础。具体来说，良好的睡眠习惯应该包括以下几个方面：①保持规律的睡眠时间，每天按时上床、按时起床，即使周末也要保持规律；②创建一个舒适的睡眠环境，保持卧室安静、黑暗、舒适；③避免在睡前使用电子设备，包括手机、平板电脑和电视，电子产品的蓝光会干扰睡眠；④适当进行体育锻炼，但避免在睡前进行剧烈运动；⑤保持良好的饮食习惯，避免饮用咖啡、茶、酒等刺激性饮料；⑥避免熬夜，熬夜会导致睡眠不足，从而影响睡眠质量。实在无法入睡，可以做些舒缓的活动直至产生困意再上床，不要强迫自己睡觉。

（二）减少数字设备使用时间

数字设备的普及给睡眠带来了极大的影响。电子产品的蓝光会干扰调节睡眠—觉醒节律的褪黑素的分泌。此外，电子产品的使用会增加大脑的兴奋性，从而影响睡眠。因此，减少数字设备使用时间是提高睡眠质量的重要方法。以下是一些具体的建议：①睡前两小时内避免使用电子产品；②将电子产品放在卧室外以减少睡前使用电子产品的机会；③在卧室内使用电子产品时，使用夜间模式或降低亮度以减少蓝光的辐射。研究表明，睡前两小时内使用电子产品会增加入睡时间、减少睡眠时间和增加睡眠中断的风险。

（三）学会管理压力，保持良好的心态

良好的心态和情绪是提高睡眠质量的重要因素。当人们处于压力、焦虑、抑郁等负面情绪状态下时，会使大脑处于兴奋状态，从而影响入睡和睡眠质量。以下是一些具体的建议：①学会放松。可以通过泡澡、听音乐、阅读等方式放松身心；②保持积极乐观的心态。积极乐观的心态可以帮助人们更好地应对压力，从而提高睡眠质量；③寻求专业帮助。如果焦虑、抑郁等情绪问题严重，应及时寻求专业帮助来提高睡眠质量。当有情绪问题时还应尽量避免熬夜和保持规律作息，因为熬夜会加重压力和焦虑，从而影响睡眠，而规律的作息可以帮助人们保持良好的心态和情绪；④合理饮食。合理饮食可以帮助人们保持健康的体重，从而减少压力和焦虑。

（四）接受专业治疗

如果尝试了上述方法后，睡眠质量仍然没有提高，或者出现了严重的睡眠

171

障碍，如失眠、睡眠呼吸暂停等，就需要寻求专业医疗帮助。专业的医生可以根据患者的具体情况，制订个性化的治疗方案。

以下是判断是否需要寻求专业医疗帮助的情况：①入睡时间超过30分钟；②夜间醒来超过3次；③早上醒来后仍然感到疲倦；④白天嗜睡；⑤影响工作或学习。

我国睡眠障碍的流行率较高，加强对睡眠障碍的防治，提高公众对睡眠障碍的认识，促进人们养成良好的睡眠习惯非常重要。总而言之，在信息代时代下，需要更加重视睡眠，养成良好的睡眠习惯，学会管理压力，并积极接受专业治疗，以有效缓解睡眠障碍，提高生活质量。

第三节　睡眠质量调整

睡眠是人体必不可少的一种生理需求，对人们的身心健康有着至关重要的影响。然而，在现代社会中，由于压力大、生活节奏快及电子产品的普及等原因，人们的整体睡眠质量越来越差。这不仅影响着人们的健康，也严重影响着工作和生活。因此，如何调整睡眠质量成为一个备受关注的话题。

一、睡眠不足及其影响

睡眠是人类生命中不可或缺的一部分，是身体和心理健康的重要保障。随着社会的发展，人们的生活节奏变得越来越快，工作压力和生活压力也越来越大，很多人都有睡眠不足的问题。

（一）睡眠不足的后果

睡眠不足会对身体和心理健康产生多种负面影响，包括如下几点。

（1）注意力不集中、记忆力下降、反应迟钝。睡眠不足会导致大脑功能下降，影响注意力、记忆力和反应速度。

（2）情绪不稳定、易怒、焦虑、抑郁。睡眠不足会导致情绪波动，容易出现易怒、焦虑、抑郁等情绪问题。

（3）免疫力下降，容易生病。睡眠不足会降低免疫力，容易感染疾病。

（4）增加交通事故、意外伤害的风险。睡眠不足会导致反应迟钝，增加交通事故、意外伤害的风险。

（5）增加慢性疾病的风险。睡眠不足会增加患心脏病、糖尿病、肥胖等慢性疾病的风险。

（二）睡眠对生活质量的影响

睡眠不足会影响人们的生活质量，表现为以下几个方面。

（1）工作效率下降。睡眠不足会导致工作效率下降，影响工作表现。

（2）学习成绩下降。睡眠不足会导致学习成绩下降，影响学业成绩。

（3）社交活动减少。睡眠不足会导致社交活动减少，影响人际关系。

（4）日常生活不便。睡眠不足会导致日常生活不便，影响生活质量。

二、睡眠的评估

（一）睡眠质量的评估

睡眠质量的评估是了解睡眠状况、诊断睡眠障碍、评估睡眠治疗效果的重要手段。睡眠质量评估的方法有很多种，主要包括以下几类。

1.主观评估

主观评估是指通过问卷调查等方式，让患者自己对睡眠质量进行评估。常用的主观睡眠评估量表包括以下几种方式。

（1）匹兹堡睡眠质量指数（PSQI）：PSQI是一种广泛使用的睡眠质量评估量表，包括7个维度，即入睡困难、睡眠维持困难、早醒、睡眠效率、睡眠中断、睡眠满意度和日间功能障碍。

（2）匹兹堡睡眠质量指数—中国版（PSQI-C）：PSQI-C是PSQI的修订

版，根据中国人的睡眠习惯进行了修改。

（3）睡眠质量评估问卷（SAQ）：SAQ是一种简短的睡眠质量评估量表，包括4个维度，即入睡困难、睡眠维持困难、早醒和睡眠满意度。

知识拓展：匹兹堡睡眠质量指数（PSQI）

匹兹堡睡眠质量指数（PSQI）是一种评估睡眠质量的工具，用于评定被试者最近1个月的睡眠质量，可以帮助人们了解自己的睡眠状况，及时采取措施提高睡眠质量。

2.客观评估

客观评估是指通过多种技术手段对睡眠进行直接测量。常用的客观睡眠评估技术包括以下几种。

（1）多导睡眠图（PSG）：PSG是一种记录脑电波、肌电图、眼电图、呼吸波形、心电图等多种生理信号的技术。PSG是睡眠研究和睡眠障碍诊断的新标准。

（2）睡眠觉醒监测（SAM）：SAM是一种简化的PSG技术，可以记录脑电波、眼电图和心电图。SAM可以用于评估睡眠质量和诊断睡眠障碍。

（3）睡眠仪：睡眠仪是一种小巧的设备，可以记录睡眠期间的脑电波、心率、呼吸等信号。睡眠仪可以用于家庭监测睡眠，方便患者随时随地进行睡眠质量评估。

3.其他评估方法

除了主观评估和客观评估，还有些其他评估方法可以用于睡眠质量评估。

（1）睡眠日记：睡眠日记是一种记录睡眠习惯和睡眠情况的工具，可以记录睡眠时间、入睡时间、起床时间、睡眠中断次数、睡眠质量等信息。睡眠日记可以用于评估睡眠质量和监测睡眠治疗效果。

（2）睡眠功能测试：睡眠功能测试是一种评估睡眠功能的技术，如阻塞性睡眠呼吸暂停低通气综合征（OSAHS）的睡眠呼吸功能测试。

睡眠质量评估的方法各有优缺点，应根据不同的目的和需求选择合适的方法。主观评估方法简便易行，但准确性不高。客观评估方法准确性高，但操作复杂，成本较高。睡眠日记和睡眠功能测试可以作为辅助评估方法，提供更全面的睡眠信息。

（二）常见睡眠障碍的诊断和评估

睡眠障碍是一种常见的健康问题，影响睡眠质量和生活质量。针对睡眠障碍的诊断和评估是非常重要的，可以帮助医生确定病因和制订有效的治疗方案。

1.睡眠障碍评估

睡眠障碍是指睡眠的结构或功能发生紊乱，导致睡眠质量下降或睡眠不足。睡眠障碍可引起多种身体和心理健康问题。睡眠障碍的评估通常包括以下几个步骤。

（1）睡眠史采集：医生询问患者的睡眠习惯、睡眠情况和睡眠障碍的相关症状。

（2）睡眠质量评估：医生通过使用睡眠质量评估量表评估患者的睡眠质量。

（3）睡眠障碍筛查：医生使用睡眠障碍筛查量表筛查常见的睡眠障碍。

（4）睡眠监测：在某些情况下，医生可能需要进行睡眠监测来确诊睡眠障碍。

2.常见睡眠障碍的诊断和评估

常见睡眠障碍的诊断和评估方法如下。

（1）失眠症：指入睡困难、睡眠维持困难或早醒等睡眠问题，导致白天功能障碍。失眠症的诊断主要根据睡眠史采集和睡眠质量评估。

（2）阻塞性睡眠呼吸暂停低通气综合征（OSAHS）：OSAHS是一种睡眠呼吸障碍，表现为睡眠期间呼吸暂停或呼吸变浅。OSAHS的诊断主要根据睡眠史采集和睡眠监测。

（3）周期性肢体运动障碍（PLMD）：PLMD是一种睡眠运动障碍，表现为睡眠期间周期性出现肌肉抽动或运动。PLMD的诊断主要根据睡眠史采集和睡眠监测。

（4）不宁腿综合征（RLS）：RLS是一种睡眠运动障碍，表现为腿部不适或疼痛，需要不停地活动腿部。RLS的诊断主要根据睡眠史采集和睡眠监测。

（5）梦游症：梦游症是一种睡眠行为障碍，表现为睡眠期间行走或其他活动。梦游症的诊断主要根据睡眠史采集。

（6）睡眠癫痫：睡眠癫痫是一种睡眠相关癫痫，表现为睡眠期间的癫痫发作。睡眠癫痫的诊断主要根据睡眠史采集和睡眠监测。

3.睡眠障碍评估的注意事项

睡眠障碍评估是一个复杂的过程，需要医生和患者的共同努力。在进行睡眠障碍评估时，应注意以下几点。

（1）患者应如实提供睡眠史，并详细描述睡眠问题。

（2）医生应根据患者的睡眠史和睡眠质量评估，选择合适的睡眠障碍筛查量表。

（3）在必要时，医生应进行睡眠监测来确诊睡眠障碍。睡眠障碍的评估可以帮助医生准确诊断睡眠障碍，并制订有效的治疗方案。

三、特殊人群的睡眠调整

（一）儿童和青少年的睡眠调整

儿童和青少年正处于生长发育的关键时期，对睡眠的需求较高。儿童建议睡眠时间为10~12小时，青少年建议睡眠时间为8~10小时。然而，由于学习、娱乐等因素的影响，儿童和青少年的睡眠时间往往不足。儿童和青少年睡眠不足会影响其生长发育、认知能力、情绪和行为。因此，儿童和青少年的睡眠调整至关重要。儿童、青少年睡眠调整建议如下。

（1）养成良好的睡眠习惯，建立规律的睡眠—觉醒节律。

（2）确保充足的睡眠时间，尽量保证每天睡够10~12小时。

（3）创建舒适的睡眠环境，保持卧室安静、黑暗、凉爽。

（4）避免在睡前使用电子设备，如手机、计算机等。

（5）在睡前进行放松活动，如阅读、听音乐、泡澡等。

（二）孕期和哺乳期妇女的睡眠调整

孕期和哺乳期妇女的睡眠往往会受到激素变化、体重增加、胎动等因素的影响。孕期妇女建议睡眠时间为7~8小时，哺乳期妇女建议睡眠时间为8~10小时。

孕期和哺乳期妇女睡眠不足会影响其自身健康和胎儿或婴儿的健康。因此，孕期和哺乳期妇女的睡眠调整也非常重要。孕期和哺乳期妇女睡眠调整建议如下。

（1）保持良好的睡眠姿势，避免仰卧。

（2）在白天适当休息，补充睡眠。

（3）避免在睡前饮用咖啡、酒等刺激性饮品。

（4）避免在睡前进行剧烈运动。

（5）在睡前进行放松活动，如阅读、听音乐、泡澡等。

（三）中老年人和老年人的睡眠调整

随着年龄的增长，人体睡眠质量会逐渐下降。中老年人建议睡眠时间为7~8小时，老年人建议睡眠时间为6~7小时。中老年人和老年人睡眠不足会增加患心脏病、中风、糖尿病等慢性疾病的风险。因此，中老年人和老年人的睡眠调整也非常重要。中老年人和老年人睡眠调整建议如下。

（1）保持规律的睡眠—觉醒节律。

（2）确保充足的睡眠时间。

（3）创建舒适的睡眠环境。

（4）避免在睡前使用电子设备。

（5）在睡前进行放松活动。

（四）夜班工作者和时差反应者的睡眠调整

夜班工作者和时差反应者由于工作或旅行等原因，睡眠—觉醒节律会受到影响。夜班工作者建议睡眠时间为7~8小时，时差反应者建议睡眠时间为6~7小时。

夜班工作者和时差反应者的睡眠不足会影响其工作效率、认知能力、情绪和行为。因此，夜班工作者和时差反应者的睡眠调整也非常重要。夜班工作者和时差反应者的睡眠调整的建议如下。

（1）在白天尽量保持清醒，避免长时间午睡。

（2）在晚上尽量避免光线刺激，如看电视、使用电子设备等。

（3）在晚上进行适当的运动，但避免剧烈运动。

（4）在睡前进行放松活动。

总而言之，特殊人群的睡眠调整需要根据其自身的特点和情况进行。通过合理的调整，可以提高特殊人群的睡眠质量和生活质量。

四、预防睡眠问题的方法

睡眠对人体健康有着深远的影响。为了预防睡眠问题的发生，可以从以下三个方面入手来预防睡眠问题。

（一）提高睡眠认知水平

了解睡眠的基本知识和规律，可以帮助人们更好地掌握睡眠技巧，提高睡眠质量。比如，保持规律的作息时间、避免熬夜和过度使用电子产品等。此外，了解如何建立一个舒适的睡眠环境也是非常重要的。例如，保持室内温度适宜、使用舒适的床垫和枕头等。

（二）建立健康的生活方式

健康的生活方式不仅可以提高人们的身体素质，还可以帮助人们更好地入睡。例如，坚持适量的运动可以促进血液循环，缓解身体疲劳，保持健康体重；饮食健康也可以帮助人们更好地保持身体健康，尽量避免在睡前饮用咖啡、茶、酒等刺激性饮品。此外，还需要注意心理健康，避免过度焦虑和压力。

（三）积极预防和治疗慢性疾病

慢性疾病是导致睡眠问题的一个重要原因。例如，高血压、糖尿病、抑郁症、焦虑症、慢性疼痛等慢性疾病容易导致患者出现失眠等睡眠问题。因此，需要积极预防和治疗这些慢性疾病，保持身体健康。

　　总之，预防睡眠问题需要从多个方面入手。提高睡眠质量的意识和知识、建立健康的生活方式、积极预防和治疗慢性疾病等都是非常重要的。只有这样，才能在保证充足睡眠的前提下，拥有一个健康、美好的人生。

尝试与体验：

- 查阅相关文献资料，了解中医关于睡眠、作息时间安排有哪些论述？并谈谈你的看法。
- 以"睡眠质量"为调研主题，基于社区和家庭成员组织一次调查活动，可以通过问卷调查、面访或在线调查等方式进行。目标：了解当地社区或家庭成员的睡眠情况，为睡眠健康促进活动提供干预基础。
- 开展睡眠健康宣传活动：组织一次社区宣传活动，提高人们对睡眠健康的认识和重视。具体可通过举办讲座、分发宣传册、展示海报或举办互动活动等方式进行。

推荐阅读书目：

- 《新睡眠革命》，中国人口出版社有限公司，2020年出版。
- 《科学休息》，中信出版集团，2021年出版。
- 《秒睡：幸福人生的睡眠秘诀》，人民日报出版社，2019年出版。
- 《二十四节气养生经》，天津科学技术出版社，2016年出版。

第七章

居住环境与健康

人是环境的产物。世界卫生组织研究报告指出，环境因素对个人身体健康和寿命的影响占17%。人有超过一半时间是在自己的住宅这个小环境中度过的，作为相对独立的生活空间，住处对人的生活方式和健康都产生极大影响。随着生产力的发展、生活水平的不断提高，居住环境大为改善，由于居住环境"脏乱差"导致的疾病大幅减少，但住宅环境中的一些新的健康隐患依旧不可忽视。住宅污染具有接触时间长、接触浓度高、污染源种类多、排放周期长、危害潜伏深等特点。应该充分认识住宅环境中潜在的化学污染、物理性污染、生物性污染。在了解各种住宅污染的来源、特点、危害的基础上采取针对性的措施加以预防，创造健康安全的宜居环境。

第一节　居住环境概述

一、居住环境概念

"环境"作为一个高频词汇，内涵非常丰富，是指人类和生物赖以生存的空间及外部条件。可以通俗理解为以人类为中心的一切外部条件。《中华人民共和国环境保护法》第二条规定，环境是指影响人类生存和发展的各种天然的和经过人工改造的自然因素的总体，包括大气、水、海洋、土地、矿藏、森林、草原、湿地、野生生物、自然遗迹、人文遗迹、自然保护区、风景名胜区、城市和乡村等。可以看出，"环境"与"文化"类似，外延极其宽泛，但相比较于"文化"而言，"环境"的侧重点在于客体。环境通常包括自然环境与社会环境。自然环境是人类赖以生存和发展的各种自然因素的总和；社会环境是指人类在自然环境基础上，为不断提高物质和精神生活水平，通过长期有计划、有目的的发展，逐步创造和建立起来的人工环境，如城市、农村、工矿区等。

居住环境是指围绕居住和生活空间的生活环境的总称，从狭义来说它是指人们居住的实体环境，从广义来说它还包括社会、经济和文化环境。广义的居住环境对人的健康、人生发展各方面都能产生影响，限于探讨主题，本章主要采取狭义定义，可以通俗理解为"住宅"或物理层面的"家"。实际生活中，由于当今社会人口流动速度和频率增大，租房、临时住房等也很常见，虽然在结构和功能区域（厕所、厨房）方面有所不同，是否能成为"家"不好确定，但是主要用于满足生活所需的"住所"或"住处"。与此相似的概念还有"居室"，居室环境是由屋顶、地面、墙壁、门、窗等建筑维护结构从自然环境，中分割而成的小环境，也就是建筑物内的环境。它不仅包括居住环境，还包括办公环境、交通工具内环境、休闲娱乐健身室等室内环境。虽然都属于居室，都是满足人们某种需要的一种方式方法，但由于办公环境、生活环境、娱乐环境等承担的主要功能不同，它们在结构设计、装饰、满足人们需求方面都存在较大的区别。在对健康的影响方面有相同之处，例如，所有居室在装修环节都可能产生装修与建筑材料污染；也有不同之处，例如，住宅的功能区域厨房，一般的办公和娱乐居室则可能不具备，其对健康产生危害的油烟等则有特别性。

二、居住环境特点

住宅作为人们主要用来满足各类生活需要的特殊环境，在功能上有遮风挡雨的特殊作用，在情感上也具有"心灵港湾"的特殊地位。从"食、住、行、游、娱、购"的排列次序也可以看出，住宅对很多人而言，可视为仅次于吃饭的最重要事情，在不同的时代都是人们生活水平高低、生活方式特征最直观的体现形式之一。不管是北京的四合院、陕北的窑洞、福建的土楼……尽管形状各异，但只要是住宅，它们都具有以下几个方面的典型特点。

（一）稳定性高

在生产力水平和社会流动性较低的封建时代，一套房子往往能够祖辈相传，很多人一辈子也就只住过一套房子。当代社会生产力水平和社会流动性都提高了，但无论是自建房抑或商品房依旧属于重资产，人们在建造或选购时考虑因素是最多也是最谨慎的，这也说明它一经确定就难以轻易改动，具有很高的稳定性。房子终究不会像鞋子、衣服一样，一言不合就考虑换新的。

（二）使用率高

相关研究显示，现代人平均有80%左右的时间生活和工作在室内，而住宅的使用率无疑是最高的。一个人可能短时间处于失业状态，但他不可能长时间居无定所，虽然频繁更换工作岗位，但其住所往往会更稳定。由于使用率高，住宅对于生活习惯的养成、健康的影响往往也更大。

（三）独立与融合

从空间区域看，住宅既是相对私密的独立空间，也是受制于区域发展特点的社区细胞。无论乡村或城市，关上家门就是独家独户，在城市社区，同一层楼的邻居都可能是"鸡犬相闻，老死不相往来"的关系状态。但由于地理空间的相近性，往往又是"一荣俱荣，一损俱损"，断水断电、空气污染等环境问题出现时，都必须在特殊时期联合起来共同面对。

三、健康住宅

住宅的以上特点，决定了它是对人们健康影响最全面、最持久的环境因素。如果住宅环境不符合健康需求，空气、用水、光照、通风等达不到相应的健康标准和要求，对人体身心健康将产生持续的负面影响乃至破坏性损害。人们早就认识到环境对人们健康的重要影响，不仅是个人，国家和国际层面都在不断追求更加合适的人居环境。

（一）环境影响健康

"环境一直是，且永远都是保证人类繁荣发展的核心"在国际上已经成为共识。在2021年2月召开的第五届联合国环境大会上，联合国秘书长古特雷斯在致辞中说，当下人类面临三重环境危机：气候变化、生物多样性丧失，以及每年导致约900万人死亡的环境污染问题。2021年10月，联合国大会针对健康环境决议投票通过并宣布：拥有一个清洁、健康和可持续的环境是一项人权。为了持续改善环境，1985年第四十届联合国大会一致通过决议，确定每年十月的第一个星期一为世界人居日（世界住房日），并每年确定一个主题。

我国政府高度重视环境问题，1989年就制定并通过了《中华人民共和国环境保护法》，并于2014年与时俱进地进行了修改。为有力推进我国环境与健康工作，积极响应国际倡议，针对我国环境与健康领域存在的突出问题，2007年由卫生部、环境保护总局等18个部门联合制定了中国环境与健康领域的第一个纲领性文件——《国家环境与健康行动计划（2007—2015）》。2013年9月，环境保护部又发布了《中国公民环境与健康素养（试行）》，其目的是普及公民应该具备的环境与健康基本理念、知识和技能。2016年颁布的《"健康中国2030"规划纲要》要求进一步夯实环境与健康工作基础，以制度建设为统领，将保障公众健康纳入环境保护政策，有效控制和减少环境污染对公众健康的损害。

（二）健康住宅标准

理念和宏观层面重视环境问题的同时，对于住宅这一小环境的健康也非常重视。所谓健康住宅，是指在满足住宅建设基本要素的基础上，提升健康要素、保障居住者健康需求、促进住宅建设可持续发展的居住环境。从1987—2000年，世界各国大体上经历了节能环保、生态绿化和舒适健康三个发展阶段。这三个阶段的健康住宅理念的转变，充分体现了从客观转向主观、不断重视人的主体性地位。

健康住宅的出发点在于以居住者为中心，满足其生理和心理健康需求，使其生活在健康、安全、舒适、环保的室内和室外居住环境中。体现在住宅内外的环境方面，不仅包括与居住相关的物理因素，诸如温度、湿度、通风换气、噪声、光和空气质量等，也包括主观性心理因素，如平面空间布局、隐私保护、视野景观、感官色彩、材料选择等。

为了最广泛层面地保障人民的住宅健康，我国在2004年4月正式发布了《健康住宅建设技术要点》，成为住宅建造特别是商品房建造的重要参考规范之一。该文件在阐述"健康住宅"的重要性基础上，从住区环境、住宅空间、空气环境、热环境、声环境、光环境、水环境、绿化环境和环境卫生等9个方面阐述和规定了居住环境的健康性要求；也从住区社会功能、住区心理环境、健身体系、保健体系、公共卫生体系、文化养育体系、社会保险体系、健康行动、健康物业管理等9个方面阐述了社会环境的健康性要求。系统和全面的阐述为人们优化居家环境提供了参考依据和标准。

知识拓展：现代住宅的五条卫生标准

人的一生有三分之二的时间是在室内度过的，而其中大部分时间又是在家中度过的。由于室内环境各个因素均会作用于人体，随着住宅不断向空中发展，高层建筑越来越多，人们也越来越开始重视住宅的室内卫生。专家们从以下方面提出了相应的卫生标准：第一，太阳光可以灭杀空气中的微生物，提高机体的免疫力。为了维护人体健康和正常发育，居室日照时间每天必须达到2小时以上。第二，采光是指住宅内能够得到自然光线，一般窗户的有效面积和房间地面面积之比应大于1∶15。第三，室内净高不得低于2.8米，对居住者而言，适宜的净高给人以良好的空间感，净高过低会使人感到压抑。实验表明，当居室净高低于2.55米时，室内二氧化碳浓度较高，对室内空气质量有明显影响。第四，微小气候，要使居室卫生保持良好状况，一般要求冬天室温不低于12℃，夏天不高于30℃；室内相对湿度不大于65%；夏天风速不小于0.15米/秒，冬天不大于0.3米/秒。第五，空气清洁度，是指居室内空气中某些有害气体、代谢物质、飘尘和细菌总数不能超过一定的含量，主要包括二氧化碳、二氧化硫、氡气、甲醛、挥发性苯等。除上述五条基本标准外，室内卫生标准还包括诸如照明、隔离、防潮、防止射线等方面的要求。

——引自《环境与健康》，崔宝秋，化学工业出版社，2020，147-148.

第二节 住宅化学性污染

环境因素包括物理因素、化学因素、生物因素和社会因素。这些因素既是考察环境好坏的依据，也是造成污染、影响住宅环境健康的主要方面。住宅污染主要是指室内空气污染，按照污染物来源可分为室内污染和室外污染两种。室内空气污染来源主要有化学的、物理的、生物的污染。

一、化学性污染定义

化学性污染物主要是指室内环境中由于各种原因导致的有害身体健康的挥发性有机物和无机物，由这些污染物导致的污染即为化学性污染。住宅环境中常见的挥发性有机物污染源主要包括甲醛、苯及苯系物、三氯乙烯等，无机物污染物主要是氨、一氧化碳和二氧化碳。

化学性污染物具有以下典型特点。

1.不易察觉

如苯是一种无色具有特殊芳香味的液体，主要存在于溶剂、涂料、染色剂、清漆等材料中，不采用专门的仪器设备往往难以察觉。

2.慢性致病

例如，人造板材中的甲醛释放期为3~15年，在空气中，当甲醛达到0.06~0.07mg/m³时，儿童就会发生轻微气喘；达到0.1mg/m³成人才会察觉有异味和不适感。长期接触低剂量甲醛可引起慢性呼吸道疾病，引起鼻咽癌、脑瘤、月经紊乱、细胞核基因突变、青少年记忆力和智力下降等。

3.种类繁多

化学性污染物种类多并且来源也较广泛，例如，在住宅内吸烟就可以产生氨、氮、一氧化碳、二氧化碳等化学性污染物。根据我国普通住宅的功能分区和使用特点，装修材料、厨房油烟、卫生间是住宅区域内化学污染物的主要来源。

二、装修与建筑材料污染

在城市主要是商品房，商品房由开发商统一按照国家有关规定建造，建筑风格虽然不同，但建筑原材料理应都是符合国家法定要求和行业标准的。相比而言，室内装修往往体现个人风格，需要引起更高重视。在我国广大农村地区，自建住房具有更大的差异性和个性特征，由于经济因素、风格喜好、认知观念各方面因素的影响，每栋自建住宅在空间布局、材料选择等方面都有较大差异，同时体现了人们生活追求与侧重点的差异。无论是商品房还是自建房，从维护健康角度出发，了解和认识其中的潜在健康风险都十分必要。

（一）主要污染物及来源

1.甲醛

甲醛是一种无色、有刺激性气味、易溶于水的气体，也是WHO确定的致癌和导致畸形的物质之一，是公认的变态反应物。甲醛对人体健康的影响主要体现在嗅觉异常、刺激、过敏、肺功能异常、肝功能异常和免疫功能异常等方面。

甲醛主要来自室内装修和装饰材料。用作室内装饰的胶合板、细木工板、中密度纤维板和刨花板等，在加工生产中使用脲醛树脂和酚醛树脂等作为黏合剂，其主要原料为甲醛、尿素、苯酚和其他辅料等。板材中残留的未完全反应的甲醛逐渐向周围环境释放，成为室内空气中甲醛的主体，从而造成室内空气污染。某些家具生产商或不规范的个体生产商为了追求利润，使用不合格的人造板材或劣质胶水，甲醛的含量则更高。另外，杀虫剂、压板制成品、硬木夹板、涂料、塑料、低碳、塑料地砖、木制壁板等都是甲醛潜在的藏身之所。

2.苯及苯系物

苯是无色具有特色芳香味的液体，沸点为80.1℃，苯的有害性主要在于其抑制人体造血功能，使红细胞、白细胞、血小板减少，是白血病的一个诱因。另外，苯还可以导致中枢神经系统麻痹，使人有头晕、头疼、恶心、胸闷等感觉，严重者可使人昏迷以致呼吸、循环功能衰竭而死亡。室内燃烧烟草的烟雾、溶剂、涂料、染色剂、图文传真机、电脑终端机及打印机、地毯、污点或纺织品清洗剂、塑料等都是苯的常见来源。

苯系物在各种建筑材料的有机溶剂中大量存在，如各种油漆和涂料的添加剂、稀释剂和一些防水材料等。劣质家具也会释放出苯系物等挥发性有机物，壁纸、地板革、胶合板是室内空气中芳香烃化合物污染的重要来源之一。这些建筑装饰材料在室内会不断释放苯系物等有害气体，特别是一些水包油类的涂料，释放时间可达1年以上。

3.氨

氨是一种无色气体，属于低毒类化合物，当氨在空气中达到一定浓度时，才有强烈的刺激性气味。人对氨的嗅阈值为$0.5 \sim 1.0 mg/m^3$。作为一种碱性物质，氨进入人体后可吸收组织中的水分，溶解度高，对人体的上呼吸道有刺激和腐蚀作用，减弱人体对疾病的抵抗力。氨进入肺泡后容易和血红蛋白结合破坏运输氧气的功能。人短期内吸入大量的氨会出现流泪、咽痛、声音嘶哑、咳嗽、头晕、恶心等症状，严重者会出现肺水肿或呼吸窘迫综合征，同时发生呼吸道刺激症状。

氨主要来自建筑物本身，即建筑施工过程中使用的混凝土外加剂和以氨水为主要原料的混凝土防冻剂。含有氨的外加剂，在墙体中随着温度、湿度等环境因素的变化还原成氨气，从墙体中缓慢释放出来，使室内空气中氨的浓度大量增加。

（二）预防策略

建筑及装修材料产生的污染，测量的方式方法较专业与复杂，来源众多，在房屋建造完成、装修完成以后应该寻求专业公司的专业鉴定较妥当。房屋入住以后，也应该从居家生活的角度预防以保障身心健康。首先，材料选择上以健康安全优先。当前的建材市场竞争较大，各种材料的品质也参差不齐，在预算成本固定的条件下应该优先考虑安全和健康指标。要考虑各种材料的潜在安全风险。例如，木制家具中，中国传统家具采用榫卯结构，尽量减少胶水类物质的使用、实木比合成木相对具有更少的毒性物质。其次，适时对居家空气质量进行检测。不要过于相信自己的直接感官，特别是本身对装修过程和装修材料不太了解的业主，如果自身没有参与装修过程，则更应该依靠专业的手段进行空气质量检测。一般新居入住前都应该采用专业的手段对甲醛、苯等常见危害进行测试，空置一段时间达到安全标准以后再入住。入住一段时间后也应该不定期进行相关检测，防止相关慢性释放的有害气体。若居家条件下出现莫名的头晕脑涨、身体不适等症状，也应该从建筑装饰材料的安全性加以考虑。最后，通风换气保持室内空气流通。一氧化碳和二氧化碳都是无色无味气体，不容易察觉，在冬天较为寒冷时若长时间关闭门窗不予通风透气，做饭取暖过程中极易导致二氧化碳浓度升高并产生一氧化碳，造成健康危险。同时，经常性通风换气也能使室内潜在的装饰和装修有害气体逐步排放，保障居住环境健康。

三、厨房油烟污染

（一）油烟中的有害物质

油烟是食用油遇高温汽化后分解的气体和气溶胶，其主要成分不仅包括醛、酮、烃、脂肪酸、醇、芳香族化合物、内酯、杂环化合物等有机化合物，还含有一氧化碳、二氧化碳、氮氧化物等无机化合物。有研究显示，厨房油烟中的有害物质达到300多种。例如，油在高温汽化状态中与食物混合以后会产生很多可被吸入的颗粒，其中就包括PM2.5。做饭时厨房里的PM2.5平均浓度有时候可以上升几十甚至上百倍。

（二）厨房油烟的主要危害

钟南山院士曾在2021年国际肺癌日发表倡议，呼吁大家关注厨房油烟问题时指出，在不吸烟的女性肺癌患者中，除了二手烟，有相当大部分、甚至超过60%的患者是长期接触厨房油烟导致的。WHO指出，家居厨房油烟污染在全球每20秒就要夺走一条生命。

1.油烟引起心脑血管疾病

油烟中含有的大量胆固醇可引起心脑血管疾病。2022年发表在《美国高血压杂志》的一项研究成果表明：经常浸染在炒菜产生的油烟环境中会使血压升高，增加颈动脉粥样硬化风险。

2.油烟影响肺癌发生率

国际重磅学术杂志*Lung Cancer*曾发表研究结果显示：烹饪油烟会让女性非吸烟者的肺癌发生率升高3.79倍。油烟中的致癌物质苯并芘、挥发性亚硝胺等使人体细胞组织发生突变，导致癌症的发生。长期接触油烟的40~60岁女性患者有肺癌、乳腺癌的危险性增加2~3倍。

3.油烟损害呼吸道和皮肤

油烟侵入呼吸道，其中含有的丙烯醛可引起慢性咽炎、鼻炎、气管炎等呼吸道疾病，油烟对女性皮肤伤害更大，油烟颗粒附着在女性皮肤上，造成毛细孔阻塞，加速女性皮肤组织老化，导致皮肤变粗糙，出现皱纹、黑色素增多并转变成色斑。

4.油烟破坏生殖系统

厨房中含有超过70种有害化学物质能导致细胞发生突变，破坏男性生殖系统，甚至导致不育。

（三）预防油烟污染策略

首先，采取更健康的烹饪方式。做菜尽量少用炸、煎、爆炒等产生大量油烟的方式，改为煮、炖、蒸等，既能够减少很多油烟的产生，饮食也更健康。其次，充分用好抽油烟机。烹饪过程中适时提前打开排油烟机或排气扇，烹饪结束后适当延长几分钟的排气时间，同时保持厨房门密闭，防止有害气体向住宅其他区域扩散。排气扇或抽油烟机最好每天及时清洗，排烟管道也应该定时检查。再次，经常开窗通风。厨房在不操作使用时应该尽可能开窗通风，实现与户外新鲜空气对流、保持整体空间清洁。最后，还可以对厨房进行绿化。在绿化布置时选择能净化空气、特别是对油烟、煤气等有抗性的植物，如冷水花、吊兰、红宝石、鸭跖草等，吊兰和绿萝有较强的空气净化作用，还有驱赶蚊虫的效果，也是理想选择。

四、卫生间产生的化学性污染

卫生间的便池、下水道使用一段时间后，会释放出臭气和异味，也是居家环境中的重要污染源。这种气味污染还没有引起人们的足够警惕。卫生间的臭气、异味是由硫化氢、甲硫醇、甲硫二醇、乙胺、吲哚等有害物质组成的气体，是健康的大敌。以硫化氢为例，即使低浓度的长期接触，也会发生慢性中毒反应，加之甲硫醇、乙胺、吲哚等有害气体的作用，时间久了，易导致头痛、眩晕、困倦、乏力、精神萎靡、记忆力下降、免疫功能降低，并不同程度地引起神经衰弱和植物神经紊乱等症状。

要"抵御"卫生间的隐形杀手，最简便易行的方法是经常开窗换气，不要为了保暖而紧闭门窗，密不透风。有条件的话还可以在卫生间安装换气扇。同时便池要勤于清洗、下水道也应该通过各种方式方法，保持整体的清洁。卫生间作为商品房住宅的一个独立功能间，卫生打扫应该更加频繁。在部分农村地区，卫生间的卫生条件相对较差，要注意对苍蝇、蚊子等附带生物性污染源，并加以控制和防范。

第三节　住宅物理性污染

住宅区域的物理性污染主要是指由物理因素引起的环境污染，住宅物理性污染主要来自室外及室内的电器设备，包括放射性辐射、光污染、电磁辐射等。

一、放射性污染

放射性污染源于宇宙射线和地壳中的放射性物质。随着人们生活水平的提高，居家装饰水平也逐步提高，在装修过程中，由于各种原因导致设计不合理及原材料选用不当都会增加室内的放射性污染。住宅内的放射性污染物主要是氡，其主要来源于住宅内大理石及各种瓷砖等装修建筑材料，包括预制板、隔热材料、涂料、塑料壁纸、地板砖等。

氡元素主要来自上述材料中镭的衰变，在衰变过程中可以放射出 α 射线、β 射线和 γ 射线，达到一定浓度就有可能构成对人体的危害。其危害主要体现在以下方面：

（1）氡通过呼吸进入人体，衰变时产生的放射性核素会沉积在支气管、肺部和肾组织中。长期的体内照射可能引起局部组织损伤，甚至诱发肺癌和支气管癌等。

（2）氡对人体脂肪有很高的亲和力，从而影响人的神经系统，使人精神不振、昏昏欲睡。

（3）氡及其子体在衰变时放射出的 γ 射线对人体造成外照射，对人体内的造血器官、神经系统、生殖系统和消化系统造成危害，如白细胞和血小板减少，严重的还能导致白血病。

住宅区域防止放射性污染，首先，应该控制污染源，合理使用安全无毒或低毒的建筑装潢材料，特别是各种木质板往往是各种污染物的重灾区，减少氡等有害物质的产生。其次，合理通风，提高室内空气质量。各种污染源对于住宅健康的影响主要还是依靠空气作为媒介，如果长期使住宅处于密闭状态，各种有害物质就容易聚集并不断提高浓度对人体产生伤害。只有养成合理通风的良好生活习惯，各种潜在风险就能大大降低。最后，认准标准，严守规定。为了公众安全和健康，按照国务院有关规定，凡未经卫生行政部门制定的、放射性防护技术单位检测合格的建筑材料都不得销售。如果是自建房，在材料选择时则应该了解相关标准；对于商品房，在选购或验收时也应该了解相关信息。

二、光污染

国际照明委员会将光污染定义为：因特定环境下光照的数量、方向或者光谱分布而导致人的懊恼、不舒适、精神涣散或者降低人识别环境中重要信息的能力的光行为。住宅内光污染主要来自灯光、电脑屏幕、室内白墙及瓷砖等。其中，白粉墙的光反射系数为69%~80%，洁白的书本纸张光反射系数高达90%，大大超过了人体生理的承受范围。夜间过度使用灯光，会导致人体生理节律（血液循环系统节律、睡眠节律、内分泌系统节律等）紊乱，从而引发健康问题。调查显示，大多数家庭、办公建筑都偏爱用颜色较亮的瓷砖进行装修，因为明亮的瓷砖不但使居室看起来富丽、亮堂，还可以在一定程度上弥补采光的不足。但是一些超白地砖在生产过程中使用了起"白色"作用的添加剂，而这种添加剂中含有放射性物质，可能形成放射性污染和光污染。最佳的视觉环境应该是在色彩、光频率、光亮度、物品形状、运动等方面均和人眼充分协调。

美国环保专家联合高校医学实验室做了一项追踪实验，结果显示：短时间内，光污染对人眼的眼角膜和虹膜造成伤害，抑制视网膜感光细胞的发挥，会引起视力下降和视疲劳；而如果人们长期生活或工作在逾量的、不协调的光辐射下，则会出现头晕目眩、失眠、心悸、时而亢奋、时而情绪低落等种种神经衰弱的症状。

那么怎样避免光污染呢？在家庭环境装修时，最好选择亚光砖。书房和儿童房尽量用地板代替，如果使用了抛光砖，平时尽量开小灯，还要避免灯光直射或通过反射影响到眼睛；由于白色和金属色瓷砖反光较强烈，不适合大面积在居室使用。使用电脑或手机工作一段时间后，要做适当的休息，舒活一下全身筋骨，从而放松神经。

三、电磁辐射污染

电磁辐射污染，又称电子雾污染。高压线、变电站、电子仪器、医疗设备、办公自动化设备、微波炉、电脑、手机等家用电器工作时均产生各种不同波长频率的电磁波，无色、无味、无形却充斥空间。近年来，随着生活现代化的加速，家用电器急剧增加，电磁污染对人体造成潜在的危害也越来越大，但是却没有引起足够重视。作为住宅内电磁辐射的主要来源，家用电器是指在家庭及类似场所中使用的各种电器和电子器具。家用电器在工作过程中也会或多或少地释放电磁辐射，因此长时间使用家用电器会对人们健康产生不利影响。

住宅内的电磁辐射污染源主要包括电热毯与电褥、电视、微波炉、电脑等。家用电器污染危害表现在以下几种情况：

（1）电视机、微机荧光屏会产生电磁辐射，长时间看屏幕会使视力下降、视网膜感光功能失调、眼睛干涩、引起视神经疲劳，造成头痛、失眠。电视机、电脑荧光屏在高温作用下可产生一种叫溴化二苯并呋喃的有毒气体，这种气体具有致癌作用。

（2）电锅、烤箱、微波炉等烹饪家电。该类家电都是较强辐射源，例如，部分微波炉密闭不严，会有微波泄漏出来，对人体造成伤害，且离微波炉越近，微波强度就越高，危害也就越大。微波对人体伤害主要表现在神经衰弱综合征、头晕、记忆力减退。

电磁波由于它的无色、无味、无形，危害性很容易被人们忽视。假如人们长期暴露在超过安全的辐射剂量下，就会大面积杀伤（甚至杀死）人体细胞。当代社会住宅中能够产生电磁辐射的家电也不断增多，如电视、冰箱、空调、电脑、吹风机、搅拌器等，其中大型的家用电器均有屏蔽电磁场的保护壳，只要是符合安全标准的家电，合理适时地使用就不必过于担心。孕妇和婴幼儿等特殊人群免疫力相对较低，更应该注意。备孕女性及怀孕早期还是尽可能远离手机与电脑等辐射源为宜。怀孕后最好不要使用电热毯，少接触微波炉，不要长时间、近距离看电视，并注意开启门窗通风换气，看完电视后要及时洗脸。孕妇卧室家电不宜摆设过多，尤其是彩电和冰箱不宜放在孕妇卧室内。

第四节　住宅生物性污染

室内生物污染是影响室内空气品质的一个重要因素，它主要包括细菌、真菌（包括真菌孢子）、花粉、病毒、宠物与人类的毛发、皮屑等。其中，有一些细菌和病毒是人类呼吸道传染病的病原体，有些真菌、花粉和生物体的有机成分则能够引起人的过敏反应。室内生物污染对人类的健康有着很大的危害，能引起各种疾病，如各种呼吸道传染病、哮喘、建筑物综合征等。迄今为止，已知的能引起呼吸道病毒感染的病毒就有200多种，感染的发生绝大部分是在室内通过空气传播的，其症状可从隐性感染甚至威胁生命。

一、地毯病

随着人们生活水平的提高，地毯已经融入人们生活中。在提升了住宅档次和舒适性的同时，也对人体健康产生了不可忽视的影响。因为，细菌、真菌、螨虫等都容易附着、滋生在地毯上，导致疾病。当人们的皮肤接触到螨虫后，会出现瘙痒、红斑、丘疹等，一旦吸入支气管及肺部后，就会出现咽痛、咽干、咳嗽、咳痰，同时会伴随着发热、头晕、胸闷等。此外，体质容易过敏的人接触到尘螨后，会发生过敏反应，使哮喘、枯草热、湿疹加重，即所谓的"地毯病"。

在住宅中使用地毯应该以有益身心健康为首要原则。

（一）尽量不用或少用地毯

如果要使用地毯，最好不用人工合成地毯，新铺设的人工合成地毯可以释放出高达100种不同的化学物质，其中有些是可疑致癌物质。在使用一段时间后，地毯可能进一步繁殖产生近百万的微生物，造成潜在的生物性污染。

（二）如果客厅中铺地毯，可选用羊毛或纯棉地毯等天然纤维地毯

一定要做好对地毯的保养、维护、清扫和消毒工作，每天要用吸尘器吸去黏附的灰尘、垃圾，定时进行清洗消毒或晾晒，防止地毯中滋生细菌和螨虫。不要让儿童在地毯上爬滚或睡觉，卧室最好不铺地毯。

（三）铺设地毯时，避免使用黏合安装

通常胶黏剂中会含有甲醛，建议有过敏症的人在铺设地毯时，应尽量避免使用黏合的方法，这样可以减少健康隐患。

二、宠物病

随着生产和生活方式的改变，豢养宠物成为某些人群的新时尚。宠物在愉悦主人的同时，也可能带来麻烦或不适。宠物对室内空气的污染是多方面的。例

如，宠物粪便如果没有进行过杀菌消毒处理，粪便风干后，又化为尘埃。还有一种寄生虫棘球绦虫，在人与狗耳鬓厮磨的时候，动物爱好者可能就吸入或吞下了粘在狗毛皮上的这种虫卵。在人的小肠内，这种寄生虫的钩状幼虫钻出虫卵，穿过肠壁，会顺着血液流到肝脏，形成充满蠕虫和液体的囊胞。猫也是污染源，链状带绦虫、中绦虫、双殖孔绦虫、犬豆状带绦虫、曼氏双槽绦虫等都是猫体内常见的寄生虫，它们在危害猫体的同时，也会将这种病原体传染给人，从而导致淋巴结肿大、发烧以及出现类似流感的症状。如果孕妇被传染，病原体会进入胎儿血液循环，可能造成孩子畸形和大脑缺陷。鸟也是向人们传播疾病的一个途径，被人感染的病原体叫衣原体，是人类致病的病原体之一，可引起沙眼、肺炎、鹦鹉热和泌尿生殖系统疾病。同时，它也是鸟禽类和低等哺乳动物的致病菌条件，属于人畜共患病原体。虎皮鹦鹉、金丝雀和鸽子等都会带有这种衣原体。衣原体细菌随粪便排出，随着鸟笼里飞扬起来的灰尘被吸入人体内后，也会使人生病。

目前由宠物或家畜传播的传染病有200多种。因此，要充分认识到宠物是造成室内空气污染的一个重要原因。要以预防为主，如果真需要养宠物愉悦身心，应该采取可靠的健康和安全保障措施。主要包括但不限于以下措施：给宠物安排相对独立的居住空间、定时检疫、宠物定时清洗、管理好宠物的食物和粪便等。

三、厨余垃圾

厨余垃圾也是威胁城市居民身体健康的重大病菌的产生源头。国外权威微生物实验室对餐饮垃圾（泔水）中微生物进行检测的结果显示，泔水中有沙门氏菌、志贺氏菌、金黄色葡萄球菌、结核杆菌等，这些细菌都是具有强烈感染性的致病菌，一旦在环境中扩散传播将对人体健康造成很大威胁。由于中国人的餐饮特性，厨余垃圾中水分含量高达74%，此外厨余垃圾中的盐分（氯化钠）偏高。如果将水分含量这么高的厨余垃圾与其他垃圾直接混合填埋会在高压和微生物的作用下形成渗滤液。渗滤液不易降解，含有剧毒的致癌物质是垃圾处理当中的顽疾之一，一旦渗滤液渗漏出来，就会造成垃圾的二次污染。这些垃圾进入掩埋场后，可能会释放出沼气，容易造成爆炸。

部分农村、城市郊区的饲养户往往用厨余垃圾（泔水）饲养畜禽。这样一来，厨余垃圾中的致病菌等有害物质会通过食物链转移到人体，危害人体健康。因为厨余垃圾不仅包括食物残余，也包括食品加工废料，带有大量化学、农药、病原微生物等，在喂养禽畜时又未经过严格的消毒、杀菌，致使有害物质直接转移到禽畜体内，人再食用这类禽畜时极易感染病菌，造成人畜共患疾病。同时，厨余垃圾中的油脂也是"地沟油"的主要来源。人们在食用后会发生头痛、呕吐、腹部疼痛及胃肠道疾病；废弃食用油脂经过反复油炸后，含有大量致癌物质，如苯并芘、黄曲霉素等，长期食用会导致慢性中毒，容易患上肝癌、胃癌、肠癌等疾病。

对于厨余垃圾的科学有效处理，政府层面依据"垃圾分类处理原则"采取了很多措施并取得了积极成效。从个人生活方式层面看，避免厨余垃圾造成危害，主要还是应该"勤于打扫、及时处理"。做到普通垃圾不过夜、有特殊气味的变质食品等特殊垃圾更应该第一时间处理到指定的垃圾回收站，避免其产生二次污染和危害。

因此，无论是上述提到的宠物病、地毯病，还是没有提及的"花草病"，人们的初衷都是丰富家居生活内容、提升家居生活品质。但是，"一份权益、一份责任"，健康安全是住宅的第一要求，空气清新是最基本的健康要素，室内通风换气是预防各种住宅污染最简单有效的方式。

尝试与体验：

- 针对不同的居住环境污染源，有哪些防范措施是共通的？
- 结合所学内容，对你的住宅进行健康评估，是否存在不利于健康的因素？并采取相应的改善措施。

推荐阅读书目：

- 《环境与健康》，北京大学出版社，2020年出版。
- 《环境与健康》，化学工业出版社，2020年出版。

第八章

心理健康

心理健康是健康的重要组成部分，并且能够对身体健康、社会适应健康乃至道德健康产生重要影响。随着生产和生活方式的改变，人们的物质生活极其丰富，为健康提供了坚实的物质基础。与此同时，社会竞争加剧、节奏生活加快、人际交往改变……也挤占了人们的生活时间和生活空间，导致了一定的精神贫乏乃至心理健康问题。信息化时代各种心理问题广泛出现，其中抑郁和焦虑更是成为全球性心理健康问题，对人们的生活、社会的和谐产生了不可忽视的影响，引起了社会的广泛关注和重视。抑郁、焦虑作为两种不同的心理健康问题，既有区别也存在一定的联系，产生的机制和原因、防治的措施等也不一样。通过对行为习惯、生活时间、生活空间、生活节奏、生活消费等生活方式的构成要素进行调整优化，能够很好地预防和辅助治疗抑郁、焦虑等问题，促进个体心理健康。

第一节　心理健康概述

一、心理健康的概念

1946年，第三届国际心理卫生大会将"心理健康"定义为，在身体、智能以及情感上与他人的心理健康不相矛盾的范围内，将个人心境发展成最佳状态。具体表现为身体、智力、情绪十分协调，适应环境，人际关系中彼此能谦让，有幸福感；在工作和职业中，能充分发挥自己的能力，过有效率的生活。除此定义表述外，人们还从不同的方面来进行解释。有人认为，心理健康是人们对环境能高效而愉快地适应；也有人认为，心理健康应是一种积极、丰富而持续的心理状态，在这种状态下适应良好，具有生命活力，能充分发展其身心潜能而绝非仅仅没有心理疾病；还有人认为，心理健康表现为积极性、创造性和人格统一，有行动热情和良好的社会适应力。较普遍的观点则认为，心理健康是能够充分发挥个人的最大潜能，以及妥善处理和适应人与人之间、人与社会环境之间的相互关系。主要包括两层含义：一是与绝大多数人相比，其心理功能是正常的，无心理疾病；二是能积极调节自己的心理状态顺应环境，能有效而富有建设性地完善个人生活。

综上所述，心理健康是指个体在适应环境的过程中，生理、心理和社会性方面达到协调一致，保持良好的一种心理功能状态。

二、心理健康的标准

心理健康作为个体一种良好的心理功能状态，主要体现在以下几个方面。

1.智力正常

智力是以思维能力为核心的各种认识能力和操作能力的总和，它是衡量一个人心理健康最重要的标志之一。正常的智力水平是人们生活、学习、工作最基本的心理条件。一般地讲，成年人智商在130以上，为超常；智商在90以上为正常；智商在70~89，为亚中常；智商在70以下，为智力落后。智力落后的人较难适应社会生活，很难完成学习或工作任务。衡量一个人的智力发展水平要与同龄人的智力水平相比较，及早发现和防止智力的畸形发展。例如，对外界刺激的反应过于敏感或迟滞、知觉出现幻觉、思维出现妄想等，都是智力异常的表现。

2.情绪适中

情绪是指伴随着认知和意识过程产生的对外界事物态度的体验，是人脑对客观外界事物与主体需求之间关系的反应，是以个体需要为中介的一种心理活动。情绪由适当的原因所引起；情绪的持续时间随着客观情况的变化而变化；情绪活动的主流是愉快、欢乐、稳定的。有人认为，快乐表示心理健康如同体温表示身体健康一样准确。一个人的情绪适中，就会使整个身心处于积极向上的状态，对一切充满信心和希望。

3.意志健全

意志是人自觉地确定目的，并支配行动去克服困难以实现预定目的的心理过程。意志是人类特有的心理现象，也是人的意识能动性的表现。一个人的意志是否健全主要表现在意志品质上，意志品质是衡量心理健康的主要意志标准，其中行动的自觉性、果断性和顽强性是意志健全的重要标志。行动的自觉性是对自己的行动目的有正确的认识，能主动支配自己的行动，以达到预期的目标；行动的果断性是善于明辨是非，适当而又当机立断地采取并执行决定；行动的顽强性是在作出、执行决定的过程中，克服困难、排除干扰、坚持不懈的奋斗精神。

反应适度是意志健全的主要组成部分，也是心理健康的外在表现之一。反应适度说明人的行为表现协调有度，主要表现为：意识和行为一致，即言行一致；为人处世合情合理，灵活变通；在相同或相类似情境下，行为反应符合情境，既不过分，也不突然。

4.人格统一

人格是指一个人的整体精神面貌，即具有一定倾向性的心理特征的总和。人格的各种特征不是孤立存在的，而是有机结合成相互联系的整体，对人的行为进行调节和控制。如果各种成分之间的关系协调，人的行为就是正常的；如果失调，就会造成人格分裂，产生不正常的行为。双重人格或多重人格是人格分裂的表现。一个人的人格一经形成，就具有相对稳定的特点，因此，形成一个统一的、协调的人格和形成一个残缺的、失调的人格，其性质对心理发展和精神表现的影响是截然不同的。

5.人际关系和谐

人际关系和谐是心理健康的重要标准，也是维持心理健康的重要条件之一。人际关系和谐具体表现为：在人际交往中，互相接纳、尊重，而不是相互排斥、贬低；对人情感真诚、善良，而不是冷漠无情、施虐、伤害；以集体利益为重，关心、奉献，而不是私字当头，损人利己等。

6.与社会协调一致

心理健康的人，应与社会保持良好的接触，认识社会，了解社会，使自己的思想、信念、目标和行动跟上时代发展的步伐，与社会的进步发展协调一致。如果与社会的进步和发展产生了矛盾和冲突，应及时调节，修正或放弃自己的计划和行动，顺历史潮流而行，而不是逃避现实、悲观失望，或妄自尊大、一意孤行，逆历史潮流而动。

7.心理特点符合年龄特征

人的一生包括不同年龄阶段，每一年龄阶段的心理发展都表现出相应的特征，称为心理年龄特征。一个人心理行为的发展，总是随着年龄的增长而发展变化的。如果一个人的认知、情感和言语举止等心理行为表现基本符合他的年龄特征，是心理健康的表现；如果严重偏离相应的年龄特征，发展严重滞后或超前，则是行为异常、心理不健康的表现。

知识拓展：中医关于"心理健康"

中医同样重视心理（精神）健康，"天人相应""形神合一"是中医学基本的学术思想。在中医视角，要维护心理健康，一要强调躯体无病痛，二要注意心与身（形与神）的协调和谐，如此才能"形与神俱，而尽终天年"。《黄帝内经·上古天真论》有"上古之人，其知道者，法于阴阳，和与术数，食饮有节，起居有常，不妄作劳，故能形与神俱，而尽终其天年，度百岁乃去"。在藏象学说中，人的脏腑分形而上及形而下，形而上的神、魂、魄、意、志，七情六欲，皆出于形而下的五脏六腑。其中，心主神，肝藏魂，肺藏魄，脾藏意，肾藏志。心志喜，肝志怒，脾主忧思，肺志为悲，肾志为恐惊。"恬淡虚无，真气从之，精神内守，病安从来？"。疾病，更多地根源于心神失职，心神被扰乱。

中医关于心理健康的理解大致可以体现在以下诸方面：①乐天知命，享受生命；②自强不息，厚德载物；③淡泊名利，知足常乐；④从容处世，宽容待人；⑤与人为善，助人为乐；⑥天人一体，心身和谐。这些论述对当今心理健康依旧具有很重要的借鉴意义。

第二节　常见的心理健康问题及应对

一、心理障碍

（一）心理障碍的概念

心理障碍是指一个人由于生理、心理或社会原因而导致的各种异常心理过程、异常人格特征的异常行为方式，是一个人表现为没有能力按照社会认可的适宜方式行动，以致其行为的后果对本人和社会都是不适应的。这种"没有能力"可能是器质性损害或功能性损害的结果，或两者兼而有之。

在临床上，常采用"心理病理学"的概念，将范围广泛的心理异常或行为异常统称为"心理障碍"，或称为异常行为。在特定情境和时段由不良刺激引起的心理异常现象，属于正常心理活动中暂时性的局部异常状态。它可以包括轻微的心理问题，如当人们遭遇重大挫折或面临重大抉择时会表现出情绪焦虑、恐惧或者抑郁；有的表现为遭受挫折后的沮丧、悲伤，人际关系紧张引起的烦恼、退缩、自暴自弃，或者表现为愤怒甚至冲动报复。这往往是过度应用防卫机制进行自我保护，且表现出一系列适应不良的行为，也包括比较严重的心理活动紊乱。例如，由各种躯体疾病和各种物质（成瘾物质、某些药物或毒物）引起的继发性精神障碍，以及尚不知原因的原发性精神障碍，如精神分裂症、心境障碍、焦虑障碍等。形成心理障碍的因素有生物因素、心理因素和社会因素。

当心理活动异常的程度达到医学诊断标准，就称为心理障碍，心理障碍强调的是这类心理异常的临床表现或症状，不把它们当作疾病看待。此外，使用心理障碍一词容易被人们接受，能减轻社会的歧视。

（二）心理障碍的分类

按照内容来分，常见的心理障碍包括精神障碍、感知障碍、情感障碍、思维障碍、行为障碍、记忆障碍、智能障碍、睡眠障碍等。人类精神活动是有机的、协调的、统一的。从接受外界刺激，一直到作出反应，是一系列相互联系不可分割的活动。精神活动包括感觉、知觉、记忆、思维、情绪、注意、意志、智能、人格、意识等，其中任何一方面的变化均可表现为精神活动障碍，即精神活动的各个方面互不协调或精神活动与环境不协调，均可表现为精神异常。最常见的精神活动障碍为焦虑、恐怖、幻觉、妄想、兴奋、抑郁、智力低下、品行障碍及不能适应社会环境等。

按照严重程度来分，心理异常的表现可以是严重的，也可以是轻微的。心理异常的表现是多种多样的，目前，一般按下述系统对其进行分类。

1.严重的心理异常

包括精神分裂症、躁狂抑郁性精神病、偏执性精神病、反应性精神病、病态人格和性变态。

2.轻度的心理异常

主要是指神经官能症，包括神经衰弱、癔病、焦虑症、强迫症、恐怖症、疑病症、抑郁症。

3.心身障碍

躯体疾病伴发的精神障碍包括肝、肺、心、肾、血液等内脏疾病，内分泌疾病，胶原性疾病，代谢营养病，产后精神障碍和周期性精神病。各种身体疾病（高血压、冠心病、溃疡病、支气管哮喘等）所引起的心理异常。

4.大脑疾患和躯体缺陷时的心理异常

包括中毒性精神病、感染性精神病、脑器质性精神病、颅内感染所伴发的精神障碍、颅内肿瘤所伴发的精神障碍、脑血管病伴发的精神障碍、颅脑损伤伴发的精神障碍、癫痫伴发的精神障碍、锥体外系统疾病和脱髓鞘疾病的精神障碍、老年性精神病、精神发育不全、聋哑盲跛等躯体缺陷时的心理异常。

5.特殊条件下的心理异常

如某些药物、致幻剂引起的心理异常；特殊环境（航天、航海、潜水、高山等）下引起的心理异常；催眠状态或某些特殊意识状态下的心理异常等。

（三）心理障碍的自我识别

1.比较

个体自己可以感到不同于以往，如体验到情绪低落、不高兴或压抑，并且感到痛苦，可以寻求医生的帮助。或者观察者根据自身的经验观察到行为不同于以往，亦可以认为是异常。

2.心理活动性质的改变

如果观察到心理活动有明显的质的改变，如出现幻觉、妄想、明显的语言紊乱或行为异常，则提示是心理障碍。

3.社会适应障碍

人的行为总是与环境协调一致的。如果个体出现社会适应不良，则反映其心理活动可能异常。但人的社会适应行为和能力有关，同时受时间、地点、文化、风俗等因素的影响，故社会适应标准要根据具体情况而定。

4.统计学标准

统计学标准认为，人们的心理测量结果通常呈正态分布，居中的大部分人属于心理正常范围，居于两端的都被视为"异常"。因此，确定一个人心理正常与否，要看其偏离正常人心理特征的平均水平程度。也就是说，一种心理活动在同等条件下若为大多数人所具有属于正常；若背离了大多数人的一般水平就是异常。人们已经设计出不同的心理测量技术测定不同的心理特征。根据某个个体的测量结果与正常人群测量结果的比对可以区分出正常、异常及临界状态，如智商低于70定为异常；70～90定为临界状态；90以上为正常。另外，临床用的一些量表也是利用类似原理设计的，其结果可供临床参考。

5.症状与病因学标准

症状与病因学标准是将心理障碍当作躯体疾病来看待。如果一个人身上表现出某种心理现象或行为，可以找到病理解剖或病理生理变化，便认为此人有心理障碍。如药物中毒性心理障碍，可依是否存在某种药物作为判断依据。此时物理、化学检查和心理生理测定等具有重要的意义。

（四）心理障碍的诊断

根据病因、临床表现和相关检查即可诊断。准确区分心理活动的正常与异常常有困难，其原因有四个方面。

（1）人的心理活动是不可见的，只能通过个体的言语和行为推测他的心理活动过程。

（2）心理活动受多种因素的影响，如环境、人际和社会文化关系等。

（3）心理活动的个体差异很大。

（4）正常的和异常的心理活动之间缺乏明显的分界。

因此，仅有一方面的心理活动异常还不能肯定就是心理障碍；诊断心理障碍需要符合一定的标准，而且个体自己感到痛苦或者明显影响其社会交往或职业功能。

二、抑郁

（一）抑郁的概念

抑郁是一种情绪感受，核心是情绪低落、高兴不起来、体会不到乐趣，是人类体会到的一种情绪。它描述的是一段时间内比较普遍的、持续存在的一种情绪特征，此特征是以低落、低沉，自我感觉没有意思，缺乏意义、乐趣、愉快、高兴的感受为主，并不一定都是疾病，不一定等同于抑郁症。抑郁可能会是抑郁症或其他疾病的一部分，但是抑郁本身达不到疾病的程度，仅为一段时间的特征、反应、情绪状态。可能会持续很久，也可能在一段时间后会自然好转。

（二）抑郁的核心症状

1.情绪低落

例如，悲伤，同样的悲伤，不同个体的体验感会有明显差异。有的人可能会莫名想哭，或者常常想哭，或者觉得非常沮丧，总之心情很灰暗，总体上都是一种低落的情绪，没有力气，没有兴奋和积极的部分。

2.自我评价降低

个体的自我评价是偏低的。有时候我们会说某某这么优秀，或者说他这么成功，怎么可能抑郁？事实上，抑郁患者在评价自己的时候，和他人的评价是不一样的。一个明星，他有很耀眼的成就，但是他看到的是自己的不足和无能。当他谈到自己时，他可能不会认为自己是一个很有影响力或者完成了很多好作品的明星，而是会觉得自己是无能的，做不出什么好东西，失去创造力等很多负面的评价。因此，抑郁症状在很多人身上都是有可能出现的，即使是在常人看来成就已经非常大了，他本应该感到自我骄傲的人也可能陷入抑郁状态，当然症状可能不会太突出。如果说只是存在这种情况，不是整个的抑郁情绪，也可能提示为一种抑郁风险。如果一个人在相对比较顺利的境况下，常常对自己的各种成功并不感到快乐，而且总是过于谦虚地低估自己，那么他很有可能具有强烈的、潜在的抑郁问题倾向，在遇到打击时，也更容易出现抑郁。但并非所有的抑郁症都具有非常典型的特征。

3.抑郁症状的其他表现

（1）人际关系：孤独、孤僻。上述核心症状，某些人是以其他的症状形式表现出来的，比如人际关系。人际关系也是抑郁症患者常常存在的一个问题。首先，他们很容易感到孤独。当然，有的学者认为孤独甚至是促成抑郁的一种环境，很多人是先感到环境中缺乏支持，很孤独；其次，再陷入抑郁状态中。但是我们也会发现很多抑郁的人，他感觉到很孤独，孤立无援，没有人理解、关心。但这种感觉可能是主观的，也就是说，他身边的环境并不那么糟糕，有爱他的家人和朋友，但他在主观意识上会感觉到孤独，没有人了解，没有人可以倾诉心声，因此，他就可能从人际关系中撤离出来，因为觉得别人不能理解，所以就想要远离各种没有意义的人际关系。

（2）对待事物：没意思，没兴趣。有些人的抑郁表现并不会很突出，他可能并不是很悲伤、很沮丧。但是他可能会表现出一种温和的、在生活中长期存在的、没有兴趣、什么都不想参与的状态，因为很多人对自己的情绪体验是不敏感的，所以他体验不到强烈的悲伤和沮丧，但是他会经常性感觉任何事情都没有意思，不好玩。

（3）主观感受：变懒了。一个人在抑郁状态下，会觉得没有力气去做事情，不但觉得做很多事情没兴趣，而且觉得很疲倦，他会很容易放弃很多事。因此，当一个人突然改变生活环境或被迫改变生活方式，突然觉察到变懒了，也在提示着可能抑郁来袭了，特别是程度加重时。

（4）暴躁易怒。有些人的抑郁症状并不表现为很悲伤，而是很容易发脾气。他很暴躁，在这个背后仍然是一种在心理上的不如意，一种负面的情绪，但是他可能并非以一种沮丧的面目出现，而是表现为很多事情都让他很生气、很烦躁。那么在这种情况下，也要考虑抑郁的可能性。而且，对于不同年龄的人来说，抑郁的典型症状可能有所不同，如有学者认为，在儿童期抑郁的症状，易怒、暴躁可能比沮丧、悲伤更常见。

表8-1中列出的是人们常有的一些感受，请在每个问题右侧选出一个适当的数字圈起来，代表您在最近一周中有几天有这些感受。

评价方法：其中第5题和第7题是反向计分。按照自己的第一印象完成所有选项后，把所有分值加起来，再看分值所处的区间，来评价抑郁的程度。以下是三个分值区间。

0~9分：无抑郁。即没有抑郁的问题，即使有时候有一些情绪低落，但不是太突出、太严重。

10~16分：轻度抑郁。如果得分在10~16分，说明您正处于轻度抑郁的状态。

17~27分：严重抑郁。如果分数超过17分，说明可能存在严重的抑郁状态。建议尽快找专业的医生特别是精神科的医生来进行评估，是不是严重的抑郁问题，是否需要及时地采取干预治疗。如果是处在中间的这个段，要看自己的情况，如果可行的话，也建议去找一些专业人员，至少应该采取一定的方式来自我调节。

表8-1　抑郁自测表

问题	少于1天	1~2天	3~4天	5~7天
1.我觉得沮丧，就算有亲友帮助也不管用	0	1	2	3

问题	少于1天	1~2天	3~4天	5~7天
2.我不能集中精力做事	0	1	2	3
3.我感到消沉	0	1	2	3
4.我觉得做每件事都费力	0	1	2	3
5.我感到快乐	3	2	1	0
6.我觉得孤独	0	1	2	3
7.我生活愉快	3	2	1	0
8.我感到悲伤难过	0	1	2	3
9.我提不起劲儿来做事	0	1	2	3

（三）抑郁是如何发生的

1.内心的苛求与脆弱：不被爱、无能

抑郁发生既有外因，也有内因。所谓的外因往往来自生活中的失落和打击，所谓的内因则来自内心的某种脆弱。所有人的内心都会有一些非常介意和敏感的脆弱，心理学家认为，人最介意的有两种，一种是不被爱，一种是无能。有的人可能这两方面都非常介意，有的人可能其中一方面特别突出。所谓不被爱，是指担心自己不够可爱，没有价值，没有人会真的爱自己、关心自己。所谓无能，是指担心自己没有能力，没有价值，无法成功，做不出任何有意义的事情。

2.现实生活中的挫折：人际、成就

内心的脆弱通常在顺境时并不突出，但是当遇到了现实生活中各种挫折时，可能就会归因于自己的不足，从而诱发脆弱感。可能会不停地对自我进行消极暗示，例如，"我是不值得真正爱的、我其实是没有能力的"。这些暗示分别对应现实生活中对爱的担忧、面对不同的挫折打击，因此，人际关系方面特别是亲密关系的挫折容易导致抑郁。研究发现，亲密关系的破裂，如失恋、离婚，往往是第一次抑郁发作最常见的诱发事件。当然，它是诱发事件，不是决定因素。

3.想法、行为、情绪变化

当某些外因出现的时候，就会产生想法、行为和情绪变化。想法即思维方式，会影响个体的行为，进而影响个体的情绪变化。比如，一个人因为失去了一个很了解自己的人，就会潜意识里认为对方不爱自己，甚至很怀疑自己是没有价值的，不能得到真正的爱。当一个人这么想时，那么他的行为也会变得更加消极，因此在与人交往的时候就不再自信，可能也不会那么主动地去接触各种各样的人，更可能选择孤僻地待在自己的环境里。然后，情绪上也会沮丧，觉得自己很可怜，为自己感到悲哀，而这三者之间会相互影响，形成一个恶性循环。慢慢地，个体的想法越来越确定：自己是没有人关心的！当个体没有主动去跟他人交往时，人际交往很可能会减少关心自己的人来表达关心；行为上，个体会越来越习惯远离人群或者说不再参加那么多的活动，然后越来越退缩，越来越消极。当行为越来越消极时，也会巩固消极想法。即当个体不去和他人交往的时候，确实觉得自己即使不存在，他人生活得照样很好；当行为很消极的时候，生活里也不会发生什么变化，因此这三者之间的消极影响，很可能会造成抑郁的加重。很多严重的抑郁并不是因为打击发生时，就陷入极重的抑郁，这种情况是罕见的。更常见的情况是，当遇到生活中的挫折打击之后，人们开始越来越多地采取消极的想法、行为和情绪，进而滚动加重。

（四）抑郁已成为全球公共健康问题

进入信息化社会以来，工业化、城市化给人们带来巨大生产效益的同时，对人们心理健康产生了不可忽视的影响。生产和生活方式的变化，使得人们生活富足的同时，生活节奏加快、生活与工作压力增大，各个行业的不断内卷、人际关系的复杂化等使得抑郁在全球特别是在城市广泛蔓延开来，成为一个引人注目的全球公共心理健康问题。积极预防、科学干预抑郁问题成为健康保障的重要内容。

如今，抑郁及相关心理疾病更应该引起人们的高度重视。中国科学院院士陆林表示，这种心理层面的影响将持续至少20年。世界卫生组织近期发布的一份报告也显示，在新型冠状病毒大流行的第一年，全球焦虑和抑郁的发病率大幅增加25%。抑郁作为全球健康问题，在经济发展程度和水平不一样的不同国家和地区都同样广泛存在（表8-2）。

表8-2 全球抑郁率排行榜（节选部分国家和地区）

排名	国家/地区	抑郁率	男	女
1	乌干达	6.6%	5.6%	7.4%
2	巴勒斯坦	6.2%	5.8%	6.6%
52	美国	4.4%	3.2%	5.6%
62	芬兰	4.1%	3.3%	5.0%
68	瑞典	4.1%	2.8%	5.5%
69	叙利亚	4.1%	3.3%	4.9%
70	英国	4.1%	3.5%	4.7%
88	法国	3.8%	2.9%	4.8%
94	印度	3.7%	3.1%	4.2%
101	瑞士	3.7%	2.9%	4.5%
112	荷兰	3.5%	2.7%	4.3%
115	德国	3.4%	2.7%	4.1%
149	俄罗斯	3.1%	2.7%	3.4%
176	菲律宾	2.8%	2.3%	3.2%
184	中国	2.7%	2.1%	3.4%
186	朝鲜	2.7%	1.9%	3.4%
192	中国台湾	2.6%	1.9%	3.2%
201	日本	2.1%	1.7%	2.5%
202	韩国	2.1%	1.7%	2.5%
—	非洲	4.5%	3.6%	5.3%
—	美洲	3.6%	2.6%	4.6%
—	亚洲	3.2%	2.6%	3.8%
—	欧洲	3.5%	2.8%	4.3%
—	欧盟	3.6%	2.8%	4.5%

排名	国家/地区	抑郁率	男	女
—	高收入国家	3.6%	2.8%	4.5%
—	中高收入国家	3.1%	2.4%	3.9%
—	中低收入国家	3.6%	3.0%	4.3%
—	低收入国家	4.7%	3.9%	5.4%
—	世界	3.4%	2.7%	4.2%

来源：全球疾病负担Global Burden of Disease（GBD）2019年统计数据。

（五）抑郁的自我预防与调整

1.停止消极思维反刍

想法影响行为，行为影响情绪。因此，比较好入手的就是想法和行为，而情绪是不能直接控制的。例如，告诉自己，不应该这么沮丧，有少数人可以做到停止沮丧，振奋起来，但是还有很多人特别是他整个人处在消极自我评价时，反而会加重他沮丧的情绪。他会觉得自己很没用，自己都没有办法控制自己的情绪，因此通常心理治疗时不会直接调控情绪，而是通过调控想法和行为，进而调节情绪。但情绪是否可以进行直接影响呢？回答是肯定的。大多数情况下，通过药物的作用来进行生理层面的调控，进而改变情绪状态。那么，如果是轻度的抑郁状态，怎么来进行自我调整呢？心理学家发现，抑郁的人有一个特点，首先，在想法上对一些消极的方面会想很久很久，翻来覆去地想，就像牛吃草一样，所以把它叫做思维反刍。正是因为反复在想悲伤的事情、失败的事情，所以心情一直保持在比较低落的状态，因此，首先需要控制想法。

如何来停止消极的思维反刍呢？第一种方法，中止术。中止术指的是直接告诉自己停下来，不再想。有一些人能做到，因为这么想没有任何帮助，这么想只会更沮丧，所以不再想，要把大脑放空；但是有些人会觉得很难让大脑放空，会情不自禁地去想。那该怎么办呢？那么，可以尝试第二种方法，分心术。重点在于不再反复用沮丧的想法来打击自己，因此当无法主动停下来时，可以用其他一些想法来填充大脑，把这些沮丧的想法挤出去，可以参与其他活动，如阅读、运动、朋友聚会等，试着把注意力投入其他任务中，而不再去反复想悲伤的事。分心术，就是用其他的事来占据注意力，但是有的人还是会觉得需要把这些事反复想清楚才能彻底解决。如果处于这种一定要想的状态呢？建议用一个问题来问自己："是真的吗？"有些人可能会持续认为自己非常失败，那么请用这句话问自己："真的吗？"当人们对一个想法不加任何提问时，人们以为它100%为真，但是当人们采用提问的方式，那么就有机会来质疑、检验它。针对问题，列出正面和反面的证据，比如自己做什么很失败？自己哪些方面很失败？把它列出来，另外，也需要列出来反驳的证据，反驳自己是很失败的，那些证据在哪里？自己哪些方面做得好？亲朋好友给自己的反馈如何？等等。当把两方面的证据都列出来时，人们可能会发现：自己非常失败，这句话并非100%为真。科学的心理调节方法，不是直接给你打鸡血、灌鸡汤，直接告诉你说你很好，很有价值。当然，应该相信每个人都有他的价值，然而沮丧时，更需要用科学而可行的方法来调控自己的想法。所以要列出正面和反面的证据，而不是因为受到抑郁的影响，就紧盯所有对自己不利的证据，当人们平衡地看现实生活中各种各样的证据，然后可能会觉得自己非常失败，这句话并不那么为真，也许只有20%是真实的，这个时候也许生活没有变得完全美好，但是抑郁情绪应该会有适当的缓解，这比感觉到自己100%是个失败者要好得多，此刻可能还会有些沮丧，但是不会严重沮丧，不会严重错误地估计自己。

2.不放弃

针对抑郁，在行为层面的自我调整，核心就是要有事可做。在抑郁的情绪下，会产生想法、行为和情绪的一个消极循环，导致越来越不想做事，但越不做，越缺乏成就感，越觉得自己没有用。打破这个消极循环，可以从做简单的事情开始，每当我们做一件事情，哪怕刷牙洗脸或者整理床铺，都会带来些微小的成就感。因此，陷入严重抑郁的人，需要缓解情绪，可以从最小的事情、简单的活动开始着手。

具体怎样做呢？

（1）尽可能过有规律的生活。有规律的生活指的是好好吃、好好睡、好好运动，甚至是好好玩。当然，当情绪恢复到一定程度时，保持正常的作息规律有益于状态恢复。现在越来越多的研究发现，健康的睡眠和饮食对心理健康有很重要的影响，不可忽视。当一个人情绪低落时，可能觉得食难下咽、夜难安枕，但还是要尽可能地维持一个正常的生活规律，并适当增加白天的运动量以促进身体的疲惫感带来晚上的睡眠。如果说这方面发生错乱，就可能导致抑郁的恶性循环。有研究发现，睡眠问题可能会加重抑郁情绪，因此如果睡眠方面有问题，而自己无法调整的话，就应及时就医。尽可能规律地生活，还包括基本的自身外貌的打理、自身卫生的清洁及整理。只有简单的事情不放弃，你才有机会打断自己悲观的思维，增加一点点成就感和生活正常的感受，它是有意义的，每一分努力对于对抗抑郁都是有意义的。另外，责任感对心理健康也是有保护作用的。如果你有一些工作需要持续地去做，而且你那个时候是能做下去的，那么它也能使你专注于有意义的事，获得成就感，避免不断地用消极思维打击自己。

（2）积极参与体育运动。越来越多的研究证明，运动对情绪健康有很好的保护作用，因此有些人不太喜欢去跟别人谈论自己的情绪和想法，但是他能够坚持运动的话，也能有效地预防、缓解抑郁。如果平时每周和朋友打两次球，尽量去保持，不要因为觉得沮丧，没有力气，觉得我不会享受，就不去。是的，你可能去了，没有以前那么享受，但是当你这么努力时，可以阻止自己滑到更强的抑郁情绪里。

（3）给自己一个惊喜！如果确实感觉沮丧，除了前面说的坚持生活作息规律和运动，在犹豫有些事要不要放弃时，尽量别放弃，因为一放弃，你的生活就缩得越小。而当你去探索时，就有机会走出原来的低谷。"给自己一个惊喜！"这种简单易行的认知疗法是每周都可以实践的。很简单，请你在接下来的一周里找一件事来做，这件事要符合两个标准：第一，这件事是你过去半年里没有做过，或者是很少做的。第二，这件事是做完之后能给你带来愉悦感。任何的事都可以，比如选择一条不同的道路散步；或到一个地方去旅行；也可以是对某个人说一句你过去一直没有说的但在你心里的一句话；还可以找一个或半个小时去享受一下自己特别想要去享受的某种兴趣和活动。每个人都会找到对自己来说过去做得少，但又会让自己愉悦的事情，这叫"给自己一个惊喜！"在抑郁的情绪下，觉得生活沉闷、失去惊喜时，可以做这个尝试。

3.寻求他人的支持与帮助

（1）与积极的人相处。多和积极的人相处，特别是一些有活力的人。一个人如果长期处在抑郁中，会很容易被一些同样带有忧郁气质的人和事吸引。很多时候两个人之所以成为好朋友，是因为他们互相感受到对方的忧郁，彼此觉得气味相投。但是在这种情况下，两个人的悲观世界观会相互影响，一方面有彼此的支持，但一方面又会悲观地影响，这种友谊有好的方面，也有不好的方面。当在抑郁状态下寻求支持时，需要注意的是尽可能地去找和自己的状态并不那么一致的人，比如很有活力、很热情、很积极，总是在有条不紊地从事不同的活动，和这样的人相处，受其影响也会将原来投入到抑郁情绪上的精力分散到这些活动当中。

（2）学会倾诉与交谈。讲出想法，寻求理解和支持是缓解或排除抑郁最简单的方式，当然这个倾诉对象也需要有一定的选择。如果你在过去的生活中发现有些人，他根本不会有很多耐心去听你的烦恼，或者有些人，他在听你的烦恼时，自己会变得更加烦恼，那可能就不是合适的对象，但合适的对象一定是有的。人们在选择倾诉对象时，往往会先入为主地产生偏见，会主观地认为对方不喜欢、不愿意或不能接纳这样的自己，进而选择放弃倾诉。但是这样的感受和判断符合事实吗？其实不是，换位思考，如果是自己的朋友遇到和你一样的烦恼，你是否愿意去倾听？回答是肯定的，而且会想尽办法帮助对方，而不会因为这个觉得痛苦、烦恼或是负担。在现实生活中，大部分人还是很愿意去帮助朋友疏解心情的。

（3）向专业人员求助。如果觉得寻求朋友的支持有一定困难，那还可以向专业人员求助。专业人员可以以他的专业知识和经验更好地引导你，陪伴你度过幽暗的时刻。此外，在这样一个全媒体时代，完全可以通过多种渠道主动学习各种心理健康知识，提升自己的心理健康素养，有效科学面对各种心理困境。例如，国家卫健委推广的心理健康素养十条，对积极面对心理困境就有很好的启示：①心理健康是健康的重要组成部分，身心健康密切关联、相互影响；②适量运动有益于情绪健康，可预防、缓解焦虑抑郁；③出现心理问题积极求助，是负责任、有智慧的表现；④睡不好，别忽视，可能是心身健康问题；⑤抑郁焦虑可有效防治，需及早评估，积极治疗；⑥服用精神类药物需遵医嘱，不滥用，不自行减停；⑦儿童心理发展有规律，要多了解，多尊重，科学引导；⑧预防老年痴呆，要多运动，多用脑，多接触社会；⑨要理解和关怀精神心理疾病患者，不歧视，不排斥；⑩用科学的方法缓解压力，不逃避，不消极。

三、焦虑

（一）焦虑的概念

焦虑是指个体对即将来临的可能会造成的危险或威胁所产生的紧张、不安、忧虑、烦恼等不愉快的复杂情绪状态。焦虑是对亲人或自己生命安全、前途命运等的过度担心而产生的一种烦躁情绪，包括着急、挂念、忧愁、紧张、恐慌、不安等成分。它与危急情况和难以预测、难以应对的事件有关。时过境迁，焦虑就可能解除。有人并无客观原因而长期处于焦虑状态，常常无缘无故害怕大祸临头，担心患有不可救药的严重疾病，以至于出现坐卧不宁、惶惶不安等症状，这种异常焦虑，属精神病的一种表现。

知识拓展：焦虑自测量表

在最近两周里，你是否经常有下列感受？

序号	感受	完全没有	有几天	超过半数	几乎每天
1	感到紧张、焦虑、不安	0	1	2	3
2	无法停止或控制自己的担心	0	1	2	3
3	过于担心各种事情	0	1	2	3
4	难以放松	0	1	2	3
5	坐立不安	0	1	2	3
6	容易生气上火	0	1	2	3
7	感到害怕，好像会发生糟糕的事	0	1	2	3

评价方法：按照自己的第一印象完成所有选项后，把所有分值加起来，再看分值所处的区间，来评价焦虑的程度。以下是四个分值区间。

0~4分：无焦虑。在现代社会，并不常见，因为我们会发现生活中确实有很大的压力，很多人都有一定的焦虑水平。不过一般来说，还是有50%以上的人会处于这种状态。

5~9分：轻微焦虑。有一些感觉到不安、紧张的地方，但是基本上没有太明显的压力和问题。

10~14分：中度焦虑。如果是10分以上，就需要注意了。在这种情况下，可能存在某些焦虑和困扰。

15~21分：高度焦虑。15分以上代表着高度焦虑，是最普遍的情绪问题。那么我们需要主动调节、采取行动。

（二）焦虑的表现

很少有人早期就因为严重的焦虑问题主动去寻求帮助，所以很容易被忽视。那么，被忽视的焦虑，会给我们带来什么样的影响呢？

1.体现在身体上

当一个人焦虑时，会出现一些生理上的感受，并且这种感受可能每个人都不完全相同。一般来说，焦虑最常见的生理反应是胸腹部的反应，胸部会出现胸闷、气短、喘气、心慌等，有些人在严重焦虑的情况下，会感觉自己好像心脏病要发作了。腹部的反应包括各种肚子不舒服、胃疼、消化不良甚至拉肚子，有的人会出现胃痉挛，长期的焦虑还可能引起溃疡。除了胸腹部的反应，有些人焦虑时，会出现紧张、脸红、大汗淋漓或者手脚出汗，还可能出现手脚发凉、发麻，像针刺一样疼。有些人会因为焦虑出现一些生理上的疾病，如皮炎。生活中有一些反复出现的疾病或生理反应，很大程度上可能是由焦虑引起的，如图8-1所示。

2.体现在想法上

焦虑不仅仅体现在生理层面的呼吸加快、心跳加快等，这些反应虽然并不

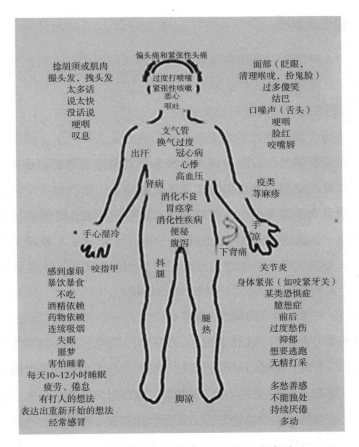

图8-1　焦虑对人体健康产生的影响示意图

直接影响大脑的运作，但它会通过想法即认知直接干扰人们大脑的运作。例如，考试时焦虑，心跳、呼吸加快并不会直接干扰到审题和做题，但此时我们可能会对自己进行消极心理暗示："糟了糟了，这几道题我都不会做，肯定考不好，结果会很可怕。当不断这样去想的时候，大脑就会被这些想法占据，就不能投入到审题、做题的过程中了。

在某些极端的情况下，有些人会因为过于强烈的焦虑而晕倒，有些人会因为过于强烈的焦虑而大脑一片空白。但是大部分人都能感知到自己的焦虑，同时保持在一个清醒的状态下，所以对于学习、工作、生活方面的焦虑，建议习惯、容忍生理层面的不适，同时尽量停止焦虑，避免想法对自己的直接干扰。

219

（三）焦虑的核心

焦虑作为一种较为复杂的情绪状态，它表现的形式是多样化的，但是归纳起来的核心主要体现在以下方面。

1."我不能失去"或"我不能失败"

比如，这场考试我绝对不能失败，如果失败就太丢脸了，后果很严重。这代表在意，如果不在意，就不会焦虑；如果你觉得这场考试不重要，你也不会焦虑，因此焦虑一定程度上也说明这个人积极向上。因为在乎、有追求，所以产生焦虑。如果完全没有焦虑，在某种意义上也代表对生活没有太多追求。但是焦虑并不完全是好的，因此"我不能失去"不太准确，更准确的是"我不愿意失去"，不希望失败、不愿意失败是人之常情，但不能因此走向极端，绝对的苛求就会让人们产生额外的、不利于行动的压力。

2."我将会失去"或"我将会失败"

当"我不能失去"与"我将会失去"并存时，紧张或焦虑随即出现。比如，有一场考试不能失败，但是，如果自己备考很充分、自我保证能考得非常好，那就不会紧张、焦虑。只有当这两种意识并存，这场考试我不能失败，同时我觉得我会失败，在这两种想法夹击之下，个体就会感觉到非常紧张、焦虑。很在意一个事情，并且很在意它的结果，同时又觉得无法达到自己期待的结果，甚至会是自己最不希望出现的、最糟糕的结果。但是，"我将会失败"需要认真考究。有哪些证据证明真的会失去所爱之物、所爱之人呢？有哪些证据证明不会？这只是夸大的担忧？这是值得我们扪心自问的。因此，每当焦虑时，问一问自己：真的吗？我不能失败，我失败了就是世界末日吗？这次失败了我就永远无法再挽回吗？我就永远不可能承受这样的结果吗？我将会失败，真的吗？事情还没有发生，我有哪些证据证明我就是会失败呢？我有那么准的预测能力吗？

（四）焦虑的种类与应对

可以根据担忧是否符合现实，分为三类。不同的焦虑类型，应对方法不同。

1.与现实相符，可以处理的：时间管理与问题解决

与现实相符，通过努力是可以处理的。比如，在半个月后，有一场重要的考试。这场考试我非常希望自己能成功，与此同时，我明确地意识到过去复习得太少了，有太多的考点我还没有准备好，因此我感到非常焦虑。首先，这个焦虑它是比较符合事实的，假设这场考试确实会影响升学或求职，它真的很重要。其次，还没有准备好，该复习的还没复习到，认为自己考试会失败也是符合现实的。它是与现实相符的，但与此同时它是可以处理的。离考试还有半个月的时间，好好规划时间，把其他能够延后的事情、能请人代劳的事情尽量解决掉，排除在这个时间段之外，然后在这个时间段，尽量想办法利用有限的时间覆盖到所有的重点。如果因为这样的焦虑半夜睡不着觉，其实不应该躺在床上劝自己要好好放松睡觉，因为此时睡不着觉，是你的全身心都在提醒你，你应该起来复习，你应该起来抓紧时间做事情，这时真正需要的不是去开解自己，而是要管理好时间和解决好问题。

2.与现实相符，无法处理的：接纳与面对

焦虑的内容与现实相符，但是无法处理的。例如，一个人因为惧怕死亡而寝食不安，这是典型的庸人自扰。人都无法永生，如果害怕的是一个模糊而遥远的未来，而不关注此刻，明明检查没有任何健康问题，却总担心自己患了绝症，那是与现实不符的。但是如果说有些癌症患者，他担心是很正常的，特别是医生告诉他只有几个月的平均生存期时，然后他感到非常担忧、不安，这是与现实相符的。或者我们一般人担心自己有一天会死，这是与现实相符的，无法预测，同时是无法处理的，任何努力都不能去避免这样的后果，或者没有办法完全控制，因此这个不是半夜起来努力工作就能解决的。当然，也许有的人会通过半夜起来努力工作，从而感受更多的生命意义，能够对抗一些焦虑。但是一个重症患者生命不多的情况下，他更需要的是接纳和面对，需要告诉自己：虽然不希望这样的事情发生，希望未来不会这样，但看起来已经是这样了并且无法改变，那么所能做的就是不再去做无谓的消耗，而是把注意力放在其他自己认为重要且可以解决的事情上。

3.夸大的，与现实不符的：别再吓自己

比如一个人明明全面的体检没有任何问题，但他就是觉得自己重病，或者说一个人明明一直都考得很好，他这次也准备得很充分，但他就是觉得自己这次考试会失败，这些都是明显和现实不符的、非常消极的一种心理暗示。通过时间管理和问题解决或接纳与面对是徒劳的，他需要的是别再吓自己，才能更轻松地去面对这些场合。因此，他需要去检验，找到过去的证据，有哪些证据证明自己的担忧是合理的？有哪些证据证明自己的担忧是夸大的、不准确的？例如，不是我演讲就会大脑空白，而是演讲时我会出汗，有时手会有点发抖，也可能感觉不那么舒服，但我仍能正常进行，虽然我可能会忘掉少数几个我要讲的点，但是总体上还过得去。

（五）焦虑引发的不良应对

如果采取不当方式应对焦虑，会维持乃至加重问题。那么，焦虑会引发哪些不良的应对呢？

1.焦虑引发防卫行为，失去检验的机会

焦虑会引发防卫行为。什么叫防卫行为？比如一个人演讲，他觉得自己会紧张，有可能出现大脑一片空白的情况，于是在演讲前把演讲稿全部写下来，然后一遍一遍地背诵，即使滚瓜烂熟了，也在背诵，这就是过度准备。他之所以这么做，是因为担心自己会发挥不好，如果他总是这样做，就永远也没有机会在现场应对突发情况，比如偶尔漏掉一两个知识点，即他失去了一个检验自己的机会。

如何来克服呢？首先停止防卫。不要去做那么多预防性的工作，当人们不去做各种、过多工作防止自己失败时，人们就会潜意识里认为，自己并没有想象的那么容易失败、那么脆弱、那么糟糕、那么无能。就算偶尔失败了，也并不会像自己想象得那么可怕，自己仍然可以承受，可以应对；也不会因为一次失败，就人设崩塌。因此，当你停止防卫、勇敢面对生活的检验时，"我不能失败"和"我将要失败"这两句话都会被动摇。

2.焦虑让人回避，回避加重焦虑

如果考试焦虑，就希望少一点考试；如果演讲焦虑，就希望少一点演讲；如果看到异性焦虑，就希望少一点和异性相处。但是回避时，人们会在无意中对自己的行为找借口、做解释，比如那种场合真的很难应对、真的可怕，才选择逃避，人们内心会无意识地加工。因此，越回避越会加固这种想法，那个情景很可怕，我没有办法应对，进而形成一种潜在的执念。这种执念越强，就会越焦虑。因此，从这一点来讲，如果想要减轻焦虑，勇敢地去面对比回避更可靠。

迎难而上，去做那些让你不安的事情。古希腊有一位演说家，他小时候是口吃患者，他努力克服自己的问题，后来成为了著名的演说家。其实，口吃是一个人在说话时很在意其效果，同时觉得自己会讲不好，这种冲突会引发焦虑，进而引起口吃。如果他不断地出现口吃，他就会给自己贴上一个标签，认为自己就是一个口吃患者，但事实上，所有的人在某些时候都可能会出现口吃，这是一个典型的由焦虑引发的问题。

3.焦虑会引发过度学习

什么叫过度学习呢？是指过度地使用缓解焦虑的方法。比如强迫症，有些人会认为强迫症的一部分机制在于过度学习。在生活中，大家可能都会有这样的感受，当你把房间、办公桌整理得很干净时，会带来一定的愉悦感，能获得心灵上片刻的平静，这是一种应对焦虑的方法。但是如果过度使用，就会变成生活中摆脱不掉的仪式，好像必须要这样做才可以舒服，这就是过度学习，会引发更多的问题。因此，要学会用科学的方法来应对焦虑。

当一个人因为焦虑不断地练习演讲时，是一种迎难而上，然而频繁地练习，他收获的是什么呢？一方面他可以更好地提高自己说话的技能；另一方面，当他更多地面对他所害怕的情境时，焦虑就会习惯化地出现。因为接触得足够多，就无法引起原来那么强的焦虑了。这在很多领域里都是适用的。如果坐飞机让你很焦虑，也许是因为你坐飞机的次数不够多；如果和异性相处让你很焦虑，也许是因为你和异性相处不那么频繁。当然，人们可以去反省：这些想法是不是都是真的？我是不是不断地在吓自己？

（六）如何缓解焦虑

1.中止法

中止法，指的是直接告诉自己：停！不要再这样吓自己，这样并没有什么用，也不会让我成功。有些人会用一个声音或者一个标志来提醒自己停止负面的情绪，如果用这个方法叫停，就真的能停下来，就可以不用后面的方法。

2.分心法

但如果不能停下来，那可以用第二种方法：分心法。你可以把自己的注意力转移到其他方面（活动或想法），不一定非得是积极的想法，不一定非得对自己说一定会成功，可以换成其他无关的想法，只要不是夸张地吓自己，你就给焦虑撤去了燃料，不会让焦虑继续膨胀、燃烧。

3.正念法

越来越多的证据证明，正念法对心理健康的积极影响。比如，当我们冲茶时，茶叶会翻滚，就像我们焦虑的想法，但是你不用对它特别做什么，你知道自己在焦虑，但你不听从它，也不用去对抗它，你只是注意到它在这里翻滚，而它也会慢慢地像茶叶停在杯底一样，慢慢地停下来、沉寂下来，有时候，它又会翻起。正念是指觉察自己的想法、情绪，但并不跟随它去行动。你并不因为觉察到自己对即将到来的考试很焦虑，你就想方设法地想要逃避这场考试。你只要去做该做的事情，同时意识到你有这样的焦虑，但没关系。顺其自然，停在此刻，感受当下，为所当为也！

第三节　心理健康的维护

在当今这样一个快节奏社会，人们的物质生活极其丰富，但精神生活出现了一定程度的单调乃至贫乏。在积极面对抑郁、焦虑等典型的心理健康问题时，反其道而行之，从健康生活方式的角度去努力保持和维护自身的心理健康，主动把握，于个体和社会而言，更具有积极的意义。生活方式作为人们的一种习惯性生活模式，包括行为习惯、生活空间、生活节奏、生活时间和生活消费等构成要素。在日常生活中，对这些结构要素进行调整以改变和优化生活方式对人们的心理健康的影响，也能够起到很好地干预和治疗作用。

优化生活方式对改善和帮助治疗心理疾病不仅有效而且经济。这种治疗方法可以像药物治疗或精神分析一样有效，相较于药物治疗而言它没有副作用，也不会遭到社会的不满或质疑，可以获得社会的支持与尊重。例如，养成经常运动的习惯能有效地治疗抑郁症；精神疾病发病率较高的年轻人群通过针对性服用鱼油能够有效地起到预防作用。优化患者的生活方式还可以改善其身体状况，如减轻前列腺癌症的痛苦，改善冠状动脉硬化，提高患者的自尊心，提高生活质量。健康的生活方式，如运动锻炼、合理饮食、沉思冥想有保护神经的作用，并可以降低由年龄增长引起的认知功能退化以及相应的神经萎缩风险。良好、健康的生活方式，如冥想、放松、静养和回归自然令人身心愉悦，不仅可以改善精神机能障碍，还可以增强体质、提升素质、提高个体和群体的幸福感。

生活方式对心理健康起着积极的促进作用，并且促进过程存在性别依赖性，生活方式除直接影响心理健康外，还通过身体健康中介变量影响心理健康。研究表明，生活方式在促进心理健康过程中，每提高一个单位，心理健康的程度就会增加1.789倍。

一、生活方式改善心理健康的有效性

（一）运动锻炼

哈佛心理健康学报将运动锻炼概括为"一种用于治疗各种精神疾病的健康、低成本方式"。在预防心理疾病方面，一些横断研究和前瞻性调查发现，运动锻炼可以降低抑郁和退行性疾病的发病风险，包括与年龄相关的认知退化疾病、阿尔茨海默病和帕金森病。在治疗心理疾病方面，运动锻炼有利于治疗各种反应障碍，包括抑郁症、焦虑症、进食障碍、成瘾性疾病和身体变形障碍。运动锻炼还可以减轻老年认知退化、严重的阿尔茨海默病和一些精神分裂病的症状。

大量的研究表明，坚持每天运动锻炼有利于减轻抑郁症。有横断研究、前瞻性调查和元分析研究证明，运动锻炼兼具预防和治疗的作用。在治疗方面，运动锻炼比起药物治疗和心理治疗都有一定的优势。无论是有氧运动还是力量负重运动训练，在短期治疗和长期保健中都比较有效，并且具有剂量效应，高强度的训练对疾病的治疗往往更加有效。运动锻炼辅助药物治疗也很有价值，特别是对产后妇女、老人和儿童更加有效。动物研究发现，运动可以诱发海马体的变化，进而提高抗抑郁的神经滋养因子（BDNF）。

运动能给神经元带来各种影响，进而会对认知产生不同作用。这些作用包括提高大学生群体的学业成绩、促进中风病人的康复、改善因年龄增加而产生的记忆力减退、减少阿尔茨海默病和非阿尔茨海默病的老年痴呆症发病风险。多项研究发现，对阿尔茨海默病患者使用运动疗法是非常有价值的，运动锻炼可以提高他们的智力、改善他们的社会功能和情绪状态，因此能在困境中给予他们极大的帮助。

元分析研究发现，运动锻炼可以减少45%的阿尔茨海默病发病风险，并且能够使认知能力增加0.5个标准差；运动锻炼带来的积极效果涵盖了个体的许多心理机能，包括信息加工速度和决策能力；而运动对决策能力非常重要，因为所有支撑决策能力的基础（合作能力和计划能力）都很容易受年龄的影响，而运动锻炼可以显著缓解年龄增长带来的这类机能的衰退。

美国杜克大学对两组抑郁症患者进行了"慢跑疗法"与曲舍林药物疗法，对比研究后发现：两组患者治疗4个月后，抑郁的症状都能明显改善，但药物组患者的疗效完全没有优于慢跑组。治疗一年后，慢跑组患者全部痊愈。原因可能是，跑步治疗抑郁症是有科学依据的，有氧慢跑可以刺激身体释放出大量的内啡肽和多巴胺、肾上腺素等神经递质，它是一种使人心情愉悦、安详、和谐及自愈的激素，与抗抑郁的药物作用相似，且没有药物带来的副作用。忧郁等不良情绪通常是发自大脑左半球思维中枢，而运动时右脑取得支配地位，可抑制左半脑的不良情绪。

（二）食物选择和营养

有很多证据证明营养对于心理健康的重要性。一篇对160多项研究的综述显示，饮食方面的因素如此重要，以至于关系到整个民族的心理健康。从人们满足自身饮食需要的方式和方法层面上来讲，关键原则是强调饮食的合理搭配，多种色彩的果蔬搭配占主导，还需要一些鱼肉，最好是深海鱼（大马哈鱼），含有丰富的Ω-3鱼油，但需要避免四种汞含量较高的物种——鲨鱼、箭鱼、大西洋马鲛和方头鱼；从个体层面来讲，减少过度的卡路里摄入有利于医疗和神经保护。最新的研究发现，成人的认知退化可能与肥胖有关联，肥胖会减少大脑灰质和白质的体积。

在人类和动物身上的实验已证明，鱼素饮食可以防止和改善神经机能障碍。此类食物可以增强儿童的认知能力并提高他们的学业成绩，同时可以减少成年人的情感障碍和精神分裂疾病。鱼素饮食有利于保护神经系统，可以减少由年龄引起的认知功能下降（阿尔茨海默病和帕金森病）。一些对地中海食物的研究（一项对12项有150万种物质的预期研究的元分析）发现，在摄入地中海饮食时，阿尔茨海默病和帕金森病的发病率有所降低。饮食方面的因素对保护神经系统似乎有特殊的作用，包括多吃鱼、蔬菜和水果，同时减少对动物脂肪的摄入。此外，当前大量的研究发现，食物在心理健康方面的影响是可以遗传的。

在食品营养方面，越来越多的证据证明营养食品可以对心理健康起到预防和治疗方面的作用，如维他命D、叶酸、S-腺苷甲硫氨酸和鱼油等。鱼和鱼油对于心理健康尤其重要，它们可以提供基本的Ω-3脂肪酸，特别是二十碳五烯酸（EPA）和脱氧核糖核酸（DNA），这些物质是保护神经功能所必需的。Ω-3可以抵抗炎症，破坏Ω-6脂肪酸对炎症的保护作用，同时可以保护其他身体系统。流行病学的研究发现，在地区和地区之间，对鱼类消费量低者与高精神障碍发病率有着较高、有时是显著的联系。同样，组织中Ω-3含量低与情感障碍和精神分裂症有着显著的联系。

营养品对提高认知水平也有积极作用。对于婴幼儿来说，母亲有计划地服用营养品和有计划地给孩子服用营养品都能够提高孩子未来的认知能力。在老年人群中，鱼和鱼油之类的营养品可以减缓认知能力的下降。此外，含有Ω−3的营养品可能会减少儿童的侵犯行为和多动症症状（ADHD）。维他命D是一种具有多种神经性功能的多用途激素，具有修复神经、抗老化和抗炎症的作用。维他命D的效用在社会上得到了较广泛的推广，尤其是在老年人群中，扮演着一种药物的作用；一些研究发现维他命D与认知能力下降、抑郁症、双向情感障碍和精神分裂症的治疗有着密切的联系。

（三）人际关系

良好的人际关系可减少多种精神疾病，是身心健康的关键。从积极的一面看，良好的人际关系可以提高个体的幸福指数，增强个体的生活质量和生命韧性，提高个体的认知能力，甚至使人变得睿智。有研究者对不同生活领域的个体进行了分析，结果发现生活质量是由亲密感所主导的，而且那些具有明显精神病症状病人的生活质量很低，他们"在亲密感方面特别缺乏"。

当代社会，由于生活节奏的加快、工作压力、电子产品的广泛使用、娱乐方式的多样化等占据了人们过多的生活时间，面对面的人际交往显得更加重要。大量的证据证明，与几十年前的美国人相比，当今的美国人会花很少的时间陪伴家人和朋友，他们拥有很少的密友和知己，并且很少参加社区活动。当然，这种观点存在一些争论，一些社会问卷的调查发现，或许是互联网弥补了直接的人际交往。然而，一种普遍的观点认为，"社会隔离相较于吸烟、高血压和肥胖症，对健康的危害更大，参与社会生活更像是一剂对抗身心健康疾病的疫苗"。

（四）回归自然

在现代社会中，人们在人为的环境中消耗生命，将自己封闭在城市空间里，与自然环境相割裂。在这些非自然的环境中，噪声让人们苦恼，低强度的灯光（灯光的强度不足太阳光照的10%）让人们神情恍惚。环境心理学研究证实，人们在这种环境下的心理消耗变得非常广泛。这些消耗包括人们无暇思考，睡眠不足，白天的活动节奏被打乱；认知的消耗包括出现短期的注意和认知的损伤，同时在年轻人中间出现长期的学业水平下降，老年人的认知功能减退。更深层的心理问题出现在像阿尔茨海默病病人和术后病人这样的特殊人群中。

由于电视和电子媒体的普及，人们每天有数个小时沉浸在如洪水潮流般的多媒体的刺激中。有研究者得出这样的结论："当今电子技术的大爆发不仅仅改变了我们的生活和交流，同时在迅速深入地改变着我们的大脑"。美国人一般每天花数个小时去看电视，把大量的时间用在电子媒体上。正如梭罗（Thoreau）悲伤地感慨道："人类已经成为他们的工具的奴役了"。

然而数字化的入侵同样迫使儿童和成人在生理和心理上付出了巨大的代价，新兴词汇中已经出现了"科技心理疾病"的说法。如果媒体过度地入侵人们的生活，特别是当其干扰到人们繁重的工作时，便会产生各种心理障碍。其中包括注意障碍——连续的局部注意导致的注意分散、认知障碍——过多的数码产品导致的大脑精力枯竭、超负荷工作——信息洪流导致的工作狂（疯狂、无效的多重任务）和电脑成瘾——银屏的吸引力导致的上网强迫症。

从生物学角度看，人们应该主动去适应、去探索自然生态系统。进化学派、环境学派和生态心理学派的专家都认为，心理健康和自然环境是密不可分的。存在主义认为，"现实的个体割裂了他们与自然的关系就是切断了其根本"。自然环境可以增进个体的身心健康。在普通人群中，表现在对认知、注意、情感、精神和主观幸福感的提高与改善，职场白领、移民、病患和罪犯等特殊人群也能从中获益。然而，当今的城市充斥着刺耳的噪声，让人们的认知、情感和身心付出了沉重的代价；从最小的烦恼到注意困难、睡眠困扰、成年人的心血管疾病以至于孩子们的语言学习，都受到了负面影响。相反，自然给人以身心宁静，自然的声音和刺激能让人疲惫的身心恢复正常。由此可见，亲近自然无疑是一种有利于心理健康的生活方式。

（五）奉献和服务社会

奉献可以培养奉献者一些品质，如幸福感、心理健康和精神的成熟。利他主义者的心理比较健康，利他主义可以减少一些不健康的心理成分，如贪婪、嫉妒和自我中心，同时可以增强一些健康的心理品质，如爱、愉悦和慷慨。很多的实验研究发现，那些做过志愿者的人更加幸福和健康，而且他们通常很长寿。利他主义者可能都经历过一种"助人者的高峰体验"，具有一种积极的社会感染力，可以起到多种促进心理健康的效果。大量研究表明，利他行为对身心健康和社会幸福感的提升有积极作用。但也应该注意到，当奉献是以获得幸福作为动机时，帮助他人与自尊、自我实现和生活的满足感之间存在着积极的联系，当利他行为的驱力是压力、责任和义务时，这种积极的联系将不复存在。

二、生活方式改善心理健康的局限

良好的生活方式是人类身心健康的重要保证，也是具有积极意义的卫生保健措施之一。人们对心理健康概念认识的偏颇，生活方式本身所具有的长期性、社会性等特征以及生活方式改变技术的局限性，在通过改变生活方式来提高心理健康水平的实践中存在一些难以克服的困难。

在现代社会中，由于种类和功能繁多的家用电器，电话、网络等便捷的交流平台，发达的交通，快捷、海量的信息等给人们的生活方式带来了利弊并存的变化。人们可以坐在家中通过网络进行购物、聊天，给自己带来便利，同时造成了现实人际交往的缺少；人们在享受高科技带来快捷生活的同时承受着前所未有的社会竞争和生活压力。只要科技不断发展，时代不断进步，这种生活方式一时半会儿就很难轻易改变。

众所周知，运动锻炼对人类身心健康的正面影响，但鲜少谈及负面作用。运动锻炼能增加机体免疫细胞的活力，这只有在运动锻炼"适度"时才能实现。过量的运动锻炼会使几茶酚胺和促肾上腺皮质激素分泌增多，从而使T细胞受体因"饱和"而功能锐减，同时可反馈性地使血液中的T淋巴细胞减少，且会抑制B淋巴细胞和巨噬细胞的生物活性，因而超负荷运动锻炼后易得感冒，或者加重已患疾病的病情，进而影响心理健康。

生活方式改变的治疗技术，需要大量经得起检验的研究结果，还有许多人不能或不愿意接受这些技术。通常，患者对生活方式的认识不足，社会支持系统欠缺，对待来自外界的权威和药物治疗消极。从社会方面看，整个工业化社会和信息化社会都在鼓励人们选择不健康的生活方式。广告的怂恿使他们心理变得复杂，如酒类、烟碱和快餐在无休止地寻找所谓"幸福点"的食品工业，让人类不自觉地陷入不良生活方式的泥潭中无法自拔。

因此，人们应该认识到，生活方式对心理健康的有效性和局限性，有效是因为生活方式可以很大程度上影响身体健康，进而影响心理健康。局限是因为改善固有的生活方式以获取健康需要付出超常的努力，特别是随着社会和科技的高度发展。只有当事人极其认同其有效性，具有强烈的改变意愿，并且会制订有效的改变计划，真正实施。

尝试与体验：

● 抑郁、焦虑的异同有哪些？二者有何联系？请举例说明。

● 试着觉察自己的情绪变化，并尝试用生活方式去调整。

● 观察、反思自己的生活方式与健康老人之间的异同，以及生活方式与心理健康之间的联系，并记录下来。

推荐阅读书目：

● 《慢一点也没关系》，四川文艺出版社，2021年出版。

● 《高能量姿势》，中信出版集团，2019年出版。

● 《正念：此刻是一枝花》，机械工业出版社，2015年出版。

第九章

其他不良生活方式

积极建立健康生活方式的过程也是避免不良生活方式的过程。追求便利和舒适是人类的不懈追求，但在追求过程中如果不从健康的角度加以审视，往往会产生过犹不及的后果。人们沉迷于信息化时代的网络与手机，既导致了网络成瘾又间接产生了户外运动缺乏、视力健康问题。机器轰鸣与嘈杂环境产生的听力健康问题、过度使用空调导致的空调病、日常生活中表现的"用脑不用心"等引起的关注还远远不够。在认知上深刻意识到以上生活方式病的危害，在个人生活方式层面积极加以调整和干预，避免引起相关疾病是可以并且应当做到的。

第一节　缺乏户外活动

一、户外活动的重要性

户外活动不同于现代体育运动中的户外运动。户外运动是一种在自然环境举行的带有探险或体验探险的运动项目群，包括登山、攀岩等。户外活动泛指人们走出室内空间、亲近自然的一种身体活动状态。如果要加以限定的话，此处的户外活动不包括在户外环境下长时间近距离用眼的活动状态。户外活动让人们具有比较开放的活动空间和视野，使身心都有舒展的可能，对身体各个方面都产生积极影响。

广阔的大自然及鸟语花香能够让人心情愉快，学习和工作压力带来的持续性的大脑紧张在户外空间会逐渐放松，给人如释重负的感觉。即使出门面对的依旧是高楼大厦、车水马龙，但不同的视觉感受与变化依旧能够让人达到心情调节转换的作用。如果能够稍加注意，野外或者公园等空气清新、自然流动之处还能进一步通过呼吸使体内的废气不断与大自然的新鲜空气交换，愉悦身心。《自然》杂志研究表明，户外活动的时间是与近视发生的唯一强相关因素，眼睛接触阳光的时间越短，近视的风险就越高。一项澳大利亚进行的针对6岁学龄儿童近视患病率的实验结果显示，每日有累计3小时户外活动的孩子近视率仅0.8%，每日有累计1小时户外活动的孩子近视率仅3%。新加坡一项对学龄儿童进行的调查也证明，每天有累计半小时户外活动的孩子近视率为24%，每天如有3小时户外运动，可使学龄儿童远离近视。《光明日报》报道，2017年WHO的一组调查数据显示，在电子产品广泛使用的美国，中小学生近视率仅为10%，其最主要的原因就是他们每天保证较长的户外运动时间。美国儿科学会发表的"玩耍的力量"报告指出，童年是培养技能的关键时刻，包括社交情感、认知发展、语言和自我调节，对塑造聪明、独立的人格很重要，而户外玩耍能够增强大脑的结构和功能，促进执行功能，比如注重学习过程而不是结果，这能让孩子专注于追求目标，忽略干扰。

二、户外活动的不足

在传统的农业社会，人们住平房接地气，农业生产和生活活动也大都在户外完成。步入工业化、信息化时代，随着生产、生活方式的改变，日常生活中的户外活动时间被大幅挤压，在城市体现得最明显。现在不少城市白领的典型日常生活可以大体描绘成以下图景：早晨出门后，电梯直达车库，在车内空调的加持下直接开车到公司的停车场，再户外步行2分钟或者从地下车库直接乘坐电梯到达中央空调恒定在26℃的办公室开始一天的办公，中午叫个外卖、吃了后玩玩游戏调整一下，然后一直到夜幕降临时下班驱车回家。虽然有所夸张，但是由于信息化、网络化的全方位普及，城市白领"不见天日"的时间在延长是不争的事实。

儿童、青少年的户外活动不足也同样不容忽视。当今的儿童、青少年被认为是幸福的一代，从物质生活条件来说的确如此，但"幸福的烦恼"也是客观存在的。例如，过度饮食造成的肥胖、各种培训等，同时包括户外活动时间大幅减少。长时间的课堂学习、多种多样的课外培训、电子网络游戏的吸引等多方原因导致儿童、青少年的户外活动时间大幅减少。2013年发布的《城市儿童与自然亲密度调查》显示，16.33%的中国孩子有"自然缺失症"倾向，如注意力不集中，情绪调节能力和环境适应能力较差，对大自然缺乏好奇心等。研究显示，孩子们玩耍的时间在过去20年里直线下降，与20世纪80年代的孩子相比，现在11岁以下孩子每周自由玩耍时间减少了12小时。信息化快速发展的近10年，此种情况越发严重。《2021年全国儿童青少年在校与在家用眼行为及视觉环境报告》数据显示：学生周一至周日平均每天有效户外暴露时长均低于1小时，特别是周末平均每天户外有效暴露时长竟比在学校时还少。

三、主动走向户外

虽然户外运动缺乏对人们身心健康产生的负面影响不是立竿见影，每个人也都有自己选择生活方式的自由。但从维护健康的角度，从人的天性追求自由、"天人合一"的传统养生观念出发，主动走向户外是健康生活方式的重要组成部分。

要形成"主动走向户外"的健康生活方式，可以从以下方面着手改善。

1.合理安排自己的作息时间

工作繁忙不是户外运动缺乏的借口，从观念上认识到"摩天大楼综合征"的各种危害，就一定能够挤出时间走向户外。例如，可以通过早起，为自己在早餐和上班前争取1小时左右的户外运动时间。对于上班路线较短的人员，完全可以用步行代替驾车。

2.利用可能的时间实现视野开阔

成人上班、学生上课期间都应该充分利用可能的时间走向户外或远眺窗外。学生40分钟一节课后为什么要安排10分钟课间休息？其实就是便于调整身心。这个短暂的时间应该停止学习和工作，走出户外活动身体。

3.培养参与户外运动的习惯

在体育运动项目、体育运动场所选择时优先考虑户外，从健康出发而不是跟着时尚走。例如，羽毛球、游泳、篮球、跑步等运动项目都可在户外进行而不必集中于空调环境下的室内健身场馆。

4.将简易工作移步到户外展开

单纯的阅读完全可以坐在公园的树荫下，也可以考虑在自己住处的阳台或者庭院品茶、写作等。

第二节　过度医疗检查

《2022年中国卫生健康事业发展统计公报》相关数据显示，2022年全国共有医疗卫生机构103.3万个，其中医院3.7万个，基层医疗卫生机构98.0万个，专业公共卫生机构1.3万个。庞大的医疗卫生机构为人们的健康提供了可靠保障。从2017年至2021年的5年，我国人均卫生费用由3351.7元增长到5348.1元，截至2021年我国卫生总费用已达75593.9亿元，占GDP的6.5%。这个数字实际上已经超出了专家们认为足以支撑全国人民免费医疗的费用。这充分显示了政府对于人民健康的高度重视，同时，医疗卫生领域作为人们特别关注的民生领域，还有不少挑战与问题，过度医疗便是其中之一。

一、医疗检查的目的

依据目的不同，在医疗机构进行的相关检查可以分为普通体检和专项检查。在医疗资源比较缺乏的条件下，人们只有在身体感到不舒服甚至是严重不舒服时才去医疗机构就医。随着生活水平的提高和健康意识的增强，预防医学的影响越发广泛，体检成为人们追求和维护健康的一种有效措施。入职体检成为特殊工作岗位或行业的招聘常规，很多有条件的企业或事业单位也组织职工进行年度体检。这种体检主要在于明确和了解自己的身体处于何种状态，帮助找出身体存在但自我还没有察觉的健康隐患，便于得到相关警示、促进生活习惯的改善或提前干预治疗。有条件的单位或个人甚至还与医疗机构协商，根据自己的身体状况、职业、生活习惯、家族病史等制定专属体检方案，进行更精准和细致的检查。

专项检查则是指在身体出现疾病状况或问题时开展的针对性较强的医疗检查。医疗机构作为"救死扶伤"的专门机构，传统医学的"望闻问切"抑或现代医学采用先进的仪器与诊疗设备，其主要目的在于知晓病人身体健康存在的主要问题便于科学诊治。例如，同样是腹部疼痛，但这个症状产生的病因可能是完全不同的，专项检查是在发现这个症状的前提下采用特殊的手段"依果寻因"的过程，以便提高诊治的有效性和安全性。

由此可知，违背以上两种检查目的都是不规范的医疗检查，而过度医疗就是其中之一。

二、过度医疗

（一）概念与特点

过度医疗是指医疗机构或医务人员在诊疗过程中，对服务对象提供了明显超过社会医疗保险需求的医疗服务，这种医疗服务既违反了法定或约定义务，同时也造成了服务对象人身损害或财产损失的行为。与此相对应的概念是"适度医疗"，是指在现阶段的医疗水平下，疗效优、安全程度高的最优化诊疗方案。"过度医疗"作为一个语词或一种社会现象由来已久，近年备受关注的新《中华人民共和国医师法》《中华人民共和国民法典》《中华人民共和国基本医疗保健和健康促进法》等法律、法规对"过度医疗"问题都有相应的规定。2020年6月开始施行的《中华人民共和国基本医疗保健和健康促进法》中的第54条规定体现了立法中从"不得过度检查"到"不得过度医疗"，全面扩大了过度医疗的范围。

过度医疗采取的诊疗方式、给定的诊断处方超出了疾病所需，具有以下特点。

1.复合性

即包括过度检查和过度护理等方面，使用的诊疗手段明显超出疾病诊治需要，不符合疾病规律和特点，开具的处方导致医疗资源的浪费和患者的过度消费。

2.专业性

虽然在实践中部分过度医疗行为可以依靠常识和生活经验进行判断，但医疗诊治的复杂性、疾病的变化具有连续性和阶段性的特征，导致过度医疗很难有一个客观准确的判定标准。

3.隐蔽性

由于患者缺乏医学相关知识，只能基于一般的生活经验对医生的诊断和处方进行判断，而这种判断难免失之偏颇，这便导致医方可以依据医患双方信息不对称的天然优势和患者对于医方的信任从而进行隐蔽的过度医疗。

4.违法性

《中华人民共和国民法典》第一千二百二十七条规定医疗机构及其医务人员不得违反诊疗规定实施不必要的检查。因此，过度医疗行为违反的并不是医患双方作为平等的民事主体在民商事交易活动中的交易习惯，而是法律和行政法规中的强制性规定。

（二）产生原因

过度医疗检查之所以会产生并引起广泛关注，是多方面原因造成的。

1.健康知识跟不上健康意识

生活水平的提高让普通大众更加注重保健与养生，由于本身健康知识的不够，很多宣传渠道对于各种日常症状、疾病的宣传往往基于各种考虑，对其最终可能产生的最严重后果过分渲染，导致不少人稍有不适就"小病大治"，既造成过度医疗检查，也导致医疗资源浪费。例如，"咽炎的炎症细胞增殖通过咽鼓管进入耳部可能引起中耳炎……严重时还可引发脑部并发症，如化脓性脑膜炎、脑脓肿等"。该表述虽然是严谨的，但对很多不具备医学知识的普通民众而言，小概率的并发症引起的心理恐慌可能对健康危害更大。

2.疾病本身的复杂多变性

四十多年的改革开放，我国的医疗卫生事业实现了跨越式发展，医学研究也逐步深入细化。在西医占据主导地位的条件下，分科诊治制度越发规范，但医学向高精尖高度发展的同时，细化分科也导致了一定程度的健康割裂。例如，肚子疼进入医院以后，多样化的服务让你可以选择前往急诊、疼痛医学中心或者消化医学中心就医，不同科室的医生基于个人所学专业展开诊断，为了确保诊断正确、避免医患关系紧张，展开"宁滥勿缺"的检查就一定是医生的最佳选择。

3.管理制度层面的原因

医疗市场化的过程中，有些医院过度强调经济效应而忽视了医药事业的公益性。个别医院的以药养医、医务人员的收入与经济效益挂钩等导致了过度医疗。对于各种医院管理制度和规定，医生不按照规定流程进行检查和开具处方，收入降低还在其次，往往还会因发生潜在的、小概率的"医疗事故"导致风险自担乃至医闹问题。

此外，法律法规对于医闹问题的规定不明晰、司法层面对于医闹问题的处理苛责于医院医生、医生的职业观和道德水准有所不同、个别病人的不合理要求等也是过度医疗产生的重要原因。

（三）主要危害

过度医疗和医疗检查造成的危害也是多方面的。首先，贻误甚至加重病人的病情。很多亚健康问题，如颈椎酸痛或者轻微腰椎间盘突出，其实药物治疗往往不是首要的，不良生活方式的纠正往往更能够起到决定性的作用。其次，浪费了宝贵的医疗资源。明明检查没有大毛病也要住院疗养的病人，说起来重视健康，其实既不利于自己的身心健康，也造成了病床床位的紧张。最后，加剧了医患关系的紧张。很多亚健康问题在现有医疗检测条件下显示都是没有问题的，患者感觉不舒服并主动诉求，医生也只能开具不痛不痒的处方，疗效必然不甚明显甚至产生新的问题。如此只能导致患者对于医院、医生的信任度降低，恶化医患关系。

三、避免过度医疗

避免过度医疗，从宏观层面来说还要进一步完善我国的医疗卫生保障和管理体制。例如，调整电子病历系统以减少不必要的检查。如果在所有正规医院做的相关检查在一定有效期内都能够实现信息共享，就能够减少很多不必要的重复检查。又如，完善相关的法律法规制度，保障医生的基本待遇，避免医生"从非疾病本身角度诊治或开具处方"。

从个人层面而言，首先，应该具备一定的健康素养。应该肯定，很多时候医生诊断可能不准确、开具的处方没有产生实效，但这种情况的产生并不是医生不想治好病人，而是在诊治时的辩证可能出现误差。自己是身体健康的第一责任人，在信息化时代，应该通过各种渠道提高自身的健康素养。只有如此，你才能在面对医生的专业化治疗建议时判断他的诊治有无偏差并及时反馈，从而提高诊治成功率，也便于改善生活方式促使疾病向康复方向发展。这一方面既包括西医的基本常识，也应该包括中医的传统养生知识。在很多情况下，中医药对于亚健康的干预同样也有意想不到的效果。例如，刚出生的小孩出现黄疸，到底是母乳性黄疸、生理性黄疸还是病理性黄疸？如果你一无所知，不少医院就直接建议小孩子进ICU进行治疗。其次，避免小病大治。对于常见的感冒、咳嗽等，应该相信每一位执业医师的专业技术能力，尽量就近就医。这样既能够及时干预，也能够有效避免过度检查。最后，树立正确的健康观。人体好比一台精密的仪器，具有很强的适应性和自我调节能力。体检过程中，若干指标稍微超出正常范围时反观自己近期的生活状态是不是规律健康，可能更有利于其回归正常。人体自身状态本身就是健康状况的直接反映，要避免"没病找病"的不良心态。

第三节　忽视听力健康

一、听力健康状况

耳朵是我们感知世界的重要器官，拥有健康的耳朵才能听见世界的美好。计量声音强度大小的单位是分贝（dB），正常人的听力能够听到0~25dB

（很静）的声响，室内普通谈话约为40~60dB，70~90dB则相当于吵闹程度，100~120dB会让人难以忍受、持续一分钟即会产生暂时致聋现象。按照特定的标准进行听力测试时，只能听到大于20分贝的声响表示临床听力受损，如果达到一定的标准则可以判定为听力残疾。2011年颁布的《残疾人残疾分类和分级》国家标准将听力残疾分四级，具体标准见表9-1。

表9-1　听力残疾等级及其判断标准、主要表现

平均听力（dB HL）	听力残疾等级	听力损失程度	听力障碍表现
26~40	—	轻度	对细小的声音难以分辨，如树林风吹声
41~60	四级	中度	听日常语言有困难，与人交流模糊不清
61~80	三级	重度	对于较大的谈话声、汽车声音感到模糊
81~90	二级	极重度	通常极难感觉到声音的存在
>90	一级		

2021年WHO发布的首份《世界听力报告》显示，听力受损目前影响着全球超过15亿人口，其中4.3亿人有中度或以上程度的听力损失，除非得到及时解决，否则将会产生更加不利影响。同时表示，到2050年，预计全球将有近25亿人患听力损失，其中至少有7亿人需要康复服务。

我国高度重视听力健康问题，1999年，卫生部、教育部、民政部等10个部委局共同确定：每年3月3日为"全国爱耳日"。2000年3月3日，第一次爱耳日宣传教育活动在全国各地同时展开，随后在2013年3月，WHO将"中国爱耳日"确定为"国际爱耳日"。《中国听力健康报告2021》对第二次全国残疾人抽样调查数据显示，我国的听力残疾人数约2 780万，占全国残疾人的30%以上。全拓数据调查显示，我国听力损失患者总数超过2亿。

二、听力影响因素

每个人都有独特的听觉轨迹，这是由遗传特征塑造的，并受到一生中经历的

生物、行为和环境因素的影响。听力是消极（致病性）和积极（保护性）影响相互作用的结果。影响听力的致病性因素包括与出生有关的不良事件和耳部感染、病毒感染、噪声暴露、耳毒性药物和生活方式的选择。通过保持良好的耳部卫生，避免巨大的声响和采取健康的生活方式，许多致病因素可以提前预防。

三、维护听力健康

听力损失如果得不到解决，会对生活中的许多方面产生负面影响，如沟通、儿童语言和言语的发展、认知、教育、就业、心理健康及人际关系等。从社会层面看，高素质人口是社会发展的重要保障，如果听力损失人口居高不下，既影响劳动者素质，也会给医疗卫生机构造成压力。WHO在2015年发布《预防耳聋和听力损失计划》，憧憬是世上不再有听力损失患者。自己是健康的第一责任人，从听力的影响因素可知，从生活方式方面加以改善可以有效保护听力。

（一）尽量避免噪声干扰

从主观角度看，不管声音的音量大小，凡是影响到人们正常工作、学习、生活或休息的声音都可称为噪声。从健康角度看，范围则小很多，可认为噪声是一切可能引起听力损害的声音。噪声有短暂性噪声，如鞭炮声、炮声、飞机起降声等，也有持续性噪声，如机器的轰鸣声、广场舞、随身听或器材音乐声等。无论是何种噪声都可能引起噪声性耳聋，对身体造成负面影响。由于人的听觉范围很大，一般的损伤不会立即显现，但会在不知不觉中使听力下降。同时，由于耳朵同时具有维护身体平衡的功能，因此，听力损失的同时还会引起头晕、头疼、焦虑、失眠等并发症状。

生活中尽量避免噪声有很多小技巧。

（1）具备感知和判断声音的意识与习惯，在十分安静的条件下注意"倾听无声环境"，在声音很围绕的条件下倾听就是"将无意识的听"调整为"有意识的听"。经常做类似练习能够让人对声音产生觉知和对比，在感受到噪声时对比体会也会更明显。

（2）居住环境避免处于闹市或嘈杂处，如不能避免则尽可能采用隔音门窗，保障自己休息工作时有安静的环境。

（3）尽量少出入酒吧、KTV、广场舞等场所。迪斯科和摇滚音乐可达到120dB以上，而超过100dB就可能产生急性耳损失。

（4）避免车载音乐一直处于开启状态。在车辆行驶过程中，注意力本就较为集中，长时间处于密闭环境使用耳朵更易造成疲劳或耳损失。

（5）乘坐飞机、潜水设备或类似特殊场景中，要时不时做吞咽动作，以防止气压损伤性中耳炎的发生。

（6）适时采用隔音耳罩避免噪声，在有些不能避免噪声的公共场所，适时采用隔音装备避免噪声。

（二）科学合理使用耳机

耳机已经成为时尚的代表，在校园或者各大商场都能看到不少使用有线或无线耳机的人们。耳机给人们带来便利和听觉享受的同时，对听力的损害也是不容忽视的。外界自然产生的声音要经过一段距离才能到达耳朵，其中的高频部分在空气传播中被吸收，对耳朵产生了有效的保护。戴上耳机以后，传声器直接压在耳朵上，导致耳朵吸收了全部频率的声波，增大了对听力损害的可能性，提高了损害程度。随着佩戴时间的延长，耳朵对声音层次感觉的灵敏度逐渐降低，为了听清楚就只能不断调高音量，结果形成恶性循环，最终可能形成永久性听力损害。

耳机的输出音量一般在84dB左右，高频部分可能达到120dB。当人耳较长时间听到音量超过85dB的噪声时，听觉神经会在过度兴奋后出现听觉疲劳；当音量高达110dB以上时，足以累死人体耳蜗内的毛细胞。一般音量调到40~50dB为宜。科学合理使用耳机应该做到以下几点。

（1）遵循60~60国际原则，国际上比较公认的保护听力的方法是，在经常戴耳机听音乐时，音量不要超过最大音量的60%，连续听的时间不要超过60分钟，再次佩戴耳机时起码要休息15分钟。

（2）避免睡前戴耳机听音乐，这种情况容易导致入睡以后耳机持续放音，这样会使耳蜗细胞不断接受刺激而发生代谢紊乱、供氧不足，导致末梢感受器损害。

（3）运动时不使用耳机，由于戴上耳机以后所有频率的声波全部被吸收，对耳膜细胞的微循环会产生影响、造成障碍，跑步的时候更会加重这种影响造成的损害。

（三）合理膳食保护听力

相关研究显示，肠道健康受损也可能是感音神经性听力损失的一个危险因素，此外，炎症性肠病（IBD）、Ⅱ型糖尿病、饮食诱导的肥胖（DIO）和高脂肪饮食（HFD）都与听力损失有关。同时，尼古丁和酒精不仅会直接损伤听神经，还会使内耳的血液供应减少，从而影响听力健康。因此，按照合理膳食的要求科学饮食，能够为健康听力提供物质基础和营养供给，对于听力保护具有重要作用。

第四节 轻视视力健康

一、视力健康状况

WHO在2019年10月发布的《世界视力报告》相关数据显示，全球有超过22亿人视力受损或失明，其中，超10亿人是因近视、远视、青光眼和白内障等未能得到必要治疗所致，还有8亿多人因没有眼镜面临生活不便。报告还显示，全球19岁以下近视者为3.12亿人，而我国近视患者人数多达6亿，已成为世界第一近视大国。

我国儿童青少年的近视状况更不容乐观。2018年，全国儿童青少年总体近视率为53.6%，其中6岁以下儿童近视率为14.6%、小学生36.0%、初中生71.6%、高中生81.0%。与2019年年底公布的调查数据相比，2020年疫情期间中小学生总体近视率增加了11.7%，小学生增加了15.2%、初中生8.2%、高中生增加3.8%。再看相关数据的横向比较，2022年7月爱尔眼科视光研究所与中南大学爱尔眼科学院联合发布的《中国儿童青少年近视防控大数据白皮书》采集了中国、越南、英国三个国家6~9岁低年级学生的近960万条有效数据，研究显示：中国儿童青少年总体近视率为52.7%、英国为36.7%、越南为46.1%，中国孩子在校照明条件最好、但在家用眼行为更差，6岁儿童中45%已经失去远视储备。2018年教育部等部门联合颁发的《综合防控儿童青少年近视实施方案》明确提出，近视低龄化、加速化、蔓延化、重度化已成为我国儿童眼健康面临的突出问题。

在人的感觉器官中，视觉器官的作用无可替代。相关研究数据表明，大脑在获取外界信息时，通过视觉器官获取的信息约占80%。视力受损不仅影响个人的正常生活，还有可能会给整个家庭，甚至是社会带来沉重的负担。为了让人们高度重视视力问题，WHO和国家层面也采取了各种措施。WHO、国际防盲协会和其他机构早在1999年就联合发起"视觉2020"计划，强调视力是人的一项基本权利。同时，为引起广泛关注和世界各国的高度重视，自2000年开始发起了全球性的医疗公益活动——世界爱眼日活动，日期为每年10月的第二个星期四。我国高度重视人们的视力健康特别是青少年的视力健康。1996年国家卫生部、教育部、团中央等12个部委联合发出通知，将爱眼日活动列为国家节日之一，确定每年6月6日为"全国爱眼日"。国家层面也制定了一系列促进视力健康的法律法规，特别是对于儿童青少年视力问题，从3岁起就为孩子建立《视力健康档案》，通过各种途径和措施维护视力健康。

二、常见眼病

眼睛是心灵的窗户，视物是最主要的功能。凡是由于眼睛结构或功能的改变导致影响正常视物的症状都可视为眼病。最严重的是失明，指眼睛完全失去视物功能，不同的国家会有不同的判定标准。例如，2009年WHO发布的"预防盲及视力损伤标准"将视力损伤分为5级，其中3级损伤判定标准为日常生活视力等于或好于0.02且低于0.05，而5级损伤则为"无光感"。3~5级都属于"盲"

的范畴。我国2011年颁布的《残疾人残疾分类和等级》国家标准规定：视力残疾，是指由于各种原因导致双眼视力低下并且不能矫正或视野缩小，以致影响其日常生活和社会参与，包括盲及低视力，并且都是针对双眼，若双眼视力不同，则以视力较好的一眼为准。盲为一级视力残疾，判定标准为视力低于0.02或视野半径小于5度。单眼视力等于或优于0.3则不判定为视力残疾。2020年中国残疾人事业统计数据资料显示，2020年中国视力残疾人数为114.6万人。

眼病的范围要大于视力残疾，而如果对于各种眼病不加以重视或干预的话，则某些眼病（近视）很有可能由普通眼病恶化为视力残疾。红眼病、干眼症、麦粒肿、眼部过敏、沙眼、白内障、青光眼……不同的眼病虽然发病部位在于眼部，但产生的原因和症状存在较大的差异，需要采取针对性措施进行干预或治疗。

从发生率来看，近视眼被称为我国的"国病"毫不夸张，严重影响了人们的生活质量和身体健康。近视是指在调节放松状态时，平行光线经眼球屈光系统后聚焦在视网膜之前，因此看远处目标模糊不清的屈光状态。近视产生的原因包括先天遗传因素和后天环境因素。研究表明，各种族之间近视眼的发病率差别很大，黄种人发生率最高，白人次之，黑人最低。环境方面的影响因素较多，缺乏户外活动、长时间近距离用眼、用眼环境的光照等都能够造成近视。除远距离视物模糊外，近视常伴有视力疲劳、飞蚊症、闪光、夜间视力差等症状，同时有引发斜视、弱视、视网膜脱离、青光眼等并发症的可能。虽然，通过手术及佩戴眼镜等矫正治疗大多可获得正常视力，但应该明确的是，手术治疗仅仅起到替代眼镜的效果，却不能治愈近视，因为近视的眼轴长度和眼部其他相关状况未改变。因此，预防近视才是最为重要的。

三、维护视力健康

（一）合理使用电子产品

信息化时代的一个显著特点就是很多工作、信息交流乃至娱乐都需要依托电脑、手机等电子产品。合理使用电子产品避免产生依赖或造成视力损伤，可以从小处着眼。

（1）合理控制持续时间，研究表明儿童的视疲劳极限是35分钟、中学生40分钟、成年人45分钟。在极限时间之前应该有意识地调节眼睛焦距，通过远眺或其他方式转移注意力。

（2）主动增加眨眼次数，正常情况下，需每分钟眨眼约20次，当注意力高度集中时会减少到每分钟4~5次。每天使用电脑及智能手机时间超过400分钟，眨眼次数将减少70%。

（3）有条件尽量优化相关电子设备，优先考虑较大尺寸的屏幕、用眼距离与屏幕保持到40厘米以上、避免将最刺激眼睛的红色设定为屏幕或网页的底色等。

（4）合理使用3D眼镜，佩戴3D眼镜后瞳孔放大、眼压升高，对于儿童和老年人更应该控制使用时间。

（二）注意优化用眼环境

长时间不利环境下的近距离用眼是造成近视的主要原因之一。在进行阅读、写作、琴棋书画等活动需要近距离用眼时，应该注意环境因素。从照明亮度来说，应该避免偏暗或过亮，能够利用自然光是最好的。如果只能采用人造光，则可以选择白炽灯，有颜色的吊顶灯不适合作为阅读光源。从照明方向来看，自然光较强烈时应该避免直射书写台面，若采用台灯，灯光打在习惯用手的对面，高度调整在视线以下能够较好避免强的灯光照射眼睛。在房屋黑暗时，除台灯外还应有从上方或前方投射下来的其他光源，以减少室内明暗差带来的视疲劳。书房、教室、办公室等长期近距离用眼环境，应该优先考虑利用自然光。

（三）其他方面

还有以下方式方法可以有效缓解视疲劳、保障视力健康。

（1）充足的户外运动是防控近视及相关眼病的最简易方式，在户外运动时，眼睛视野较开阔并且不断变换调整，有利于视力保护。

（2）坚持做眼保健操，眼保健操是根据中医推拿、经络理论，结合体育医疗综合而成的按摩法，经过几十年的实践检验和不断完善证实对视力保护能够起到良好作用并且简单易行。

（3）合理饮食，当维生素A缺乏时可能导致夜盲或视神经损害；高糖饮食会影响眼球的发育导致近视；咀嚼会让眼球晶状体的肌肉得到调节，吃过软食物的人视力会不同程度下降……因此，均衡饮食能够为视力健康提供物质基础。

（4）积极参与有益于眼肌锻炼的体育运动，相关研究表明，乒乓球、羽毛球、定向越野等项目的运动员近视率较低。

（5）走向绿色、多看天空，绿色和蓝色可以缓解视疲劳，《广州科技报》2021年报道了一个耗时6年、对深圳市113所学校的142 865名（1~4 年级）学生进行的前瞻性队列研究，研究结果表明：在学校范围内每提高0.1个单位的NDVI植被指数可减缓3.6%的学生近视患病率增长。

（6）避免彩色光污染对视力的伤害，黑光灯、旋转活动灯、荧光灯及闪烁的彩色光源可构成光污染，应尽量避免。

以近视为代表的各种眼病有很强的专业性，出现相应的症状应该找专业的治疗机构及时干预或治疗。也应该看到，改善生活方式、从小处着眼能够很好避免相关问题的发生，这更应该成为努力的方向。

第五节　空调依赖

一、家用电器广泛使用

顾名思义，家用电器主要是指在家庭及类似场所中使用的各种电器和电子设备。美国被认为是家用电器的发源地，1879年爱迪生发明白炽灯，开创了家庭用电时代。随后，电熨斗、洗衣机、电冰箱等陆续出现并走入千家万户。21世纪以来，随着工业革命和信息化的不断推进，空调、电冰箱、洗衣机、电饭煲等各种传统家用电器不断升级改造，满足人们日常高品质生活需求的新型家用电器，如电磁炉、消毒碗柜、蒸炖煲、扫地机器人等也不断涌现。

智能家用电器体现了家用电器最新技术面貌。具有部分或全部智慧特征的能力统称为智能，人的智能主要表现在感知、思维、判断、学习、执行的过程。如果把人类智慧特征能力搭载在某种家电上，从而部分或全部代替人完成某些事情，或完成人类不能完成的事情，这样的家电就可以称为智能家电。传统的空调、洗衣机等家用电器也有向智能化发展的趋势，智能家用电器的市场规模也在稳步扩大，各类电器的智能化程度也在不断提高。我国智能家电市场规模从2016年的2 000亿元增长到2021年5 000亿元。随着信息技术的革新，目前出现的很多机器人售卖机、餐厅机器人等是否还属于家用电器的范畴都产生了争议。但是，这些智能家用电器使人们从繁重、琐屑、费时的家务劳动中解放出来，为人类创造了更加舒适典雅、更有利于身心健康的工作和生活环境，提供了更为丰富多彩的文化娱乐条件，已经成为现代家庭生活的必需品是不争的事实。

近年来，中国家用电器行业的市场规模呈现稳步增长趋势，根据市场研究机构尚普咨询集团的相关调查数据显示，中国家用电器市场在2022年达到2.8万亿人民币，预计到2024年将达到3.2万亿人民币。在家电细分市场中，空调市场是中国家电行业中规模最大的细分市场，市场规模占到了整个家用电器市场的50%以上，洗衣机位居第二，约为18%。

二、空调病

空调在整个家电市场的占有量充分说明了其在人们日常生活中的重要性。随着全球气候变暖，高温天气下空调成为当代很多人的"救命神器"，甚至被某些人誉为最伟大的发明。人们生活水平提高了，各方面向美国等发达国家看齐，空调的使用时间也急剧上升，甚至某些人群、某些场所处于24小时的空调开启状态。过犹不及，空调为炎炎夏日中的人们带来凉爽的同时，也造成了所谓的"空调病"。

（一）概念与病因

"空调病"也称空调综合征，是指由于长期处于空调环境下导致的以头晕、头痛、食欲不振、上呼吸道感染、关节酸痛等为主要表征的一种疾病。"空调病"最早产生于19世纪60年代，是一种最典型的现代文明病，随着生活水平的提高、空调的广泛和长时间使用，致使"空调病"的发病率越来越高。但由于它所体现的症状与普通感冒相比又不具有显著区别，往往不被认为是一种疾病。但过度依赖空调导致身体不适是客观事实。《大众卫生报》曾报道，2018年8月，当长沙高温飙升到38℃以上时，与气温同时飙升的还有呼吸病门诊人数。7月16日~31日，长沙市中心医院呼吸病门诊人数近1 800人，比7月上旬增加70%。其中就诊人数最多的一天达到400余人，80%以上为"空调病"引发的呼吸道疾病。

虽然过度依赖空调是"空调病"产生的直接原因，但从辨病的角度看其病因比较复杂。密闭的空调房间，特殊的环境具有自身特点，如室内外温差较大、房间内阳光不足、空气流动差、环境湿度降低、微生物容易滋生等，这些都是可能引发"空调病"的致病因素。如果空调使用者本身免疫功能低下，如患有免疫性缺陷、服用影响免疫功能药物、患有恶性肿瘤等慢性消耗性疾病等，或总是长时间不间断地使用空调，则更容易发生"空调病"。比如，小孩子比较好动，如若总是在空调开启和未开启的房间进进出出，则容易导致免疫调节功能的紊乱，产生类似感冒症状的"空调病"。

（二）主要症状

"空调病"包括一系列症状，其中比较常见的有呼吸道感染症状，体现为咳嗽、咳痰、流涕、咽喉不适、鼻塞、呼吸不畅等；消化道可能出现腹部不适、腹部疼痛、腹泻、食欲不振等症状。此外，患者可能出现皮疹、红斑等皮肤过敏症状。部分患者还可能出现头晕、头痛、发热、乏力、寒颤、肌肉酸痛、精神不振等。如果患者的病情没有得到及时有效控制，还可能发展为各组织尤其是呼吸道的感染，如支气管炎、扁桃体炎、肺炎等并发症。

"空调病"通常预后较好，有节制地控制空调使用或药物干预后，患者的症状可以得到缓解、恢复正常生活。部分患者可能无须进行治疗，及时脱离空调环境后症状即可自行消失。因此，当出现"空调病"相关症状时，应该意识到"空调病"的可能，及时调整空调使用时间或方式。如果持续一段时间没有明显好转，则应该考虑及时接受专业诊治。

三、合理使用空调

天气过于炎热或寒冷必然导致心烦气躁或者感冒，空调作为气温调节的电器，用之得当则会成为健康的助力器。

（一）树立正确的观念

树立健康观念，在认知上明白"夏热冬寒"是客观规律，人作为适应性动物，在长期进化发展的过程中身体形成了内在的调节和适应机制。夏天主"动"，冬天主"静"，夏天容易出汗是身体适应自然、排毒养颜的一种重要机制。回想一下没有空调的时代是怎么过来的？当时气温达到多少度、有多少时候是热到或冷到影响了自己的正常生活？汗流浃背时是不是也过来了？有了空调以后为何自己的适应能力这么差？观念上清晰，则空调自然是一种手段而不会形成无意识的依赖。自然风和风扇其实应该成为炎热夏天的首选，到阴凉通风处享受一定程度的凉爽、避免大汗淋漓等都是不错的选择。在正午或酷暑的时候，通过空调适时调整一下、缓解炎热是时代发展和进步的体现，也无可厚非。但是，形成依赖甚至一天24小时乃至连续数日将自己置于空调环境中，则必定过犹不及危害身心健康。

（二）掌握基本的知识

遥控一按，空调即开。从操作视角看空调使用基本不需要什么知识，但是从健康的角度出发，正确使用空调却有不少讲究。

（1）空调温度适度。建议夏天空调温度设定不低于26℃，冬天制热温度不超过30℃，室内外温差最好不要超过5℃。

（2）尽量避免"气温骤变"，如果室内外温差超过5℃，最好是在进出空调房间时有个过渡环节，如在门前有屏风遮挡一下或进出时打开门稍微停个10秒左右再出入。

（3）定时通风，空调在密闭环境中开启时空气容易污浊，应该通过定时开窗通风保持室内空气新鲜，避免产生"空调病"。最好每2~3小时打开门窗通风10~15分钟。

（4）保持室内环境干净，在密闭的空调环境中，如果吸烟或者具有其他产生刺激性气味的事物，空气质量进一步恶化，严重影响健康。

（5）大汗淋漓时不能直接进入低温环境的空调房间，此时身体比较燥热、心血管处于舒张状态，骤冷使血管紧急收缩，患有高血压、慢性冠心病的患者最容易出现意外导致心肌梗死。出汗本身也是一种热量散发，典型的日常体验是运动完后大汗淋漓、逐渐消退以后触摸身体皮肤明显感觉温度较低，此时再进入空调房间则比较合适。

（6）风口不要直接对着吹，空调的出风口最好不要对着身体直接吹，在空调安装位置选择时应该考虑到这一点。空调本质上是使密闭空间整体温度改变让人感觉舒适，特别是要避免直接对着头脸部长时间吹，严重者可能导致面瘫。

（三）采取相应的措施

空调合理，正常使用可以有效避免空调病，如果在其他方面再积极主动地采取相应措施，就能够最大程度地减少空调对身体产生的不利影响。

1.公共场所主动调节

现在很多商场、办公楼往往都统一将空调温度设置很低，由于不同的人身体感受也不一样，很多女性朋友甚至要带外套才能正常上班。如有可能的话，在空调环境下办公2小时左右应该主动走出去，既是换换空气也是舒展身体。

2.合理使用车辆空调

公共交通的空调环境往往会统一规范，但私人车辆空调则靠自己把握。曾报道过汽车长时间怠速过程中吹空调致死的事件，主要原因是怠速过程中汽车燃油不充分产生一氧化碳，如果汽车开启的是内循环而一直保持门窗关闭的话则容易产生一氧化碳中毒乃至窒息死亡。空调风口对着膝盖吹的时间过长也可能导致膝关节滑膜炎或髌骨软化等。在长期驾车过程中，可以采用护膝等对直面空调出风口的膝关节加以保护，避免长时间冷风直吹。

3.适当采取保湿措施

空调制冷时采用制冷剂来降低室内温度，将水蒸气冷凝成水滴通过排水管排出，同时也导致室内湿度下降。空气过于干燥时会导致人体皮肤和黏膜失去水分，引起皮肤干燥、口干舌燥等状况。可以根据实际情况采取增加饮水或采用加湿器等加以预防。

合理的膳食、适宜的体育运动等能够增强体质，对于"空调病"的产生也能够起到很好的预防作用。科学合理、适时适度使用空调理应成为健康生活方式的重要内容。

第六节　用脑却不用心

脑与心即使是一个单纯的解剖学名词也涉及中西医的不同认知视角，假如从哲学层面讨论身心问题则更加复杂。从健康角度出发，仅从字面意思做通俗理解，会发现"用脑不用心"其实已经成为一种比较典型的社会现象，并且与健康密切相关。

一、表现——心不在焉

从字面上解释，用脑主要侧重于智慧、逻辑，它强调的是运用逻辑思维来解决现象世界的一些问题。单纯的用脑不会给身体带来伤害，常常用脑反而有利于防止老年痴呆等疾病发生。用心则主要侧重于情绪，可以理解为带着强烈的执着心和欲望在做事，这样做事的过程自然会带来强烈的情感因素：成功则喜不自胜；失败则悲怒交加。如果境界较高，则可以达到悲欣交集、心静如水。中国语境下，心不是单指"心脏"这个解剖器官，还与"（精）神"密切相关。"做什么事情都要用心"是人们经常听到的一句日常用语。

工业和信息化社会，人们依托各种组织形式融入社会并成为社会这台大机器的一个零部件，付出自己的劳动维持其正常高速运转并从中获得自己的一份报酬。随着分工的越来越细化，很多工作都有非常明确、十分具体的"操作明细"，只需要遵从逻辑准则"用脑"即可，带有情感或个人主观意识地"用心"往往容易贴上不守规矩的标签。如果将"用脑"与"用心"作为两端对立起来，中间态应该是更多见的。

一个简单例子，现在城市各个居民区的门口一般都采用自动刷卡进出，同时配有保安亭处理突发事件。认真观察一下：有的小区保安坐在那里，你刷卡就进、没有带卡就让你外面待着不管你；有的保安在门口仔细观察，看到有人两手提着菜篮子马上提前给你遥控开门。当看到陌生面孔尾随前面的业主想一同进入小区时，他会叫停并加以问询。前者是"用脑不用心"的典型，遵循按章办事原则，只要你有卡就都可以进，反正是按照规定和程序办事，即使出问题也错不在我；后者是"用脑更用心"的工作模式，遵循实事求是原则，着眼于将事情做好、认为规定是保障工作做好的基础但不是全部。后者显然既需要逻辑更需要积极的情感（热爱此项工作），目前一个比较普遍的问题是，很多群体对于自己工作的满意度比较低，很多人认为工作只是获取生活资源的一个手段甚至是迫不得已的手段，导致很多时候只是按照约定和要求做完事情，完全心不在焉，产生所谓的空心病。更有甚者是带着极大的排斥、愤怒、恶意在做工作，对工作和自己都没有好处。

二、危害——身心分离

"用脑不用心"指向的还是单一的一件事情，生活节奏加快、工作压力增大、社会交往频繁、业余生活丰富……都在损耗人的心神，导致不少人坐在那里什么都不做都感觉累，特别是心累。从工作成效的角度看，当人们在从事某项工作时如果只用脑而没有情感的投入，往往容易分心、难以持久并产生良好效果。例如，当前有不少大学生面对严峻的就业形势比较容易迷茫，学习往往也是用脑不用心，上课或学习过程中，身在教室、眼在黑板、脑在内容，这已属不错。但如果对学习没有认同感、没有"心"的投入，要想学到真本事基本是不可能的。这一定程度也说明，虽然此处专门强调"用脑不用心"，但二者又是如此紧密。如果不协同作用必然导致身心分离，既无法在工作上取得积极成效，也不利于身心健康。

从实际经验也可以感知到身心合一、心脑并用的重要意义。钱学森、屠呦呦、钟南山等伟大的科学家之所以伟大，很重要的一点是他们对自己所从事的科学事业真正的热爱。在其他人眼中，攀登科学高峰是艰辛的，但正是由于他们的热爱才能使他们具备"享受这种艰辛"的能力。同时，现在也有个别科研工作者由于缺乏对这份事业的热爱，在工作中往往则只能感受到强度而缺乏乐趣，为了完成所谓的绩效指标甚至造成身心损害乃至猝死，既让人悲伤也的确值得反思。从理论层面分析，哲学上关于身心关系的讨论有"一元论""二元论""三元论"等不同观点，不管是何种观点，都需要讨论二者的关系问题，从健康的角度看，只有身心相互协调共频才能有利于健康。

三、预防——活在当下

居里夫人曾说："我以为，人们在每一个时期都可以过有趣而有用的生活。"居里夫人无疑是非常明智的。既然无法回到过去，也无可能穿越到未来，活在当下便是唯一的选择，她也真正做到了。她隔绝了外界的纷扰喧嚣，几十年如一日，潜心研究，为人类贡献了自己的一生。当前，人们的物质生活极其丰富，但幸福感却有下降的趋势。联合国发布的《2023年全球幸福报告》，报告调查了全球约150个国家和地区，基于受访者对自己的生活评分的国民幸福程度进行排名，中国排64位，比2022年上升8位。但这个排名与我国的经济发展水平显然是不相称的。幸福感提升与经济水平不成比例，人们在极力争取物质财富的过程中误认为财富就是幸福，而忽视了幸福作为一种主观感受需要有感知能力。财富在增多的同时，焦虑、抑郁、空虚等负面心理也不断产生，在脑袋里不时后悔往昔、担忧未来，就是难以活在当下。

能够活在当下、享受当下是"用心又用脑"的典型特征，是一种需要通过努力才能达到的状态。《道德经》说"为而不争"，曾国藩告诫人们要"物来顺应，未来不迎，当时不杂，既过不恋"都体现了这种思想。可以通过各种方式提升自己活在当下的意识和能力。首先，采取正念冥想的形式。采取一定的体态、专注于自己的呼吸或身体的某一部位摒除杂念，甚至可以寻求专业人员的指导与帮助。其次，以积极的心态专注当下。谋求生计的工作不喜欢，在不能改变的条件下用脑专注于工作内容、用心先接受这种状态并抱着积极的想法去改变。最后，培养积极的休闲方式。没有兴趣的人是可悲的，只沉迷网络、麻将、纸牌等低级趣味的人是更加可悲的。培养自己的高雅情趣，参与自己喜欢的体育项目、逛街、养花等，这些活动不带外在目的，活动过程能够让人全身心沉浸其中并产生积极的情绪体验，且有益身心，活动本身就是目的。

尝试与体验：

● 根据自己的实际经验谈谈户外运动对身体健康的作用。

● 观察身边人群视力状况，对比一下视力障碍和视力健康者在生活方式方面有哪些不同。

● 调研一下某一公共场所的空调使用情况，是否在舒适与健康之间达到了一种平衡？

推荐阅读书目：

● 《中国教育科学研究院体育卫生艺术教育研究生：近视综合防控（教育管理者必读）》，教育科学出版社，2021年出版。

● 《人生只有一件事》，中信出版集团，2021年出版。

● 《听力健康全生命周期管理：耳科专家谈耳聋和听觉医学》，上海科学技术出版社，2021年出版。

参考文献

［1］晨曦.《尚书》最早有关长寿的记载[J].现代养生，2014（8）:26.

［2］宋杨.亚里士多德的健康思想及当代启示[J].中国医学伦理性，2022，35（6）:683-686.

［3］宋婷，沈红艺，倪红梅，等.健康的词源学考释[J].中华中医药学刊，2014，32（6）:1299-1301.

［4］倪红梅，沈红艺，程羽，等.基于词源学研究方法的亚健康相关概念研究[J].上海中医药大学学报，2011，25（4）:28-30.

［5］张维波，熊枫，王燕平.《黄帝内经》"平人"概念解析及其对健康评估的意义[J].中医学报，2022，37（7）:1362-1367.

［6］厉芬芬，郑思思，郭美亮，等.浅谈中国公共医疗慈善的发展[J].医院管理论坛，2016，33（10）:9-11.

［7］王东进.全民医保在健康中国战略中的制度性功能和基础性作用（下）[J].中国医疗保险，2016（12）:9-11.

［8］詹姆斯，克里斯廷.健康基因的开关[M].何文忠，吴芳芳，王海伦，译.北京:中信出版社，2022.

［9］解颖，景汇泉.生活方式与健康[M].北京:高等教育出版社，2019.

［10］王雅林.马克思生活方式范畴的"一元本体观"——对《德意志意识形态的建构性诠解》[J].学习与探索，2020（1）:1-8.

［11］刘乃刚.习近平关于绿色生活方式重要论述的理论内涵与现实意义[J].宁夏大学学报（人文社会科学版），2021，43（6）:6-12.

［12］习近平.推动我国生态文明建设迈上新台阶[J].求是，2019（3）:15.

［13］刘方喜.美学属性、奢侈品与自由时间：马克思美学/经济学二重性重构[J].云南社会科学，2022（5）:48-56.

［14］姚烨琳，张海东.职业特征、主观社会地位与自由职业者的工作满意度[J].

社会科学战线，2022（10）:238–246.

［15］董华，韩育，张青山.高校教师工作满意度的调查与模糊综合评价: 基于不同类型教师的对比分析[J].黑龙江高教研究，2022（1）:23–30.

［16］马溶，庞广昌.芦丁对现代文明病的作用[J].食品科学，2013（7）:307–311.

［17］王浩霖，戴丽，胡永国.现代文明病现况研究[C]//重庆市预防医学会.重庆市预防医学会第四届二次理事会暨学术年会论文集.重庆:重庆预防医学会，2020:290–292.

［18］李振文.管理心理学[M].北京:高等教育出版社，2019.

［19］ZHAO M, VEERANKI S P, MAGNUSSEN C G, et al. Recommended physical activity and all cause and cause specific mortality in US adults: prospective cohort study[J]. BMJ（online），2020（370）:2031.

［20］刘悦，杨国栋，姚新民.药物干预和心理疏导治疗网络成瘾综合征40例临床疗效观察[J].中国药物滥用防治杂志，2007（2）:88–91.

［21］中国营养学会.中国居民膳食指南（2022）[M].5版.北京：人民卫生出版社，2022.

［22］郑也夫.后物欲时代的来临[M].北京:中信出版集团，2016.

［23］石黑成治.少食生活[M].安忆，译.天津：天津出版传媒集团，2022.

［24］莫斯利，斯宾赛.轻断食[M].谢佳真，译.上海:文汇出版社，2019.

［25］赵霖.民以食为天[M].上海:上海文艺出版社，2009.

［26］田友清，丁平，张云庆.烟草药用研究概述[J].中国药业，2015，24（9）:126–128.

［27］胡安源.中国烟草业与盐业管理制度比较研究[J].山东社会科学，2016（6）:81–87.

［28］屠梦吴，南奕，王立立，等.中国成人对烟草危害知晓率的现状分析[J].中国慢性病预防与控制，2017，25（6）:404–408.

［29］杜国光，顾文霞.生活方式与健康[M].北京:北京大学医学出版社，2017.

［30］李慧民.吸烟饮酒行为与大学生人格及心理健康的关系[J].中国公共卫生，

2005，21（4）：389-391.

[31] 吸烟饮国家标准化管理委员会.电子烟国家标准[EB/OL].（2022-04-08）[2023-07-27].

[32] 蓝洞.2021年世界烟草发展报告发布:电子烟产品销售额213亿美元，同比增12.1%[EB/OL].（2022-04-25）[2023-07-27].

[33] 艾媒咨询.2021Q1中国电子烟行业发展现状及市场调研分析报告[EB/OL].（2021-02-14）[2023-07-27].

[34] 陈苏静，郭奕，李守凤，等.电子烟对呼吸系统健康影响的研究进展[J].中国健康教育，2023，39（2）：152-156.

[35] 万晓芳，肖平.酒的历史沿革、药理作用及古今医疗用途[J].中医药信息，1998（4）：23-25.

[36] 李晨晨，王莹，向孙敏，等.酒的功用及发展历史[J].中国实验方剂学杂志，2013，19（11）：365-369.

[37] NUTTD, HAYES A, FONVILLEL. Alcohol and the brain[J]. Nutrients, 2021，13（11）:3938.

[38] 任金霞，骆雷鸣.饮酒对心血管系统影响的双向效应争议中的共识与分歧[J].中国全科医学，2022，25（30）：3747-3754.

[39] 中共中央国务院."健康中国2030"规划纲要[M].北京：人民出版社，2016.

[40] 《中国人群身体活动指南》编写委员会.中国人群身体活动指南（2021）[M].北京:人民卫生出版社，2021:3-7.

[41] 李献青，唐刚，张波.人类卫生健康共同体：身体活动促进健康世界的中国范式探骊[J].沈阳体育学院学报，2020，39（6）：41-47.

[42] 张勇，魏明涓.中等强度主观感觉等级与心率预测最大耗氧量研究[J].体育科学，2013，33（12）:87-93.

[43] 王军利，张思奇.儿童青少年身体活动指南的国际经验与启示[J].沈阳体育学院学报，2022，41（5）:82-88.

[44] 郑频频，史慧静.健康促进理论与实践[M].2版.上海:复旦大学出版社，

2011.

［45］BADDELEY A. Working memory [M]. Oxford: Oxford Univ. Press, 1986.

［46］GRENIER L N, ATKINSON S A, MOTTOLA M F, et al. Be healthy in pregnancy: exploring factors that impact pregnant women's nutrition and exercise behaviours[J]. Matern Child Nutr, 2021，17（1）:e13068.

［47］HASHER L, LUSTIG C, ZACKS R T. Inhibitory mechanisms and the control of attention [M]. Variation in working memory, ed. A.R.A. Conway, et al. Oxford, England: Oxford University Press, 2007.

［48］徐爱枝，严双琴，曹慧，等.妊娠意愿与孕早期体力活动关系的研究[J].中国妇幼健康研究，2020，31（3）:333–337.

［49］杨静宜，徐峻华.运动处方[M].北京:高等教育出版社，2021.

［50］邓树勋，肖渝滨，林建棣.老年人体育健身指南[M].广州:华南理工大学出版社，1999.

［51］国家体育总局.运动健身指南[M].北京:人民体育出版社，2011.

［52］张云婷，马生霞，陈畅，等.中国儿童青少年身体活动指南[J].中国循证儿科杂志，2017，12（6）:401 – 409.

［53］王宇鑫，肖毅.高度重视睡眠与心血管健康[J].中华内科杂志，2022，61（11）:1181–1183.

［54］ZHANG Y, XIAO A, ZHENG T, et al. The Relationship between Sleeping Position and Sleep Quality: A Flexible Sensor–Based Study[J]. Sensors（Basel），2022，22（16）:6220.

［55］EMENS J S, BURGESS H J. Effect of Light and Melatonin and Other Melatonin Receptor Agonists on Human Circadian Physiology[J]. Sleep Med Clin, 2015，10（4）:435–53.

［56］SVENSSON T, SAITO E, SVENSSON A K, et al. Association of Sleep Duration With All– and Major–Cause Mortality Among Adults in Japan, China, Singapore, and Korea[J]. JAMA Netw Open, 2021，4（9）:e2122837.

［57］FRANK M G, CZEISLER C A. The impact of sleep deprivation on human performance[J]. Sleep. 2003;26（4）:342-359.

［58］PANDI-PERUMAL S R, CARDINALI D P, ZAKI N F W, et al. Timing is everything: Circadian rhythms and their role in the control of sleep[J]. Front Neuroendocrinol, 2022（66）:100978.

［59］OGILVIE R P, PATEL S R. The Epidemiology of Sleep and Diabetes[J]. Curr Diab Rep, 2018，18（10）:82.

［60］CHOU C H, WANG Y C, CHEN Y C, et al. The association between digital device use and sleep quality in adolescents: A cross-sectional study in Taiwan[J]. Sleep medicine, 2022（65）:192-199.

［61］BARDWELL N R, HE J, PEPPARD P E, et al. Association of screen time and sleep-disordered breathing in adolescents[J]. Sleep, 2018，41（1）:7-15.

［62］PATEL A, PATEL V, SIMKHADA P, et al. The association between work stress and irregular sleep-wake pattern among working adults in Kathmandu, Nepal[J]. Sleep science, 2017，10（3）:203-208.

［63］ZHOU Y, WANG X, ZHANG, M, et al. Association of work stress with irregular sleep-wake pattern among Chinese workers: A cross-sectional study[J]. Sleep medicine, 2022（65）:182-188.

［64］LIU Y, ZHANG Y, Zhang, X, et al. Association of shift work with circadian rhythm sleep disorders: A meta-analysis[J]. Sleep medicine, 2022（65）:167-173.

［65］贾振邦.环境与健康[M].北京:北京大学出版社，2020.

［66］林崇峰，刘曼红.居室环境与人体健康[J].医学信息，2011（8）:3776.

［67］崔宝秋.环境与健康[M].北京:化学工业出版社，2022:134.

［68］李铮，姚本先.心理学新论[M].北京:高等教育出版社，2001.

［69］朱金卫.生活方式改善心理健康的实证依据[J].陕西师范大学学报（哲学社会科学版），2015，44（5）:123-128.

［70］陈青萍.现代临床心理学[M].北京:中国社会科学出版社，2004.

［71］KHAW K T, WAREHAMN, BINGHAM S, et al. Combined Impact of Health

生活方式与健康

Behaviours and Mortality in Men and Women:The EPIC-Norfolk Prospective Population Study[J].Obstetrical&Gynecological Survey, 2008（1）:376-377.

[72] DIDONNA F. Clinical Handbook of Mindfulness[M].New York: Springer.2009.

[73] SUI X, LADITKA J, CHURCH T, et al. A Prospective Study of Ideal Cardiovascular Health and Depressive Symptoms[J].Journal of Psychiatric Research, 2013（11）:525-535.

[74] DESLANDES A, MORAES H, FERREIRA C, et al. Exercise and Mental Health: Many Reasons to Move[J].Neuropsychobiology, 2009（4）:742-748.

[75] SIDHU K S, VANDANA P, BALONR. Exercise Prescription: A Practical Effective Therapy for Depression[J].Current Psychiatry, 2009（6）:153-158.

[76] COTMAN C W, BERCHTOLD N C. Exercise: A Behavioral Intervention to Enhance Brain Health and Plasticity[J].Neuroscience, 2002（6）:295-301.

[77] QUANEY B M, BOYD L A, MCDOWD J M, et al. Aerobic Exercise Improves Cognition and Motor Function Poststroke[J].Neurorehabilitation and Neural Repair, 2009（9）:879-885.

[78] HAMERM, CHIDA Y. Physical Activity and Risk of Neurodegenerative Disease: A Systematic Review of Prospective Evidence[J].Psychological Medicine, 2009（1）:3-11.

[79] GO'MEZ-PINILLA F. Brainfoods: The Effect of Nutrients on Brain Function[J]. Nature Reviews Neuroscience, 2008（7）:568-578.

[80] RAJI C A, HO A J, PARIKSHAK N N, et al. Brain Structure and Obesity[J]. Human Brain Mapping, 2010（1）:859-865.

[81] FOWLERJ H, CHRISTAKIS N A.Cooperative Behavior Cascades in Human Social Networks[J].Proceedings of the National Academy of Sciences, 2010（12）:5334-5338.

[82] SOFI F, CESARI F, ABBATER, et al. Adherence to Mediterranean Diet and Health Status: Meta-analysis[J]. British Medical Journal, 2008（9）:673-675.

[83] FREEMAN M P, HIBBELN J R, WISNERK L, et al.Omega-3 Fatty Acids:

Evidence Basis for Treatment and Future Research in Psychiatry[J].Journal of Clinical Psychiatry, 2006（12）:1954-1961.

[84] AMMINGERG P, SCHA FERMR, PAPAGEORGIOUK, et al. Long-chain Omega-3 Fatty Acids for Indicated Prevention of Psychotic Disorders: A Randomized, Placebo-controlled Trial[J].Archives of General Psychiatry, 2010（2）:146-154.

[85] CHERNIACK E P, TROEN B R, FLOREZ H J, et al. Some New Food for Thought: The Role of Vitamin D in the Mental Health of Older Adults[J].Current Psychiatry Reports, 2009（1）:12-19.

[86] CUMMINS R A. The Domains of Life Satisfaction: An Attempt to Order Chaos[M]//MICHALOS A C.Citation Classics from Social Indicators Research. Dordrecht: Springer, 2005.

[87] MCPHERSON M, SMITH-LOVIN L, BRASHEARS ME.Social Isolation in America: Changes in Core Discussion Networks Over Two Decades[J].American Socio logical Review, 2006（3）:353-375.

[88] JETTEN J, HASLAM C, HASLAM S A, BRANSCOMBE NR.The Social Cure[J]. Scientific American Mind, 2009（1）:4-8.

[89] ANTHES E.Building Around the Mind[J].Scientific American Mind, 2009（2）:25-28.

[90] SMALL G, VORGAN G.Meet Your Brain[J].Scientific American Mind, 2008（2）:33-37.

[91] THOREAU H.Walden; or Life in the Woods[M].Boston: Ticknor & Fields.1854.

[92] BARRETT W. Irrational Man: A Study in Existential Philosophy[M].New York: Doubleday.1962.

[93] BORGONOVI F.Doing Well by Doing Good: The Relationship Between Formal Volunteering and Self-reported Happiness[J].Social Science and Medicine, 2009（11）:2321-2334.

[94] GEBAUERJ, RIKETTA M, BROEMERP, et al. Pleasure and Pressure Based

Prosocial Motivation: Divergent Relations to Subjective Well-being[J].Journal of Research in Personality, 2008（4）:131-135.

［95］顾大成.大学生心理健康的生活方式促进路径研究[J].山东体育学院学报，2011，27（4）:49-53.

［96］陈飞，刘心源，舒放.国民抑郁症蓝皮书（2022—2023年发布）：50%抑郁患者为学生[DB/OL].数据开发，2023-08-14.

［97］赵恒喆.过度医疗侵权法律理论的修整与补充[J].锦州医科大学学报（社会科学版），2022，20（5）：14-19.

［98］米岚，朱晓卓.控制医疗机构过度医疗对策研究[J].中国农村卫生事业管理，2023，43（5）：327-330.

［99］孙伟晋.过度医疗现象及合理规制[J].法制博览，2023（1）：145-147.

［100］KOCISZEWSKA D, CHAN J, THORNE P R, et al. The Link between Gut Dysbiosis Caused by a High-Fat Diet and Hearing Loss[J].Int.J.Mol.Sci.2021，22（24）:13177.

［101］中国教育科学研究院体育卫生艺术教育研究生.近视综合防控（教育管理者必读）[M].北京:教育科学出版社，2021:12.

［102］杨梓，刘晓谷，郑小伟."空调病"的中医病因病机初探[J].辽宁中医杂志，2015，42（1）：68-70.

［103］黄毛毛.沉浸式虚拟现实中的身心解读[D].黑龙江：哈尔滨工业大学，2009：17.